菜食への疑問に答える13章

生き方が変わる、生き方を変える

シェリー・F・コーブ
井上太一 訳

新評論

まえがき

ジェフリー・ムセイエフ・マッソン

この名著を読むべき理由は沢山ある。第一に、話がしっかりしていて、分かりやすく読みやすい。これを読んでいると何か、尊敬できる頭のいい友人に付き添ってもらいながら、菜食を始めるに当たって浮かんでくるもろもろの大きな問題と自分が格闘しているような気分になる。現にそんな問題と格闘する人はどんどん増えてきた。本書を勧めるもう一つの理由は、著者のシェリー・コーブという、法学教授で、かつて高名な最高裁判事ハリー・ブラックマンの助手を務めた書き手が、すぐれて論理的かつ合理的な思考を展開するところにある。本書には狂信めいたところがない。したがって、菜食人になるよう促す著者の論理と向き合わずにいるのは難しい。著者の言うことを考えだしたら簡単には反論できなくなる。「たしかに著者の言う通りだ」と読者はうなずくだろう。じゃあ自分は何をためらっているのか、と思うかもしれない。それも著者が説明してくれる。

読者がすでに菜食主義者《ベジタリアン》で、自然な流れから菜食人《ビーガン》へ向かおうとしているのなら、ぜひそうするのがよく、コーブがその理由を詳しく教えてくれる。「チーズとお肉じゃ道徳的にまったく分類が違うのが分からないの？」というような声はよく耳にする。たしかに乳と卵は、赤身肉から連想される直接的暴力からかけ離れているように思える。けれども隠された暴力は、ただ見えにくいというだけで残忍さが薄らぐのだろうか。著者によれば、そんなことはない。本書の議論は説得力がある。

とはいえ、著者は重苦しくならず、大事なことを語る時も色々とユーモアを交える。人々は言う――「でもさ、動物って人間ほど複雑じゃないでしょ」。色々な点でそれはその通りで、著者は次のように答える。

人間と違って他の動物は、私たちが知るかぎり、微積分を解くこともできなければ複雑な刑事司法制度をつくることもできず、年金プランを立てることも小説を書くこともできない。この違いがあるから、私たちは人間社会をつくるに当たって、人間以外の動物に重要な責任を負わせようとは考えない。鶏に病気を治してもらったり、羊に英語を教えてもらったり、なんてことはしないだろうし、魚《うお》を連邦判事やら州判事やらに推すこともないだろう。

座布団一枚！

それで、こう述べながらも著者は、苦しみや痛み、悲しみが、こうした能力とは関係ないことを示す。その議論は明快で理解しやすい。「そりゃそうだ」と私は要所要所で膝を叩いた。

また、著者は偉ぶらず、反対サイドにいる人々、すなわち肉を食べる人、動物の権利活動家でない人を、愚かだの頑《かたく》なだの無知だのと見たりはしない。もっと捉えがたい原因があるといって著者が示す見解は鋭い。「一方の論者は――自分の生活を根本的に改めるのをおそらく無意識に恐れながら――もう一方の唱える利点を聴くまいとして、そのせいで往々にして議論に本腰が入らなくなってしまう。この対話が左右する利害は、ことによるととても大きい」。そう、ここで考えているのは、単に今日着ていくドレスは何色がいいかといった些事《さじ》ではなく、私たちはいかに生きるべきか、そして、ともにこの星に生きる他の動物たちに私たちはどれほどの思いを致さねばならないか、という大問題なのである。

しかし著者はもう一方へも思いやりの心を広げる。私はこの大事な点をこんな風に言い表わした人を他に知らない――「菜食人は人間以外の動物の生と生活がどれほど人間のものと違っても、それを大事にしようと心掛けるが、私たちはまったく同じように、非菜食の人間が抱く心情と不安、周りとの関係を理解し、重んじなければいけない」。

しかも本書は、誰ひとり問題から自由ではないという。「倫理を眠らせる」、と、うまい言い回しが現われた次には、人間の良心を麻痺させる仕組みが語られる。自分はそんなものに囚われていない、と頑張ってみても、いやいや、そうはいかないだろう!

著者の想定を超える議論は中々思い浮かばない。例えば、菜食人は動物を傷つけまいとしながら、植物の苦しみには無関心でいるように見えるが、それはどうしてなのか、といった点にも著者は見事に答えてみせる。私たちがすでに直感で分かっていることを、はっきり意識させてくれるのが著者の真骨頂である。第1章を読んでいた私は、伴侶動物〔いわゆる「ペット」〕と暮らす人々が、害に直面したかれらの恐怖を、ちゃんと理解していることを考えずにいられなかった。もし飼い主が誤って犬の尻尾を踏んだら、犬は恐怖の目で飼い主を見つめ、それから害意がなかったことを悟り、許してくれる（猫だとそうはいかないが）。ひるがえって屠殺される動物たちの恐怖はどうか。人間にとっても動物にとっても、確固たる身体の境界を侵《おか》されるほど恐ろしい侵犯行為はない。

卵はどこに苦しみが絡むのか、と思うに違いない。まぁ話に耳を傾けよう。卵を買っても、それが生後一日のひよこを窒息死させることとつながっているとは肌で感じられない。それは分かるけれども、この二つは切っても切れず、卵を食べれば大規模な虐殺に直接加担することを免れない、と本書は説く。あいにくだが著者の仕事は現実否定をする人をほっとさせることではない。

第4章を読んだ人は認識を新たにしないわけにはいかないだろう（全文に引用の価値がある）。例えば私は知らなかったが、「同じ群れに属する他の牛たちも、もしそれができる環境なら、しばしばわが子を失った母牛と長く過ごして彼女を慰《なぐさ》めもする」。わが子を失う！　この洞察はどうだろう。著者は抽象論をもてあそんでいるのではなく、現実の世界について語っている――それが人間の世界であれ、失った子をなげく母牛の世界であれ。

考えてほしい。酪農場というものは、人間が牛の乳を採るために存在する。乳を採るには牛を妊娠させなければならない。身ごもった牛は出産を迎え、子をやしなうため乳を出し始める。雌牛が生まれたら母と同じ運命を負わされ、残りの生涯、乳を搾られる。では雄は？　産まれる子供の半分が雄なのは分かりきっている。酪農場で生を享《う》けた彼らはどうなるのか。殺されるのである。痛ましい筆致で本書に語られるのは、生後ほんの数日の罪なき幼子《おさなご》たちが、まだへその緒をぶら下げた姿で、人の指を吸おうとしながら屠殺にかけられる運命である。彼らは先に待つ裏切りのことなど知るよしもない。

あるいは鶏の話にしても、かれらが成鳥に見えるのは急成長をするよう体をつくり変えられたからで、それというのも私たちが飼育日数を減らし、生後数週間のうちにかれらを殺し食卓に載せたいがため。かれらはひよこのように「ピヨピヨ」声で鳴くが、この鳥たちは実際、まだ赤ん坊なのだという。そうとは知らなかった私は学びながら辛かった。けれどもこれは学ばなければいけない。

時に著者の言葉はズキンと胸を打つ。いままで目をそむけていた事柄でも、そうして目の前に示されると、もう逃れられなくなる。例えば――「［私たちは］動物消費という形で自分がその動物の最も大切なものを奪い、それを自分の用途に振り向けたことを自覚する」。いうまでもなく、私たちは動物の命を奪う。命より大切なものなどあるだろうか。そして他者の命を料理ごときに変えるという以上の残忍があるだろうか。この論理から私たちが逃れる道はあるだろうか。難しいと思う。そしてそう考えるとはっきりするのは、私たちが農場で目にする動物たちは囚われの身、本質をいえば獄中《ごくちゅう》の集団であるということで、そこにどう平和的な装いをまとわせても事実は動かない。死の行列に心温まる要素はない。全編につづられるコーブの言葉は、私たちが無知の空想にふけることを許さない。

本書を読む人はきっと転身を遂げるだろう。本当にすごい本が出たものである。

菜食への疑問に答える13章／目次

凡例 通し番号および［ ］は原著者のもの、＊および〔 〕は訳者のもの。

●「菜食」と「菜食主義」

本書では「菜食」の語をビーガン、すなわち可能なかぎりあらゆる動物製品の消費を拒む立場の意味で用います。

「菜食主義」はベジタリアン、すなわち肉食を避けながらも乳製品や卵など一部の動物製品は消費する立場を指すものとし、「菜食」から区別します。

より詳しくは「まえがき」「第4章」「訳者あとがき」をご参照ください。

［訳者より］

菜食への疑問に答える13章

生き方が変わる、生き方を変える

世界を様々な角度から見るきっかけを与えてくれた私の家族
マイケル、ミーナ、アメリア、シェイナ、コーディに
人間と人間以外の区別なく、本書を捧げたい
――そして亡き母、クララ・コーブ（一九二〇―二〇〇九）の霊前に

"MIND IF I ORDER THE CHEESEBURGER ?"
by Sherry F. Colb
Foreword by Jeffrey Moussaieff Masson

published by Lantern Books, 128 Second Place,
Garden Suite, Brooklyn, NY 11231-4102, USA
This book is published in Japan by arrangement with Booklight Inc,
through le Bureau des Copyrights Français, Tokyo.

はじめに

静かな革命が始まった――私たちの食卓から。

この革命は私たち一人一人に、一歩立ち止まって、心の中では分かっていることを考えるよう求める。私たちが動物の暮らしはこうあってほしいと思う理想と、私たちが送る実際の生活とは、大きくかけ離れている。動物たちのため、深い理解にもとづく変革、想いと思いやりの籠《こも》った変革を熱く呼びかける男女の革命家は、菜食人《ビーガン》という。

びーがん？　何それ？　人によっては、この言葉から食事上の禁欲主義にも通じる謎めいたきびしい苦行を思い浮かべる。あるいは、菜食人というと、多くの人々の人生を有意義で尊《とうと》いものにする伝統や習慣に唾《つば》する者、と考える向きもある。さらに別の立場は、「菜食人」を一種の流行、ないし若者が自分探しの旅で通る青春時代の姿とみる。では、自身を「菜食人」と名乗る人々にとっては、この言葉は何を意味するのか。そしてかれらはどんな価値観を重んじるのか。

菜食人は動物への暴力に加担することを避ける。その意味するところは、動物の肉・乳・卵ほか、搾取と屠殺の産物である羊毛や皮革、毛皮などの購入・消費をしないこと。なので菜食人は暮らしの場面ごとに、動物の繁殖や屠殺に関わる苦痛・殺戮《さつりく》を後押しすることのないよう行動する。日々の暮らしが思いやりと非暴力の表現になって、世界との関わりは気付きにもとづくものとなる。

菜食人生活はいま、隆盛《りゅうせい》を迎えつつある。二〇一一年一二月の時点で、肉を食べないアメリカ人の割合は全米で五パーセントと試算され、そのおよそ半数は乳製品も卵も食べない人であったという。[1] 菜食人という言葉を使わずとも、アメリカの何百万という人々はすでに菜食人の食生活を送っている。そして世間も気付いていている。菜食レシピ本は沢山現われて、中には有名なもの、ロリー・フリードマンとキム・バーノウィンの『スキニー・ビッチの台所』や、アイザ・チャンドラ・モスコウィッツとテリー・ホープ・ロメロの『ビーガノミコン』、ジョイ・ピアソンとバート・ポテンザの『キャンドル・カフェのお料理手引き』、アリシア・シルバーストーンの『いたわりの食卓』などもある。

菜食人が市民権を得てきたのにもまして、さらに多くの人々が特定の動物製品の消費を制限しようと努めている。菜食主義者《ベジタリアン》は肉一切を避ける（豚や牛などの哺乳類、鶏や七面鳥などの鳥類、それに鮭《さけ》やまぐろなどの魚類も）。「魚菜食主義者《ペスクタリアン》」は哺乳類と鳥類の肉を避ける。また「菜食中心主義者《フレキシタリアン》」と自称する人々は動物性食品の摂取を減らそうと努力する。名称は何でもいいとして、とにかく言えるのは、買い物カートと自分のお腹に何を入れるかをめぐって、改めてみずからの選択を見つめ直す人々が増えている、という事実である。

でもどうして？　肉を食べる人の多くは、動物の消費をやめる決断に疑問をいだく。それにもまして、みな菜食主義者《ベジタリアン》には大なり小なり馴染みがあるものだから、菜食人《ビーガン》が乳や卵まで避けるのはなお不思議に思う。お乳や卵は栄養として欠かせないんじゃないの？　というか何が問題なの？　それからもう一つ――今の世の中、みんなストレスや生きにくさを感じているのに、何が悲しくて食の楽しみをなおも否定しようとするんだろう？

人々はこうした疑問やその他の問いにどんな答が返ってくるのか気になって、じかに菜食人と会った時には、「ちょっと訊《き》いてもいいかな」と切り出していたりする。あるいはもっと挑発的になって「本気でやってるの？」と尋ねることもありうる。菜食人からすると、休日《やすみ》の夕飯やレストランでの会食の折、友人に囲まれながら自分の生き方を説明するというのは、すくむような話かもしれない。肉・乳・卵を食べるのが当然とされる文化にあっては、菜食などというと余所《よそ》の土地のあやしげな風習か何かと見られかねない。

菜食人と非菜食の人の会話は、時に不毛な中傷合戦になって、菜食人は「変人」やら「殉教者《じゅんきょうしゃ》」やらとからかわれ、非菜食の人は「死体グルメ」だの「殺し屋」だのと罵《ののし》られ、相互理解に反する残念な結果に終わってしまう。本書は代わりに、互いを敬《うやま》う対話を想定して、菜食人の立場を示したい。

簡単にみた菜食人の主張

菜食人になる共通の理由は三つに分かれる。

- 健康　・環境　・動物

健康について――動物性食品はアメリカその他の先進地域にあまねく蔓延する心臓病・癌《がん》・糖尿病の原因になっている。例えば心臓病は現在、アメリカ人の死因では第一位にのぼり、能力障害の主要因にも数えられる。従来の科学者は動物脂肪こそが一番の元凶だと考えていたが、疫学研究や研究施設での実験から、動物性蛋白質《たんぱくしつ》もまた心血管の病気が広まった大きな原因であることが分かった。[2]

乳製品（例えば高濃度の動物性蛋白質が含まれるチーズなど）は、酪農業界の宣伝が功を奏したおかげで多くの人から「健康的」と思われているものの、実際は特に健康に悪い。コーネル大学の栄養生化学名誉教授T・コリン・キャンベルが著書『チャイナ・スタディー』その他で詳しく解説するように、乳蛋白質の主成分であるカゼインは、いま知られているヒト発癌性物質の中でも要注意の部類に入る。したがって雑食の人（肉・乳・卵の消費者）や乳・卵を食べる菜食主義者は、心臓病・癌・糖尿病をわずらう危険があり、これらの病気は欧米圏を覆《おお》うばかりでなく、洋食を真似る他の地域でも症例が増えている。まとめると、動物性食品の消費は（脂肪分の少ないスキム・ミルクや赤身肉の消費であっても）体を衰弱させ命をおびやかす病気の危険を高めることにつながる。

環境について――畜産業の環境影響は、徐々にではあっても着実に人々の知識となりつつある。二〇〇六年、国連食糧農業機関（FAO）は「家畜の長い影（Livestock's Long Shadow）」と題する報告書を発行して、畜産業が地球温暖化と大気汚染、水質汚濁《おだく》をうながす決定的な要因になっていることを指摘した。[3] 報告書が論じるには、「畜産部門は［…］温室効果ガスの最大発生源であり、生物多様性喪失の大きな原因であるのに加え、途上国および新興国では水質汚濁の主要因にもなっていると思われる」。

二〇〇九年、ワールドウォッチ研究所〔世界の環境問題を扱う調査機関〕は、世界銀行グループの元・環境顧問ロバート・グッドランドと、世界銀行グループ国際金融公社の研究官であり環境専門家であるジェフ・アンハングの手になる、とある報告書を発表した。[4] 著者らは家畜とその副産物が、驚くべきことに世界の温室効果ガスの五一パーセントを排出していると述べる。そこで報告書は、肉や乳製品を植物由来の代替物で置き換えることを勧め、これが私たちの前に現存し加速を続ける環境危機を和らげるための不可欠の策であるとした。

そして二〇一〇年に国連環境計画（UNEP）の「持続可能な資源管理に関する国際パネル」が論じたところでは、世界が動物製品（特に肉・乳）の消費から脱却することは飢餓・燃料枯渇・気候変動の最悪事態を解消するのに欠かせないという。[5] まとめると、肉や乳は地球環境に明確な今日的危険を突き付けている。

動物について――ほとんどの人は、たとえ漠然とでも、屠殺されるために繁殖され飼育される動物たちがひどい苦しみを味わうことを分かっている。短編ドキュメンタリー『あなたの肉に肉薄しよう（Meet Your Meat）』（語り：アレック・ボールドウィン、監督：ブルース・フリードリッヒ）をはじめ、簡単に手に入るビデオその他、食用に飼われる動物を映した記録動画からは、私たちが屠殺場の産物を消費することで後押ししている痛みと死が伝わってくる。なので「私は動物のために肉は食べない」とさえ言えば、肉を食べる人にそれ以上くどくど説明することはない。驚くには当たらないが、アメリカ人のあいだで問題の認知度が高まってきたのにつれ、肉食をやめる人はどんどん増えていて、理由の一端は、動物たちの恐ろしい惨状と死に自分は加担したくないという人々の心理にある。

他方、世間にあまり知られていないのは、乳や卵のために「養育される」動物たちが「肉用」の動物と同等ないしそれ以上の苦しみを味わい、最期には皆、同じ屠殺場の恐怖に見舞われることである。乳牛は人間その他の哺乳類と同じく、妊娠・出産した時にしか乳が出ない。牛が子を産むと、農家は彼女[6*]からその子牛を取り上げる（母牛の乳をポンプで搾《しぼ》って人間の消費用に容器へ溜め込むため）。母牛も子牛も、農家によって互いから引き離されると、鳴き声をあげるなどして深い悲しみを訴える。[7] 乳を出さない雄の子牛と、多くの雌の子牛はその後、酪農業者によって子牛肉生産施設へ送られ、まだ赤子のうちに屠殺される。[8] 乳牛は肉牛のような「望ましい」肉質に育つ遺伝子を持たず（両者は別品種）、飼養に投資する価値がないので、農家は普通、この子牛たちを肉用として大きくなるまで育てはしない。[9] 人工授精、妊娠、出産、子との分離を何度か経験した牛は、乳の出が悪くなった時点でやはり屠殺場へ送られて、ハンバーガーのパテやドッグ・フードその他に加工される。[10]

母牛に似て雌鶏《めんどり》もまた、自然ではわが子の面倒に余念のない立派な保護者になる。[11] 私たちの言語には幾分かその知識が反映されているようで、過保護な人間の母親を「雌鶏」に譬《たと》えたりもする。子育ての叶《かな》う環境にいれば親子はぴったり寄り添って、危険を知らせるものがあれば、ひよこは母鶏の羽の下に隠れるが、[12] この行動も私たちの言語には比喩として取り込まれ、くろうとが素人を「翼の下に」かばう〔「庇護下におく」の意〕、などの言い回しとなっている。

ひよこが卵の殻をやぶる前から、親子は声で会話を交わす。[13] ところが現代畜産のもとでは、子育てはおろか、孵化《ふか》までのあいだ自分の体で卵を温められる雌鶏すらほとんどいない。雌鶏が卵を産めば、孵《かえ》るはずの卵は奪われるのが普通で、孵化場の人工孵卵《ふらん》器に収納される。[14]

卵用鶏は雌雄同数を産む。[15] けれども雄は卵を産めないので、生後一日のうちに雌から選り分けられて殺される。[16]

雄子牛の子牛肉生産や雄ひよこの「廃棄」は当然の日常業務として行なわれ、酪農業や採卵業で生じる、利益にならないけれどもどうしても出てしまう副産物を処分する方法となっている。[17]

牛や鶏の行動をしっかり観察すれば、かれらが他の動物に強い愛情を示すのが分かるはずで、幸運にも畜産場から救われた数少ない動物たちは、自分を救った人間にも好意を抱く。[18] そして、動物行動学者も犬猫を飼う人の大半も認めるように、愛したり考えたり、苦しんだり嘆《なげ》いたりといった能力は人間だけに具《そな》わるものではなく、実は人間が消費する食品を生産するため畜産場で生き、死んでいく無数の存在にも具わっている。[19] 私たちと他の動物を分かつものは、私たちがかれらを人の手による苦しみと死から救えるということで、そのためには単に「朝食」「昼食」「夕食」といった言葉の定義を考え直すだけでいい。

おかしなことに、菜食をめざす三つの理由の内、最も対立意見を呼びやすいのは最も明白な点、動物、

＊本訳書では雄の動物に「彼」、雌の動物に「彼女」、性別不特定の動物に「かれ」の代名詞を当てる。原注6も参照されたい。

を傷つけ殺したくないという想いなのである。倫理的菜食人が動物製品の消費を拒むのは、畜産業を暴力と捉え、自分のお金でこれを支援したくないと考えることによる。動物を繁殖・拘束して、想像もできない苦痛と屠殺を強いて、動物製品を求める自分の欲を満たすのは不正だと菜食人は考える。

今日のような需要・供給システムのもとでは、消費者は購買活動を通して、何であれ自分が買うものの生産を強く後押しすることになる。動物やその体からつくられたものを消費するのは不必要どころか人の健康と地球の存続にとって脅威であることから、倫理的菜食人はこれを普通に考えて正当化できないと判断する。要するに、菜食人は私たちの意識、文化、消費習慣を変えたいと望んでいる。

以下の質問集

これは間違いない——菜食人は時に人を嫌な気分にさせる。非菜食の人は菜食人のことを、自分たちの文化を否定するヨソ者、あるいはマトモじゃない変な信念を抱く人間とみるかもしれない。倫理的菜食人なるものが現われたことで、動物を消費する大多数に属する人々は、大抵は好奇心から、時には自己弁護の心から、出会った菜食人に色々な質問を投げかける。多くの問いは暗に、倫理的菜食人の立場を受け入れれば不道徳で矛盾した異常ともいえる結論を認めることになる、とほのめかす。したがってこれらの質問群は、人々を倫理的菜食から遠ざけるものにも思えよう。

本書は非菜食の人の発する問いを真摯《しんし》に受け止め、きちんとした回答を示すことは有益であろうとの前提から出発するが、それはそうした質問が、菜食人との対話を望む非菜食の人の気持ちを表明しているからである。

動物の権利という思想をめぐっては、賛成、反対、どちらの側にも感情的な部分があることを分かっておく必要がある。そこで本書は読者に、自身と他方の本音を知る機会を提供したい。その分析から、菜食人に質問を寄せる非菜食の人は、自分の生活が道徳的に中立である（ゆえに検証も変更もしなくてよい）との前提を置いているらしいことが見えてくる。つまり以下の各章で扱う質問群は、少なくとも部分的には、菜食人と出会う以前から自分の中で完全に定着した習慣を正当化したいという思いから発している。

と同時に菜食人のほとんどは、かつては動物の権利についても動物製品の消費についても世間一般と同じ見方だったものだから、常識的な考えの持ち主に会うと時に簡単なことで頭に来たり自己防衛に回ったりする。*新しい国へ移り住んで強い愛国心を抱いた移民たちに似て、菜食人は自分の新しい生活を根拠もなしに異常あるいは脅威とみる人間に遭《あ》うと、礼節に適《かな》った対話ができないと感じることもある。

肉食者も菜食主義者も（また菜食人も）、大半は畜産物を消費しながら育った人間であるから、その消費が倫理的問題をはらむなどという主張は脅威に思えても無理はない。本書の各章で取り上げる問いはそれゆえ、単なる知的な質疑というだけでなく、ことによっては自己弁護のために雑食者が引き合いに出す心理的な防具でもありうる。したがってその回答には知的な明晰《めいせき》さと心理的な洞察が要される。


*理由は色々考えられるが、問題のある倫理観に浸っていた過去の自分を見るようでつらい、という心理もあるだろう。

問いに映し出された気持ちの葛藤を見抜く理解、誠実で開けた思いやりある対話への意志が求められる。

倫理的菜食人の目でみると、非菜食の人の質問には基本となる暗黙の想定が見え隠れするように思える――非菜食の人は現実の客観的な判定者であり、菜食人はある目的を持った人間の集まりである、と。もちろん菜食人は目的を持つ。私たちのほとんどは既に思いやりという価値観を大事にしているのだから、菜食人は現在支配的となっている習慣よりも、もっとそれを活かせる暮らしを実現したい。しかし現実に菜食人と非菜食の人が議論する場面では、これに対抗する（おそらく完全には意識されていないであろう）目的が存在する。この「雑食者の目的」とでもいうべきものは、大半の人が毎日摂取する食事には何の問題もない、という心地よい通念を維持しようと努める。これは咎《とが》めているのではなく事実を言ったまでで、有意義な議論を構想するに当たってはこのような目的が存することを踏まえておかなければならない。

「雑食者の目的」が持つ力を知るには、農場の幸せな動物たちを描いた童話をみるだけでよい（現実の農場は、やがて屠殺される動物が生を与えられる場所である）。おとなの雑食者は、幸せな牛がいて、自身の大事な人生要素をなす食事その他のために必要なだけの屠殺が行なわれるという、心地よい物語を胸に抱き続けるかもしれない。倫理的菜食人は単に自身の価値観――周囲の人々と広く共有されている非暴力の価値観――にしたがうことで、この物語を打ち壊す。

お互いの人間とこの世界をよりよく理解するため、ねばり強く、正しい知識にもとづく対話を始めよう。

① 植物なら食べてもいいの？

菜食でない人が菜食人と会って話をする段になると、一番よく出てくる問いの一つは、菜食人が食用その他で利用したがるもの、植物についての追及になる。その会話は大体こんな具合に進んでいく。

非菜食の人　ラザニア食べたことある？　これが無茶苦茶うまいんだよ！
菜食人　えっと、わたし菜食人だから、お肉とかお乳とか卵とか、動物性のものは食べないんだ。
非　本当に？　どうして？
菜　動物製品をつくろうとすると人間が動物たちを苦しめて、殺さなきゃいけないから。そんなことには関わりたくない。だから菜食人になったの。
非　なるほどね、でも植物は食べるんだろ？
菜　ええ。もちろん植物は食べるわ。素敵なお料理が沢山あるのよ。私だってとびきりの野菜ラザニアをつくれるんだから！

非　んーむ。植物だって食べるには殺さなきゃいけないってのは分かっている、よね？　植物にも生きる権利があるとは考えないの？

と、ここまできて二人の会話は終わってしまう。倫理的菜食人の多くにとって、「植物ならいいの？」の質問はナンセンスに聞こえる。雑食の人間は本気で植物に権利があるなんて思っているの？　あるいは、それって動物の権利を認めることが植物の権利を認めるのと同じくらいバカバカしいって言っているようなものじゃない！、と。しかしおそらく非菜食の人は、この反語風の質問に菜食人がどう答えるかを、真剣に聞きたがっている。

非菜食の人（いま菜食人である私たちも、そうなろうと志す前は大体みな非菜食だった）からすれば、動物製品なしで暮らすという発想はまったく異質なものに思える。菜食人がダメといっても、菜食にあまり縁のない人にとっては、動物製品の消費がどういう意味を持つのか中々理解できないのは無理もない。一つ思い浮かぶのは、人間が食べたり着たりで利用するとなると、動物は死ななくてはならないということ。けれども殺しが問題なのであれば、非菜食の人は当然、では植物も死ぬがそこはどうつじつまを合わせるのかと疑問を抱くだろう。

すべての生命を大切にするというのなら、人間は飢えてしまいそうに思われる。であるから菜食人は、反論に耐えられない矛盾した行動をとっているように見えるのかもしれない。この矛盾めいたところを見て、非菜食の人は菜食人にそれを指摘し、すべての生命を守るということの他に何か別の理念があるのか確かめたくなる。これは真っ当な質問といっていい。

別の観点からしてもこの問いは的《まと》を射ている。過去（それも長いあいだ、いや現在ですら）、動物擁護活動家はある種の動物搾取に批判を集中させながら別種の搾取は見過ごしてきた（どころか大目に見てきた）感がある。たとえば一部の活動家は毛皮のひどさを強く訴え、毛皮を売る店をボイコットして、あげくの果てには毛皮を着た婦人を襲撃したことさえある。かくいう私も若いころから毛皮に反対で、動物を気づかう人間であればそうあるのが普通だと考えていた。ところが毛皮を着る人たちに自分の意見をいうと、じゃあどうしてあなたは肉を食べるの、と尋ねられた。ここでも質問は真っ当で、私はきちんと答えられなかった。そこで彼女たちは、私がただ可愛らしい動物に溺愛《できあい》して、そのひいきから道徳的権利の幅を拡げているに過ぎない、それは差別化の根拠としてはおかしい、と突いた。ごもっともである。

もちろん、人は「可愛さ」に劣る動物だけを消費して、特に魅力的な動物には手を出さないと決めることもできる。けれどもそこで線を引くのは道徳的には独断になるので、人がそれを見習うべき理由もおおかた失われてしまう。動物の権利運動が辿ってきた歴史を振り返れば、雑食の人が菜食人と出会った際に、「いま目の前にいるこの動物愛護家は、どういう自分勝手な線を引こうとしているのだろう」と思っても不思議はない。生死で分けるのも一つの可能性ではある。但しそれを規範にするなら、菜食人はその自分で決めた価値観のせいで植物食を弁護できなくなるだろうし、ひいては菜食であろうとなかろうと倫理的な生活は送れないことにもなるだろう。これだけで、大半の人にとっては倫理的菜食を拒むのに充分な理由となる。「ハハ！」と人は言うかもしれない――「菜食人の議論がおかしな結論になるのを明かしてやった、これでもうあんなのは知ったこっちゃない」。

動物には情感がある

ということで、菜食人は植物をめぐる問いに丁寧に答え、非菜食の人々になぜ動物と植物の区別が肝心なのかを説明できるようにしておかなくてはいけない。では何が両者を分けるのか。重要な答の一つは情感*、つまりある生きものが周りの世界を経験できる能力にある。知覚と経験を持つなら、その動物には情感があることになる。

情感があるというのは、一般的には苦痛と快楽を味わえることを意味する。この定義にしたがえば、たとえば犬が情感を具《そな》えていることは科学の勉強を重ねなくても判る。[20] 犬と暮らしたことのある人であれば（ルネ・デカルトという悪名高い例外はいるにしても）[21]、犬が痛みや恐れ、愛、怒り、その他、世界を知覚して経験するがゆえの感情を持つことは、はっきり断定できる。動物行動の研究者ならばより広い範囲から膨大《ぼうだい》な証拠を得て、犬に留まらず全ての脊椎動物――哺乳類も鳥類も、爬虫類も魚類も――、それに多くの無脊椎動物――タコもイカも――が、おなじく苦しみを感じると知るだろう。[22]

人間以外の生きものにも情感があることを私たちは分かっている、と思ってみれば、苦しむ動物の姿や道に横たわる動物の亡骸《なきがら》をみて多くの人が目をそむけたがるのも納得がいく。同じところから、非菜食の人の多くが、鶏を食卓にのせるまでの残酷な光景を見たがらないであろう理由も説明がつく。見まいとするのは人々のなかにある憐れみや思いやりといった尊《とうと》い気持ちの表われであり、これは大事にすべきだと思う。植物を引っこ抜いたり木から果物を捥《も》いだりする時には、普通これと同じような良心の咎《とが》を感じることはない（植物が世界に与えてくれる美と恩恵は讃《たた》えるにしても）。

動物が私たちと同じように脳と神経系を持ち、あることに快を、別のことに不快を覚えているごとく振る舞い、私たちと同じように苦痛や不安を抑える化学物質を出し、それ以外にも、欲求不満に陥《おちい》ったり、好奇心や当惑を覚えたり、傷つけられたり虐《しいた》げられたりした時、私たちと同じような行動をとるとしたら、かれらにも私たちと同じ情感が具わっているといっても差支えないだろう。[23] おそらく、ほとんどの人は私たちが利用する動物も情感を具える点については疑っていないのではないか——一部の新デカルト主義者**は言語なり何なりといった人間の能力なくして痛みの感覚はあり得ないと結論したがるけれども。[24]

大抵の人が動物の苦しみを認めるのと違って、哲学者のなかには、苦しむだけ、内なる状態（痛苦、快、あるいは恐怖）を経験するだけでは、権利（傷つけられたり殺されたり食べられたりしない権利も含め

＊原語の sentience はものを感じる能力を指し、おもに「感受性」と訳されるが、ここでは主体の積極的な心の働きが sentience の本質であるとの理解にのっとり、受動一方の語感がある「感受性」ではなく「情感」の語をこれに対応させることとした。

＊＊動物を機械とみなしたデカルトの思想を受け継ぎ、動物の苦痛は存在しない（もしくは立証できない）と考える人々。

て）を与えるわけにいかないとする立場もある。[25] 論者によっては、言語や道具が使えるとか、将来の計画が立てられるというように、なにか進歩した人間的な認知能力を示さなければ、痛みや死から守られる権利に値しないと考える。しかしそうした他の能力は、道徳に関係するだろうか。

　人間と違って他の動物は、私たちが知るかぎり、微積分を解くこともできなければ複雑な刑事司法制度をつくることもできず、年金プランを立てることも小説を書くこともできない。この違いがあるから、私たちは人間社会をつくるに当たって、人間以外の動物に重要な責任を負わせようとは考えない。鶏に病気を治してもらったり、羊に英語を教えてもらったり、なんてことはしないだろうし、魚《うお》を連邦判事やら州判事やらに推すこともないだろう。動物の権利を支持するからといって、人間以外の動物も公立学校へ行かせるべきだ、選挙権を与えよ、求職者とみて働き口を、と考えるのでもない。こういった機会――教育や選挙、雇用――に浴する権利は、本質的に人間固有のもので、人類がこの星を支配しているあいだ中、ずっとそのままに違いない。

　それはその通りだとしても、ではこれら特殊な人間の能力があるからこそ、人は道徳的義務感を抱き、他の人間を殺したり苦しめたりしてはいけないと感じるのか、というと大抵の人は否《いな》と答えるだろう。「どうしてお隣さんを殺さないんですか」と尋ねても、お隣さんの言語能力なり将来の計画性なり高度な計算能力なりに関係した答は、たぶん返ってこない。返ってくる答はきっと、こんな風になる。

「まず、お隣さんには痛い目をみせられたことも暮らしや幸せをどうにかしておびやかされたこともないからです。私なり他の人なりに脅威を突き付けるでもないのに、潔白な人を殺すことはできないでしょう？　もう一つ、お隣さんは人生を送っていて、その中で痛みだとか愛だとか、快感だとか喪失感だとかを味わっている。そんな人の命を奪って、その人から喜びと感情的な暮らしを消し去ってしまうなんて、私にはとても」。

お隣さんはまだ言葉も扱えない幼児かも知れないが、それでも殺してはいけないという義務感は消えないだろう。なぜなら幼児は脅威を突き付けるでもなく、しかも喜びや悲しみ、快や苦を経験できるからである。幼児には道徳判断力、つまり、道徳規範にしたがった行動をとる力は備わっていない。しかも死の概念も理解せず、ただ命をねらう攻撃に対し、無駄であれ本能的に抵抗することしかできない。それに親に抱かれた時、お腹が一杯になった時、あたたかい時、気持ちいい時、その喜びを言葉の形ではっきり捉えることもできない。

にもかかわらず、そうした無能力によって、暴力から自由でいる権利や生を生きる権利が損なわれることはない。殺されず、苦しめられずにいる恩恵は、対象者が単純素朴であるからといって狭《せば》められはしない。むしろ幼児が認知能力を欠いていれば、その殺害や虐待を知ったとき私たちは一層いきどおるだろう[26]。道義上の怒りを呼び起こすのは苦痛に対する脆弱《ぜいじゃく》さであって知能指数ではない。大事なのは情感である。

幼児を傷つけてはいけないという確かな直感を前にして、こう指摘する立場があるかもしれない――幼児に道徳的配慮をおよぼすのは、かれらもいずれ言葉を使い、複雑な計算をこなし、将来の計画を立てられるような人物になるからだ、つまり、幼児を害さないのは、今ではなく将来その子が持つであろう能力によるのだ、と。

この見方はしかしながら、その意味するところを考えてみれば、あまりに直感にそぐわない。将来どうなるかをもとに幼児への道徳的義務を設けるということは、幼児自身は実際には人間の暴力から自由でいる権利を持たないというに等しい——私たちの義務はあくまで、洗練された認知能力を持つその子の将来像に向けられている。もしそうだとすると、例えばある子供が病気を抱えていて言葉をしゃべれるようになるまで成長できない（あるいは道徳的選択その他、権利を得るに値する何かができるようになるまで成長できない）場合や、幼いうちに誰かに殺されると判明した場合、もはやその子は権利を持つまで育たないのだから、生存中に拷問や残酷な人体実験を控えるべきとする私たちの義務もなくなる。けれどもこれが言語道断なのは誰にだって分かる。もし人間の子が、健常な成人と人間以外の動物とを分かつ特殊な能力を持つより前に一生を終えてしまうとしても、私たちはその子供を真心こめて世話し、痛みと苦しみから守る義務を感じる——ことによると、大人にまで育つ健康な子供を看るとき以上に。それと同じで私たちは、知的障害を負って道徳主体になる望みがないまま大人の年月を過ごす人がいても、搾取しようとは考えない。

相手は苦しみを感じる、と思えばこそ私たちは義務感を抱き、その相手を苦しめまいとする。他人が苦しむのを見たり、自分が人を苦しめるのをただ想像したりするだけでも、普通は心が痛む。どころか、そうした心の痛みを覚えない人物は病的とさえみられる。これと似たような心の働きが、動物の苦しみを目にした時にも生じる。たとえば多くの人は、道に鴨《かも》や鵞鳥《がちょう》や亀など人間以外の動物が歩いていたら、車を避《よ》けようとするだろう——一方、ぶどうの房《ふさ》、チューリップの花は踏んで通るかもしれない。

なぜ動物は避けて植物は避けないのか。それは道徳的直感が私たちに、苦痛や恐怖を、それを感じる者におよぼしてはならないとささやきかけるからである。と同時に直感的にみて、果物その他の植物を踏んでも、踏まれた側が痛み等々のつらい気分を味わうとは思えず、情感ある動物を傷つけまいとするのと同じ義務感は植物に対して生じないからでもある（ただし、もったいないとは思うかもしれない、人の持ち物を壊すときのような気持ちで）。

菜食人も非菜食の人も、生命ある物と、情感ある者との違いは了解でき、程度の差こそあれ大抵はその区分に沿って行動しようとする。だから犬や猫を虐待する人間がいれば、それを本で知ったのであれ目で見たのであれ、多くの人は自然に怒りを感じる。[27] また多くの人は、牛、子牛、鶏、豚など、畜産利用される動物への虐待にしても、本で読んだり目にしたりすれば、やはり恐ろしく感じる。哲学者ジェレミー・ベンサムがおよそ二世紀前にいったことが的を射ている。「おとなになった馬や犬は、生後一日、一週間、いや一カ月経った幼児と比べても、はるかに理性的でつきあいやすい動物といえる。だがそうでなかったとしてもそれが何であろう。問題はかれらが思考できるか、会話できるかではなく、かれらが苦しみを覚えるかどうかである」[28]。そこで、道徳の命令が下るのは、苦しみを経験できる存在、つまり情感のある存在に心を留めた時ということになる。

一部の著述家は、生まれ持った認知能力がその動物の情感の大きさを決め、ゆえに痛みや死から逃れようとする意志の強さを左右すると説く。[29] しかしこの考えを信じる根拠はない。ここでこの問題について私よりももっと雄弁に語る数人の論者を紹介しよう。英国教会牧師のハンフリー・プリマットは、二世紀以上前にうまく言い表わしている。

地位や身分が優れていれば痛みの感覚から逃れられるということはなく、逆に劣っていればその感覚が鈍るということもない。こうむる者が人間であれ獣であれ、痛みは痛みであり、痛みが続くあいだそのつらさを感じそれに悩まされる者は、人間であれ獣であれ、悪に苦しむ。そして何かの報いでもない謂《い》われなき悪の苦しみは［…］手を下す者の残忍と不正より生じる。[30]

プリマットはさらに続けていう。

獣は痛みを感じる点において人間に劣らない。感覚をつかさどる同じような神経と器官を具え、体に暴力的な作用がおよぶと、言葉や人間の声で不快を言い表わすことは叶わぬにせよ、叫びと呻《うめ》きは人間の発するものと同等に、言語の壁を超え、聞く者に痛みの感覚を強く訴える。[31]

同じ趣旨でより近年、畜産学名誉教授のジョン・ウェブスターは述べた――「痛みの能力は知性と関連付けられ、動物は人間に比べ脳が小さいから苦しみも少ないと考えられてきた。これは論理が情けない」。[32] さらにその著書『動物福祉―エデンへの長旅』が力説するには、「動物がもつ認知能力はどのような、またどの程度のものかというのは魅力的な研究テーマであるが［…］、苦しみを感じる能力がその動物の認知能力（知性）の程度に比例すると考えるのは誤りであろう」[33]。

殺しは問題ないか

死はどうだろう。動物を殺すのは危害に当たらないだろうか。哲学者のなかには、ジェレミー・ベンサムやピーター・シンガー〔動物倫理を理論化した代表的な哲学者〕のように、動物を苦しめる行為は道徳的な問題を提起するが、痛みを与えず殺すことは問題にならないとみる立場もある[34]。シンガーの主張では、人間（と、おそらくはその他いくらかの「高等」な動物）は生活計画を持ち、はるか未来におよぶ選好《このみ》もあるが、対してより「下等」な動物はそれらを持たない。ゆえに「高等」な動物の生活計画を（殺害によって）阻《はば》むのは不道徳である一方、そうした長期の計画を立てられない生きものを殺すのは不道徳ではないという。

殺されない権利を得るには計画能力が必要、という考え方をすんなり飲み込めるのは、感情を捨てた哲学者だけだろう。そうした哲学者を除いて、どれだけの人が計画に沿った暮らしを送っているというのか。長期計画を立てなかったり、立てられそうにないと感じていたりする人の命は、あらかじめ未来の計画を立てることができて実際そうしている人の命よりも、価値が劣り、捨てるに惜しくないものなのだろうか。

それに、ただ生活計画を立てうるというだけのことが、なぜそんなに価値があり重要なのか。道徳的配慮の条件として計画の能力を重視する場合、能力さえあればそれを発揮することまでは問われないという論理になりそうである。なぜかは分からないがとにかく能力それ自体が区別の根拠になり、それ次第で一方は衣食のために命を奪っても道徳的に問題なく、一方は命がものすごく大事なので殺してはいけない、という理屈だろうか。

もし計画能力が道徳をめぐる問題で何か意味をもつのだとしたら、人間以外の動物も――伴侶を探すため、子を綺麗にするため、食料や水を求めるため、巣を見つけたり保ったりするため、痛みや死から逃れようとするため――その時々の計画にのっとっているのだから、屠殺すれば計画を阻むと指摘できよう。しかも長期計画という点では、幼児や知的障害者（言語が使えないにもかかわらず、殺されない権利を持つ個人）も立てられない。けれども現実にはそれが道徳的配慮に影響することはなく、そうあるべきでもない。

では長期の計画性が殺されない権利の根拠でないとしたら、何が根拠なのだろう。人間その他の情感ある動物が、苦しめられずにいる権利を持つことは簡単に説明がつく。痛みを味わえば人や他の動物は苦しみを味わうから、こう言えばいい――「私は苦しむのがいやだから他者を同じ目に合わせたくない」。ところがおかしなことに、殺されない権利はいくつかの点でこれより説明が難しくなる。

私たち生きている者は死んだ経験がなく、死後の世界を想像する以外に、死んだ状態がつらい（ないし楽しい）という根拠を持たない。人間であろうと人間以外であろうと、死んでしまった者については、痛みやつらさを感じるだろうと思う理由もない。また、重要なこととして、シンガーの唱える「生活計画」論を考えた場合、痛みを伴わず突然死亡した者が、長期のものであれ短期のものであれ自分の生活計画を阻害されたと実際に感じるであろうとする根拠もない。つまり死が訪れれば、亡くなった者は——人間も人間以外も——痛みや悩み、生の終息、生活計画の中断によって苦しむことがない。

死は死んだ者を苦しめない——ということで古代ギリシャの哲学者エピクロスは、本当のところ死ぬ者にとって死は害にならないと論じた。「ゆえに死という最悪の悪は、我々が存する時には到来しておらず、到来した時には我々が存さぬとみれば、我々にとって何ものでもない。すなわち生者にとっても死者にとっても何ものでもないのであって、それというのも生者にとっては死が存さず、死者はみずからがもはや存さぬからである」[35]。

おそらくエピクロスは正しく、死は害にならない。ただし、もしそうと信じるなら、人間以外の動物も人間という動物も、死が訪れればもう苦しまないのだから、この点については同じことになる（前者は現状でも「痛みなく」殺すのは道徳的に可とされるが、後者も同様に「痛みなく」殺すのは可とされかねない）。

しかしほとんどの人は殺人といえば他者に危害を加える行為と考え、その害は具体的な殺人行為自体に伴う苦痛とは別のものと捉えられる。現に法律上でも、殺人は他者に最も深刻な害をおよぼす行為とされる。アメリカでは一個人が他人に対して犯す犯罪の中で、死刑判決を受けるものは殺人しかない[36]。とすると、殺しが無害という考えは直感に反している——なるほど死者はもうこの世に存在せず、ゆえに痛みにも嘆《なげ》きにも別れにも苦しまず、未来の計画を損なわれることもないが[37]。殺すことそれ自体が害であるという直感的な確信を人が抱く理由はいくつか挙げられる。

第一に、生きている者を殺せば普通は残された者が悼《いた》み悲しむ。殺しに伴うこの「巻き添え」効果はよく知られている。人間以外の動物も違わない。畜産で殺される動物は高度な社会性を持ち、そばにいた愛する者が屠殺場へ連れて行かれると、声に出して感情的な嘆きを訴える。[38]

酪農場で引き離される母牛と子牛の苦しみは一例に過ぎない。[39] 他の例を挙げれば、狒狒《ひひ》は近親の者を失うと長く悲嘆にくれ、人間と同じホルモンの変化を示しもする。[40] 視点を変えて殺しの「巻き添え」を考えた場合、人間も人間以外も独りぼっちで暮らすのではないから、殺しは実質つねに死ぬ者以外の複数に影響するともいえる。亡き者を悼む複数の者がいる上に、殺した者さえその命を奪った行為のことで深く心を揺さぶられるかもしれない。

殺しは害だという直感の第二の根拠は、現実の世界では殺しはほぼ確実に死の直前、殺される者に苦痛を味わわせることにある。これは屠殺場で殺される人間以外の動物については確実にいえることで、「人道的屠殺法」があっても克服されない。[41] 屠殺場の動物は普通、恐怖と不快にさいなまれ、その嘆きの声を聞けば苦しんでいることを疑う余地はほとんどない。[42]

進化の観点からみると、苦しむ能力は動物が傷を負いそうな状況や繁殖に差し支える早死《はやじ》にの脅威から逃れ、またの遭遇を避けるのに役立つ。痛みを感じる力は、言い換えれば生き残る上での利点になり、痛みを感じられない者——先天性の無感覚症を抱える人など——はこの利点を持たない。[43]

感覚と感情——痛みと恐れ——は個々の生きものを死から守る機能として働くので、恐れも苦しみもなしに死を迎えるのが極めて難しいことは容易にわかる。あるいは、人間も人間以外の動物も、痛みや悲しみを味わわないまま若い死を迎えられるようにはできていない、といってもいい。この自然の原理に加え、屠殺の場合は肉その他の畜産物が食用に適っていなければならず（ゆえに単に催眠剤を打って動物を眠らせるというわけにはいかず）、しかも消費者の需要を満たすには凄まじい速さで大量の動物を殺さなければならない、といった事情があることを考え併《あわ》せてみれば、人道的屠殺の発想はとても現実的には思えなくなってくる。

第三に、死者を悼む第三者への間接的な害や、殺しに事実上かならず伴う痛みや恐れを度外視したとしても、やはり私たちの直感は殺しをそれ単独で害とみる。たとえば誰かの家にこっそり忍び入って痛みなくその主《あるじ》を殺した場合、仮に当人が家族も友人も持たず、殺されることを自覚できていなかったとしても、これが無害な行為であるとは認められない。その人物は生き続ける権利を持っており、殺せばその権利を不当に奪ったことになる。

その人がもう存在もせず被害を感じもしない以上、こうしたケースでは具体的にどういう害をおよぼしたか説明するのは難しいけれども、私たちのほとんどは人殺しはいけないと強く直感的に確信する。[44]その確信を引き起こすもの――それぞれの者はそれぞれの内に命を宿し、生を経験しているという事実――は、人間に限られない。人間以外の動物も生きて生を経験しており、私たちが私たちの目的で殺せば、奪ってはならない大切な何かをかれらから奪うことになる。直感的に、苦しめられない権利が殺されない権利とともにあることは理解でき、そのどちらも、言語が使えたり生活計画が立てられたりといった人間のみ（しかも一部を除く人間のみ）が持つ能力とは関係ない。

植物が情感を具えているとしたら

「植物ならいいの？」の変化形として、倫理的菜食人の線引きに難問を突き付ける趣旨で、サイエンスライターのナタリー・アンジェは二〇〇九年、『ニューヨーク・タイムズ』紙に「残念、菜食人―芽キャベツだって生きたがっている」と題した記事を寄稿した。[45] それによると、新たな研究によって植物が捕食者や病気と戦う優れた積極的手段を持つことが明らかになった。優れた方法で捕食者から逃れるということは、植物も動物と同じく「やっぱり生きたがっている」。

もし植物が生き「たがって」いるのであれば、殺す行為は動物のときと同じ道徳的な問いを投げかける。菜食人は植物殺しに直接お金をつぎ込み、雑食の人（および乳製品や卵を食べる菜食主義者）は動物殺しに直接お金をつぎ込む。したがって私たちの消費生活はどれも一様に非倫理的で、誰ひとり道徳的に優れているなどとはいえない、とアンジェは暗に結論する。

そうとすれば、違う食物、違う衣服を選ぶのは各人の勝手な判断に思えてくるかもしれない。また振り出しで、一部の動物擁護者が毛皮と皮革の間に線を引いたり、ある種の動物（牛など）を食べる行為と別の動物（鶏や魚《うお》など）を食べる行為との間に線を引いたりするという、例の独断的な区分に立ち帰るようでもある。菜食人はただ植物を差別しているだけなのだろうか。[46]

アンジェ自身は、語るところによると、科学者から豚の歯は人間のものと一番よく似ていると聞いて、豚は食べないことに決めたらしい。しかし明らかに鴨《かも》や鶏や魚《うお》などは食べている。その選択が自分勝手というなら――そこは否定しないが――植物を食べるのも自分勝手な選択に過ぎない、とアンジェはいう。

この議論の前提は重要で、アンジェは情感に関する倫理的菜食人の議論を分かった上で、それにのっとって話を進めているのである――〝生きものを殺すことの善悪は、世界を経験できるか否かによる〟。もし植物が生を感じる、もしくは生を味わうことができないなら、殺しは道徳的な害にならない（もっとも、それによって他の人間や動物から植物を奪ったとすれば、他人から車を奪った時と同じ意味で、不道徳となるかもしれないが）。

そこでアンジェは、土から引き抜いた人参を食べるのは、少なくとも表面的には、喉《のど》を切って血を抜いた（あるいはガスや電気で殺した）鶏を食べるのとは随分ちがってみえることを認める。議論では意識と経験能力が重視される。しかしながら、と話を進めるには、もし植物が経験を持つと判明したら、この見た目の道徳的差異はまやかしということになろう、という議論で、これはもちろん核心を突いている。もしそう判明したなら、植物を食べるのは実際、暴力行為に当たると考えられる。

植物は優れた化学的生存手段を具えている、だから植物は生きたがっていると推論できる、というところから、アンジェは植物の意識を認める。そして苦痛や快楽など、主体としての経験をもつ者だけが何かを望むことができる。けれども優れた免疫機構をもつことが意識のある証拠になるだろうか。生き残りに長《た》けているだけでは、意識ある存在――物ではなく者――とみなすことはできない。アンジェの想定では、何も「感じる」ことなしに植物が我が身を食べる捕食者の卵をみつけて化学物質で壊したり、卵を食べる他の捕食者を招き寄せたりできるわけがない、ということらしい。この点の正しさはどうだろう。

私たち自身の免疫機構を振り返ってみれば分かる。有害な微生物が体内に入った時、健康な人は大変優れた一連の免疫反応を引き起こす。驚くべき特異性の抗体をつくって侵入生物に狙いを定め、うまくいけば食べてしまって、同時に将来の似たような脅威にも備える。

順調に進んでいれば、この複雑な過程の最中に私たちは大抵、何も感じない。[47] 侵入者も免疫も、耳や目や鼻や舌や肌で感じられはしない。すべては体の中、意識の外で進行する。[48] 同様に、優れた免疫反応が植物にあるとしても、それをもって植物にも意識があるといえないのは、私たち自身の免疫機構が病原体に抵抗するからといってそれを意識の表われや裏付けといえないのと同じことである。

多くの動物（哺乳類、鳥類、魚類など）が苦楽や感情を味わうのは脳と中枢神経を介してのことであるが、植物にはこのどちらもない。それ以外に植物の主体的経験を証拠立てるものもあまり見付かっていない。が、それでも植物は情感を持つと信じている人はいて、その可能性を否定することは誰にもできない。おそらくアンジェは、芋を食べれば芋が苦しむに違いないと考える一人なのだろう。とりあえず、彼女はこの見方を心から信じているとする。と、何がいえるだろうか。

もし動物と同様、植物も苦しむと信じるなら、植物の苦しみと死に関与するのは最小限に抑えるのが義務になろう。しかし、畜産物を食べるのは、動物に対し直接に痛みと死を与えるのに加え、この想定された植物の苦しみをも、最大限に、何層倍も大きくする。

動物を殖《ふ》やし育てるには餌となる植物を育てなくてはならない。実際のところ、今日アメリカで栽培される穀物その他の植物は毎年、圧倒的大部分が、人々の消費する何十億もの動物の飼料に回される。[49]私たちが直接こうした植物を食べて動物の飼育と屠殺をやめれば、現在動物のために殺している植物の命も大半が救われる（もちろん動物たち自身の命も）。別の言い方をすると、畜産利用される動物を食べるのは植物を直接食べる場合にくらべ遥かに多くの植物を殺すという大変な非効率を伴う（これがこの星と人類の飢餓問題におよぼす影響については第8章でより詳しく見ていきたい）。つまり植物が生きたがっているとしても、それならばなおさら畜産物を消費するより植物を直接消費する方が理に適っていることになる。生きるために害をおよぼすのは致し方なし、とするなら、せめてその害を最小限に抑えるべきだろう。逆説的に響くかもしれないが、植物料理を食べるのは動物料理を食べるよりも植物にやさしい。

いまのところ、植物が意識を持たないと断言することはできないものの、植物が苦しむなり何なりで周りの世界を経験していると考える理由はほとんどない。林檎《りんご》、人参、米、インゲンを食べるのは、したがって植物に苦しみを与える行為には思われない。もちろんそれでも、そうした食べものを地球の大切な恵みと捉え、他者も食べものを欲している事実をかみしめる必要はある。菜食人になれば、畜産利用される動物に植物を与えるという、人間をやしなうには効率の悪い方法[50]をなくすことにもつながり、私たちは地球の仲間たちへの敬意を形にして表わせる。しかも菜食人になれば非暴力の生活を送ることにもなる。人間と同じく、周囲の世界を経験し、食べものと棲み家を探し、痛みを恐れ、痛みによって——私たちのように——苦しみを感じる（感じられる）生きものたちに対し[51]、痛みと死を与えまいとする選択が菜食なのだから。植物の情感はよく見積もっても可能性に留まるのに対し、牛や鶏、魚《うお》、その他の動物が情感を具えることは証明されているのだから[52]、非暴力の意志は自然、まずかれらの方へと向かう。

② 食の楽しみは？

動物の権利をめぐる議論の際立った特徴は、対立する者が大抵は別のものを食べている点にある。これはどうでもいいことのようで実は決定的な意味を持つ。

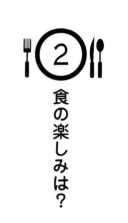

考えてみよう――経済的に豊かな二人の人物が、付き合いの中で例えば、最低賃金の善し悪しについて議論した場合、話はすっかり熱を帯びるかもしれない。もうこの話題は出さないようにしようと二人が約束することもありうる。しかしそれでも、ここで相手の言うことが正しかったところで、どちらかが自分の日々の実生活を脅かされたと感じることはないだろう。

政府が最低賃金を上げたり下げたり無くしたりしたら、個々人にとっては大きな影響があるかもしれないが、最低賃金に関する個々人の見解が政府政策を変えることはまずない。最低賃金について自分は間違った見方をしていたとの理由で、明日から生活を変えなくてはと感じる人はごくわずかである（それをいえば、家族や友人と白熱した議論になる話題のほぼすべてがそんなものだろう）。ものの見方を変えるというのは、自分の実生活に何ら関わりがなくとも難しい。けれども動物の権利をめぐる議論には別の難しさが伴う——それは議論する者の生き方を左右するのである。

菜食につきまとう不安要素

人間は情感ある動物に死と苦痛をおよぼしてはならない、という論を受け入れると、次の食事を見直さなければいけないような気になって、朝食なら卵もチーズも牛乳もなし、昼食なら魚も鶏も七面鳥もなし、夕食なら牛肉も子羊肉もバターもなし、という風に想像するかもしれない。これは途方もないことに思える。だから一方の論者は——自分の生活を根本的に改めるのをおそらく無意識に恐れながら——もう一方の唱える利点を聴くまいとして、そのせいで往々にして議論に本腰が入らなくなってしまう。この対話が左右する利害は、ことによるととても大きい。

そこで菜食人には、多くの人が抱くであろう感情的な抵抗感に正面から答えることが強く求められる。抵抗感の大元は、議論の結果求められる生活実践に人々が「奪われた感」を覚えるところにあり、そう感じるのは無理もない。例えばこんな言葉がよく出てくる。

- 「食べものは私に喜びを与えてくれるもの、だから好きな食べものを手放すだなんて真剣に考えることはできないわ」
- 「君の食生活は抑制そのものだ。だから他の人に同じ食生活を求めるのは間違っている」

- 「私はあなたみたいに大きな代償を払うなんてできない！」
- 「ってゆうか何食べて生きてんの?!」
- 「〇〇が恋しかったりするでしょ？」
- 「ズルしたこととかはないの？」

こういった意見や質問に答える前に、ここでその根底にある、口には出されない気持ちの訴えを挙げてみたい。一番重要なのはこれだろう――「私が恐いのは、あなたの言わんとすること、つまり私がおいしい食事を諦めるべきという結論。でもあなたが私にそれを強《し》いるのはおかしいでしょ」。自分の何かを奪われる、と感じて不安になった人は普通、聞く耳を失ってしまう。非菜食の人からすると、菜食人は自分に、楽しみや喜び、満足を捨てるよう促してくる。そう促されると、大半の人は丁重にその誘いを断って、二度と目の前の厳格そうな菜食人とは会うまいとするだろう。

菜食人の中には時に、あんたがこれこれの食品を満喫しているとか、絶対それを手放したくないとか、そんなことは関係ない、と言いたくなる人もいるかもしれない。怒りがこみ上げてこんな言葉が口をつくこともありうる――「今はもっと大事な話をしているんだよ。情感ある生きものには苦しみと死を負わずにいる権利がある。それを脇へ置いて自分の快楽を優先するなんてことが許されるとでも？」と。

私はこの気持ちが解るのと同時に、残念にも思う。解るというのは、倫理的菜食人にしてみれば、牛乳アイスクリームやステーキを食べる喜びを牛の親子の苦しみより上に位置づけるなんて、とんでもなく思えるだろうから。それでも先の反応が残念なのは、二つの理由による。

第一に、これは人間の性《さが》を見ていない——私たちは単に道徳的ないし不道徳な者というだけでなく、快楽を求め苦痛を避けたがる生きものでもある。ある生き方を決めることが「奪われた感」や「失った感」につながると思えば、私たちはその決断を避けたい気持ちに駆られる。それどころか、行動を変えようなどとは考えもせず、問題になっている今の行ないを道徳的に無害で正しいものだと空想することに努めるかもしれない。

まして食のことでいえば、非菜食の論者には沢山の味方がいて、少なくとも九七パーセントの人間が自分と同じ食生活を送っているのだし[53]、その食生活を何の罪悪感もなく続けられるよう、もっともらしく思える主張を唱え、あるいは受け入れたくもなるだろう。菜食人は人間以外の動物の生と生活がどれほど人間のものと違っても、それを大事にしようと心掛けるが、私たちはまったく同じように、非菜食の人間が抱く心情と不安、周りとの関係を理解し、重んじなければいけない。

第二に、「命が懸かっているのにどうして快楽を優先するんだ」の反応が残念だというのは、人生の楽しみがなくなることを恐れる非菜食の人には、もっと直接的で正確な答を示せるからである——つまり、その不安は間違っている、といえばいい。菜食人になるのに快楽を「手放す」必要はない。菜食はそんなに難しいものではなく、大きな代償を支払うものでもない。私自身、驚かされるが、菜食人になる上で一番厄介なのは、いたるところにうんざりするほど動物の肉身や分泌物〔乳・卵〕が使われていることなのである。私はそうした食品を求めもしないし、そうしたものを見たり、その臭いを嗅《か》いだりすれば嫌な気分になるが、この社会でそれを避けるのは難しい。つまり、菜食人になるのは簡単だけれども、菜食社会ではない世界で暮らすのはちょっぴり難しい、ということになる。

読者が非菜食の人だとすると、私は自分を偽《いつわ》っているか、あるいは肉・乳・卵の信じられないようなおいしさを忘れてしまったかのどちらかだと思われるかもしれない。けれども信じていただこう——私はどちらでもない。非菜食の人のほとんどは菜食人になったことがないが（あるいは「なろう」として、今まで通りの食卓からメインディッシュを取り除くという、長続きに向かない方法をとった人もいようが）、対してほぼすべての菜食人はもと非菜食の人間だった。[54] これは要するに、非菜食の人の大半が菜食人の生活についてはただ想像しかできないのと対照に、菜食人は非菜食だった頃の自分の生活を思いだせることを意味する。しかしそれでも、菜食人はひどく不便な社会の中、日々を送り、生活を謳歌《おうか》し、食の楽しみを今でも満喫している。

この違い——菜食人の生活を想像することと、その生活を実際に送ることの違い——は重要で、なんとなれば人間はどんな暮らしであれば自分が幸せでいられるかを知るのが驚くほど下手だからである。[55] ひとつ考えてほしいが、例えば、家からだいぶ離れた会社に、給料が良いという理由で通勤する人は多い。かれらは、会社通いが大変でも生活の質はそれほど損なわれるものではなく、むしろ高給取りになれば生活の質はぐっと良くなる、と想像する。ところが蓋《ふた》を開けてみれば、実際は逆であるらしく、長い通勤距離は高い給料が埋め合わせる以上に生活の質を損なう。[56] つまり、明らかな事実を見落としてしまうこと、あるいは他愛もないといって犠牲にするものがどれだけ大きいかを悟れないことは往々にしてある。食のことでいえば、自分に足りないものを分かっていないのは菜食人の方ではなく、実は非菜食の人の方だといっていい。

私は自分が絶対に菜食人にはなれないと思っていた頃の気持ちをよく覚えている。菜食人になるのは正しいことなんだろうというのはその時から認めていて人にもそう話していたから、自分のことを「がんばる菜食人見習い」と称したりもした。しかし一方では、菜食人になったらこれまで普通に食べていた色々なものが恋しくなるに違いない、世にいう「代替食品」じゃあその埋め合わせはできないだろう、との確信もあった。私は多くの非菜食の人と同じく、菜食人生活を抑制の努力とみて、自分にはまだそれを実践する意志も継続力もないと思い込んでいた。

そしてある日、やるぞと決めた。菜食人の友人にメールをして、私も菜食人になろうと思うんだけど、簡単でおいしい料理レシピを載せたお勧めサイトを教えてくれないかしら、と相談してみた。すぐに返信が来て、新しい菜食人生活が始まった。私は簡単に快楽を手放せる人間ではない。若い頃には大勢のアメリカ人女性と並んでダイエットにも励んだけれど、うまくはいかなかった。いつでも食べるのが好きで、とくにクリーム質のこってりした食べ応えのあるおいしいものに目がなかったものだから、ダイエットどころではなかった。抑制などは、言ってみれば、私の好物ではない。

菜食人になったその日に、私はこってりこてこての堕落した菜食料理のレシピを（それも料理下手なので簡単なのを）集め始めた。今では印刷したネット上のレシピや料理本が宝物の山になって、夫と自分が作る料理は菜食人になる以前に食べていたどんなものよりも至福を与えてくれる。スイーツも作っていて、バクラワ、グレーズ・ドーナツ、レモン・ココナッツ・ケーキ、チョコ・ピーナッツバター・スクエア、チョコ・ファッジ、チョコチップ・クッキー、チョコレート・チェリー・ブラウニー・クッキー、ルガラー、それにココナッツ・ミルクとアーモンド・ミルクを使ったクリーミー・ライス・プディングなどは幸せ気分で食べられる上、どれも非菜食の頃に食べていたデザートと同じかそれ以上においしい。たまには塩味が恋しくなるので、素敵なポテト・ホットケーキ（卵の代わりに調理の簡単なオートミールを使用）を焼いたり、頬っぺたが落ちそうなほうれん草パイやラザニア（すぐれものの豆腐リコッタを使用）を焼いたり、きのこスープのクリーム（自家製の松の実クリームを加える）を作ったりするけれども、最後のものなどはどんな牛乳クリーム・スープよりも濃厚でおいしかった。

もちろん、きちんとした食生活は誰にとっても欠かせない。したがって健康重視の菜食人はここで、そんな料理よりもっと健全な食べものを中心に摂るべきだと言うに違いない——新鮮な果物、野菜、米、豆、雑穀等々をたっぷり摂るように、と。それはその通り。けれども私が油や塩や砂糖をふんだんに使った菜食料理をここに列挙したのは、健康食の見本を示すためではなく（それは次章で扱う）、菜食人になっても食の贅沢を「諦める」必要はないことを示すためである。菜食人になることと、堕落したおいしい食品を手放すこととは大きく異なる。菜食人生活はどう考えても、抑制などではまったくない。

菜食人の著述家・教育者・料理指導者で私の友人でもある人物がうまく言い表わしたことで、私たちが堕落食品を欲する時に求めているものは、油、塩、砂糖、食感、風味なのだとか。[57] 非菜食の人はこれらを満足させるものが動物性食品しかないと思うかもしれないが、さにあらず。食べもののもたらす快感はどれも植物成分だけで再現できる上、そもそも人々が動物性食品の特長と考える性質は、実のところほとんどが調理の結果もたらされるものであって（例えば肉本来のぶよぶよした食感は調理によって変えられなければならない）、また植物を使った味付けの結果でもある。[58] 快楽が人生の指針であるのなら、菜食人になっても何ら不満のない生活を送れる。

断酒会との違い

菜食に対する一般的な印象の例を示すため、ここで二年ほど前にあった経験について話したい。夏のことで、私はちょうど菜食と動物の権利に関する毎年恒例の会合、「ベジタリアン夏の集い」が終わりを告げて、仕事生活に戻ってきたところだった。集いでは菜食人のシェフが数百名の参加者用に料理の監督を務め、私たちに一日三食、まる一週間近く、おいしい食事と色々なデザートをたっぷり作ってくれた。食事以外では、栄養や倫理、料理をテーマにした入門教室が沢山開かれて、ハイキングその他の活動も催された。

家に帰るのはいささか億劫《おっくう》だった。数日のあいだ、私は周りに溢れる動物の苦悶《くもん》と屠殺の産物を見ずにいられて、すっかり解放された気分になれた。人々が生きものの肉体や生殖分泌物を単なる購入・消費の対象でしかない商品のごとく語るのを聞かずに済んで、少し落ち着くことができた。ある非菜食の同僚は日常に戻ってきた私をみて、断酒会を終えた人間が酒飲みの群れの中に戻ってきたような気分なんじゃないか、と言った。

それは違う、と聞いた時に感じはしたものの、私はとっさに何が違うのか分からなかった。あとで振り返ると、この譬《たと》えは非菜食の人が菜食人に抱くイメージをよく伝えていたように思え、なぜそれが動物食社会に「戻ってきた」時の私の気持ちを正確につかんでいなかったかも判明した。

まず断酒会の譬えを考えてみよう。断酒会では何があるか。アルコール依存《いそん》を自覚した人々が顔を突き合わせ、酒の誘惑にあらがう各人の努力を支え合う。禁酒の誓いを忘れてどんどん堕ちていく逃れがたい悪循環に陥るまいと皆で協力する。それが菜食人の祭典や会合と同じくする点はただ一つ、ある企《くわだ》てに参加し、互いの経験を普段付き合う人以上に理解してくれる仲間が集まる、ということにしかない。つまり両者に共通するのは、ある集団の一員に加われる点である。

しかし人が断酒会に参加する大きな理由は、何としても酒が飲みたいからであって、とくに悩ましいほどの飲酒欲求を抱えていることによる。会に参加すれば、欲求に負けた人の身にアルコールがもたらす破滅について、実際それを経験した証人の口から話を聞くことができたりもして、飲酒を踏みとどまる助けになる。菜食人の会合を断酒会になぞらえるなら、菜食人は動物製品を欲しがっていて、自己破壊的な衝動からわが身を守らなければならない、ということになる。

さらにこの類推でいくと、菜食人は酒飲みに囲まれたアルコール中毒者よろしく、「誓いを破って」動物製品に手を伸ばさないよう、意志を強めるために会合へ参加していることになる。非菜食の人の想像では、菜食人はステーキや卵サラダを見てよだれを垂らすと思われていて、ちょうど肥《ふと》った人が少し体重を減らそうと、ドーナツやケーキに舌なめずりしながらも意志の力を働かせてお茶を注文する姿に重ねられる。

けれどもこれは菜食人の実像ではない。私は動物製品を欲しない。メニュー表でデザートを選ぶ時には菜食デザートに目が行くもので、ココナッツ・アイスクリームを載せた菜食アップル・クランブルや菜食チョコ・ムースを食べたく思う。おいしさもこってり感も非菜食のデザートと変わらない。[59] いつものことながら、私はしょっちゅうデザートを頼みながら、後できっとお茶を頼んでおけばよかったと思うんだろうな、と考えているもので（肥るメニューを注文するのはよそうとしてうまくいかない人が後で思うこととまったく同じ）、ここのところは変わっていない。そして菜食デザートがなければお店を出て、後から自分で甘いものを買ったり焼いたりする。「誓いを破って」非菜食のデザートを食べてしまう心配はない。

というわけで、断酒会の譬えが間違っているのは第一に、会合に出席する菜食人が普通は動物製品を食べたく思っていたりその誘惑に負けるのを恐れていたりはしないのに対し、断酒会に出席する人は酒のことが頭から離れず飲みたいと思っており、誘惑に負けないよう助けが欲しいからその席にいる、という点である。これは断酒会をけなしているのでも何でもない。多くの人にとってこの集まりは、しらふでいるための大事な手段であろう。けれども菜食人になって素敵な食べものが色々沢山食べられると知ったら、もう動物製品は代替できないものでも、それどころか欲しいものでもないと思うようになるので、「自分に負けて」手を出してしまわないよう気を引き締める必要もない。

異国の料理さながら、植物性のものしか使わない料理というのは非菜食の人の多くにとって謎に思えるので、その中身を想像する時には、よくある間違いや誤解が投影されてしまう。

もう一つ断酒会の譬えが不適切なのは、アルコール中毒で悩む人と同じく、菜食人は非菜食の人と本質的に異なる、とみるところにある。例えばアルコール中毒を自認する人と違って、中毒でない人はワインやビールを飲みながらもそのまま飲み過ぎてしまう危険を冒さずに済む。とすると、中毒でない人は中毒者にない生理的な能力を具えている——それは少量のアルコールを摂取しても、もっと飲みたい欲求を覚えずに済む能力とでもいえよう。中毒者にとって、酒が飲める人と飲みの席に居合わせるというのは、それゆえつらいはずで、なぜならそこでは当然、勧められれば自分も一杯やりたいと思ってしまうし、そうなればもう簡単には歯止めが利かなくなってしまう、と、そんな不安が付きまとうからである。

対して菜食人は非菜食の人と生理的に何も違わない。菜食人の体はとくに動物製品の消費を断ち切る上で不都合（ないし好都合）にできているのではなく、一口それを食べたら歯止めがきかなくなってしまう、ということもない。かたや非菜食の人の体は菜食人にくらべ、とくに節度を持って動物製品を摂取できるわけでもない。現に保健統計を少し見れば分かるように、人を過剰摂取へとみちびくのは動物性の食べものである（食べる量でいえば菜食人の方が非菜食の人より多いにもかかわらず）[60]。肥満、二型糖尿病、心臓病など、不摂生な過食に関わる疾患の発症率は、菜食人よりも非菜食の人の方がはるかに高い[61]。菜食人は非菜食の人が食べるものを欲さず、非菜食の人の体のつくりをうらやみもしない。まったく逆に、菜食人は幸せかつ健康的な消費者でいられる。

では、断酒会の譬えがおかしいなら、なぜ私は非菜食社会に戻るのが億劫だったのだろう。それはこういうことだと思う。私にとって、動物への暴力から手を引こうという企てに参加する人々と交わるのは素敵な体験だった。七面鳥のサンドイッチや牛乳ヨーグルトを食べる行為は無害でも潔白でもない、と理解する人たちと食事を共にし、会話を交わせて心が弾んだ。本当に気が楽になった。

そんなところから、動物に対する暴力が当然とされている界隈《かいわい》へ戻るのは、何というか、がっかりする。ある意味これは、人種の平等・平和・調和が叶えられた土地を離れて、アフリカ系アメリカ人の奴隷制が当然で自然かつ正常、正当とみられていた戦前のアメリカ[62]に戻るような感覚、ともいえようか。

菜食人の楽園へ戻りたいと願うのは、単に平和の一時を夢見る空想であって、私たちが罪のない感覚ある地球の仲間にこれ以上ひどい苦しみと死をおよぼさない世界を心は思い描いている。

タバコや酒、肥る食事をやめた人に菜食人をなぞらえる譬えはよく聞くが、ここからすると、人々は菜食人というものを、望む快楽を手放さなくてはならない回復途上の患者のごとく想像していることになる。何人かの菜食人から聞かされた話では、友人や同僚の中に、最近自分が食べたもののことを話題にしながら突然こんなことを言いだす人がいたという——「あっ、ゴメン、食べもののことなんか話しちゃって。あなた食べられないんだもんね」。

本当をいえばもちろん、菜食人でも食べたいものを食べることは「可能」である。ワイン一杯の勧めを辞退するアルコール中毒者と違って、菜食人は生理的に動物の肉身や分泌物の中毒になっているのではないし、ワインを飲んだアルコール中毒者のごとく、動物製品を消費したら昔の自分に「逆戻り」してしまう危険があるのでもない。誰かが動物性のものを含む食事のことをおいしかったといって語りだしたら、菜食人は大抵、二つの内どちらかの反応へと向かう。一つは、不快感を覚える——これは私の場合、ロースト・ビーフや卵サラダ・サンドイッチを食べる人を見た時の反応。譬えてみるなら、皆さんがあるレストランでおいしい食事を満喫した後、レストランの従業員がトイレ洗浄ブラシで皿洗いをしたせいで今食べた料理には排泄物や糞便系大腸菌が混入していたと知った時の反応とでもいえよう。* あるのは嫌悪感だけで、食欲は湧かない。

もう一つの反応は、代わりの食べものを思い浮かべる——これは誰かがアップル・パイを食べた思い出を滔々《とうとう》と語りだした際に時々私が試みることで、このとき私は菜食アップル・パイのシナモンの香り、甘み、パリパリ生地《きじ》を想像する（実際のところ菜食のものと非菜食のものとで香りや甘みや生地にそう大きな違いはない）。菜食人にないのは、多くの非菜食の人が気にしているらしい反応——つまり「禁断の果実」をうらやましく、食べたく思ってしまう衝動である。

動物性食品は贅沢でも素敵でもない。それはただ大勢が食べ馴染んでいるものというだけで、人はある食に馴染むと、他のものは魅力を欠くように想像する。かつて私の親戚が、菜食人になったら自分はいま食べている動物性食品がみんな恋しくなるに違いないと言っていた。あなたはきっと恋しがらない

*ちなみに、ハンバーガーから大腸菌感染が起こることで知れるように、ずさんな食肉処理のせいで現に肉製品にはしばしば動物の糞便が付着する。

し、私も恋しくはないわ、と請け合うと、ぼくとあんたは違うんだ、だってぼくは動物性のものが大好きなんだから絶対恋しくなるよ、という。私が彼に伝えたこと、そして私から疑いの晴れない非菜食の人たち（疑う気持ちはよく解る）に伝えたいことは、これである——私にも菜食人でなかった時代があり、肉・乳・卵がどうしても恋しくなると思っていた頃がある。私だってそういうものをおいしく食べていたし、動物のことを意識するまではそれを食べやめるべき理由も分からなかった、みんなが食べているように思えたから。それから菜食人になってみると、そこにはうれしい誤算があった。

こう言うと親戚は、私が「奪われた感」に気付いていないだけだ、長らく抑制を続けているから、と応えた。彼の想像では、ちょうど快楽を断って何年も過ごした人みたく、私はもはや自分が何を恋しがっているかも分からなくなっている、ということらしい。けれどもこの推論は心得違い。私は菜食人の孤島に住んでいるのではない。周りの人はほとんどみんな非菜食の人で、もっといえば親友の中にも非菜食の人が幾人かいる。つまり私は動物製品から隔《へだ》てられていない。日々、それを見もするし、嗅ぎもするし、その話題を聞かされもする。それでもその見たり嗅いだり聞いたりするそのものを食べたい衝動にはいざなわれない。代わりにいざなわれるのは、ただ一つの願い——ついにすべての人が、動物の屠殺・傷害・拘束を後押しすることから手を引こうと心に決める、そんな時が訪れる願いである。その時が訪れれば暴力はなくなるだろうし、その過程で誰もが気付くに違いない、屠殺をなくす努力への参加は、本当はなんて簡単だったんだろう、と。聖人のような自己犠牲はいらない——みずからを振り返り、みずから学ぶことができれば。

③ 健康はどうするの？

おとなになるまでに、大半の人は伝統の知恵という形で栄養に関する沢山の間違った知識を吸収する。一つの典型が古い食生ピラミッド〔合衆国農務省の作成した栄養指針〕で、これによれば畜産物は健康的な食生活に欠かせない要素だという。[63] 二〇代の頃、私は菜食主義者と会って（まだ菜食人を見たことはなかった）、当時の私が必要と考えていた「蛋白質バランス」をちゃんと整えるのは、肉を食べないこの人たちにとっては大変だろうな、と思った。どこでそんなことを聞いたのかは覚えていなかったけれど、私は大半の人と同じく、動物製品を食べるのは必要な栄養素を摂る簡単で一番の方法だという考えを無批判に受け入れていた。動物製品抜きの生活は危険で難しいという先入観もあった。

けれどもこの見方は誤りだと知れる。そして食生ピラミッドは近年になってマイ・プレート〔果物・野菜・穀類・蛋白質の比率を示した表〕に置き換わったものの、誤解は蔓延したままで、他では教養ある人もこの方面では変わっていない。

菜食人は充分な蛋白質を摂れるのか

菜食と栄養に関する誤解の中で、おそらく最も一般的かつ広く行き渡っているものは一つの質問にまとめられ、菜食人は大抵誰でもこれを一度か二度は訊かれることになる――「どうやって蛋白質を摂っているの?」。非菜食の人の多くは、蛋白質を摂るには肉・乳・卵・魚が必要と思っていて、菜食人は自分が蛋白質不足でないと証明するのに四苦八苦することになる。この通念は間違っているだけでなく、大きな危険をはらんでもいる。

事実、菜食人にとって充分量の蛋白質を摂ることは何でもない。豊富にある植物性の蛋白源から少し拾っても、ほうれん草、ブロッコリー、えんどう豆、レンズ豆、ジャガ芋、とうもろこし、オートミール、玄米、全粒粉のパン、豆腐など、色々なものがある。[64] きっと多くの人が驚くのは、ブロッコリーが――一般にまったく蛋白質を含まないと思われていながら――一カロリー当たりでいえばステーキのおよそ二倍にあたる蛋白質を含むことだろう。[65] この本を書くため調べ物をしていた私もこれには驚いたが、そんな私でも菜食人になってもう随分になる。

ジョエル・ファーマン博士は、慢性病の予防と治療に際し栄養素が果たす役割に注目して患者の健康を飛躍的に向上させた数少ない医師の一人に数えられる。そうした医師には他にニール・バーナードやコールドウェル・エッセルスティン、マイケル・グレーガー、ジョン・A・マクドゥーガル、ディーン・オーニッシュなどがいて、その何名かの医師から助言を受けたビル・クリントン元大統領は、菜食を始めて心臓病の進行を止めようと決意した。動物製品と蛋白質をめぐる神話を突き崩しながらファーマンは述べる。

植物食には多くの蛋白質が含まれるので、何を食べればよいかを知るのに栄養学研究者や栄養士になる必要はなく、健全な蛋白質摂取のために食べるものの組み合わせをあれこれ工夫する必要もない。［…普通の植物食を摂るだけで、］カロリーの値さえ適正なら、必要な蛋白質はおのずと入ってくる。[66]

先述したように、適正量の蛋白質を得るには動物製品を食べなくてはいけないという思い込みは間違っているだけでなく危険でもある。「充分な」蛋白質を摂ろうとするあまり――これは菜食人なら食欲を満たすだけで努力もせず達成できる目標だが――、人は往々にして摂り過ぎの危険を見落としてしまう（というよりその可能性が高い）。

私たちの体は、余分な炭水化物（と、蛋白質に含まれる炭素の水素化合物）を脂肪の形で貯えるのと対照に、必要以上の蛋白質を摂取するとそれを後で使うために貯蔵することはなく[67]、代わりに蛋白質に含まれる窒素の水素化合物を尿によって排出する。その過程で肝臓と腎臓には大量の窒素系老廃物が溜め込まれる。

ファーマンがうまく説明するように、「動物性蛋白質は肝臓に解毒《げどく》の負担をかける上、生成された窒素系老廃物は有毒である。動物性蛋白質に富む食事を摂ると、こうした代謝性毒素（約一四種類）の血中濃度が上がり、それに伴って尿酸も多くつくられる」[68]。現状をみれば、「大半のアメリカ人は蛋白質中毒に陥っている。［…］中毒というのは、体内の解毒機構が過剰な窒素負担［およびその他の不健康な食品による負担］と戦っているからである」[69]。

言い換えれば、菜食人の食事は必要な蛋白質を簡単に摂れる一方、動物性蛋白質が多い食事は私たちの体を毒に冒す。

蛋白質の神話がとくに根強く残るのがボディービルダーの世界だろう。まずそもそも、ボディービル自体が人の臓器に過剰な負担をかける行為であることは指摘しておかなければならない。競い合うボディービルダーたちは「大変な練習スケジュールに注意深く合わせて、炭水化物が少なく蛋白質とカロリーに富む」食事を摂っていることが多い[70]。目標は筋肉を大きく、体脂肪を少なくすることで、「それには増量したのち脂肪を削り取るというサイクルによって、男の中の男らしく盛り上がった筋肉をつくることが求められる」[71]。

けれどもボディービルで成功するのに動物の肉身や分泌物を摂る必要はない。何を隠そう、現在は菜食ボディービルダーが増えていて、かれらは植物性のものだけを食べながら動物食の時と変わらない結果が出せることを実証している。菜食ボディービルダーたちのウェブサイト、veganbodybuilding.com には五〇〇〇人以上の登録者がいる[72]。最近の記事によれば、菜食ボディービルダーの一人は「体重の倍近くあるバーベルでベンチプレス」ができるとか[73]。菜食ボディービルダーは充分な蛋白質を摂取できるばかりでなく、ボディービルの競技で勝利することもできる[74]。

菜食人は充分なカルシウムを摂れるのか

菜食に関する最も典型的な誤解――蛋白質神話――に答えたので、次に行こう。私が菜食人で乳製品を飲食しないと知った人はよくこう尋ねる。「でもカルシウムはどうやって摂るの？」。蛋白質の場合と同じで、答は単純かつ、体への波及効果の面で意外性を伴う。カルシウムのことを気にする人は普通、第一に骨の健康を気にするか、女性であれば骨粗《こつそ》鬆症《しょうしょう》（骨の繊維が細まってミネラル成分が減り、骨折を引き起こす病気）を気にしている。

五〇歳を越したアメリカ人女性の多くが骨粗鬆症を患い[75]、腰や手首、脊椎の骨折を起こす人も少なくない[76]。症状が重いと衰弱して危機的な状態になる病気で、私は亡き母の思い出でそれを知っている。母は骨粗鬆症を抱え、八〇代の時には骨が弱り切って、ことあるごとに「突発性骨折」を起こした。それと分かる急な外圧がかかったわけでもないのに骨が折れてしまうのである。

骨粗鬆症はどうしたら予防・緩和できるか。カルシウムは骨に含まれる大事なミネラルで、骨粗鬆症患者はこれを欠く。乳製品はカルシウムを含み、氾濫する酪農組織の宣伝に乗せられて[77]、多くのアメリカ人は当然ながら、乳製品を多く摂る食事が骨粗鬆症予防に必要でかつ効果的だと思っている。この思い込みはしかし、正しくない。

まず、植物には沢山のカルシウムが含まれる。少し挙げるだけでも、以下の食べものは有用なカルシウムに富む――ブロッコリー、キャベツ、ケール、ロメインレタスなどの緑色野菜、カリフラワー、柑《かん》橘《きつ》、豆、胡麻《ごま》、豆腐[78]。充分なカルシウムを取り込んで骨粗鬆症を防ぐのに乳製品を消費する必要はない。

というよりむしろ、人一倍乳製品を消費する人の方が、乳製品消費の少ない人よりも骨粗鬆症の発症率が高い[79]。悲しいことに私の家族がその一般法則を証明している。骨密度を保つために処方薬を飲むのに加え、母は毎日少なくとも一個から数個の低脂肪チーズを食べ、カルシウムに富むスキム・ミルクも欠かさず飲んでいたというのに、骨折はひどくなるばかりだった。

乳製品の消費が骨粗鬆症に効かない理由の一端は、骨を健康に保つにはカルシウムを摂るだけでなく、カルシウムを骨に留めなければいけないからであると考えられる。骨がカルシウムを失うのなら、骨折の危険はカルシウムを摂らなかった場合に比べ、良くても同じ程度に大きい。動物性蛋白質は他すべての畜産物と同じく乳製品にも含まれるが、これは骨のカルシウムを排出させることが知られており、その後カルシウムは尿によって体外へ出されてしまう[80]。

なぜ動物性蛋白質は骨のカルシウムを排出させるのか。一つの仮説によれば、動物性蛋白質を摂ると血液が酸化して、酸を中和するために骨からのカルシウム分泌が促されるのだという（植物性蛋白質ならこうはならない）[81]。一九九二年に行なわれた腰部骨折と食品に関する研究では、動物性蛋白質の摂取と腰部骨折に大きな関わりのあることが判明した[82]。食卓から動物性蛋白質を一掃して植物食に切り換えれば、充分なカルシウムが摂れる上、おそらくは（これが重要だが）摂ったカルシウムを骨に留めやすくもなる。

肉・乳・卵を冷蔵庫から取り除いてしまったら健康が危ういのではないか、と心配することはない。栄養・食事療法学会（ＡＮＤ、元アメリカ食事療法学会）の発行した報告は、「ベジタリアン食」（ここの定義では完全菜食も含む）[83]が「健康的で栄養も申し分なく、いくつかの病気を予防・克服する上での健康効果も期待できる」と述べ、この食事は「妊娠期・授乳期・幼児期・幼年期・若年期といったあらゆる段階に適し、運動選手にも勧められる」と付け加えた。[84] ANDは食と栄養学の専門家が集まったアメリカ最大の組織であるのに加え、保守的な集団で動物性食品産業の内にも後援者がいるので、[85] ここが動物性食品の消費に反対する方向へ偏っているのではないかと疑る余地はないだろう。

妊婦は菜食でいいのか

ANDの見解が菜食に関し、「妊娠期・［…］幼児期・幼年期・若年期といったあらゆる段階」に適すると請け合っている点は強調しておく価値がある。菜食の話題が持ち上がった時、人々が一番気になって悩むのは妊婦と幼児のことである。[86] 動物製品は植物から得られない必須の栄養素を体に与えてくれると思い込んでいることから、人は時に妊娠中ないし新しい母親となった女性にこう言う――「あなた一人の健康だけが問題なら好きなものを食べていてもいいけど、子供の健康と命が関わるのなら話は別よ」。[87] 妊娠中の女性（や、彼女を愛する人たち）にとって、この警告はとても恐ろしく響くだろう。

医師は栄養について特別な学習経験も専門知識も持たないのが普通で、[88] 大抵は一般人と同じ栄養神話を受け入れている。しかるに医師が患者の食習慣に与える影響は非常に大きい。患者の側からすると、一般に医療従事者の専門と思われている事柄に関し医師の助言に反抗するのは気が引ける。さらに厄介なのは、知識のない物書きが間違った記事を書いて人々を恐がらせることで、これが栄養に富む植物食で子供を育てたいとする考えから人心を遠のかせてしまう。[89]

医師・家族・友人からの無知な助言にもまして、妊娠期の見方には奇妙な要素が付け加わる——欲求。妊娠中に菜食する女性を気にかける家族や友人は時に、妊婦がステーキやアイスクリームを欲するのはそうした動物製品を食べることが胎児の健康にとって好ましいからだという。[90]

少しみると、この欲求論はどこか変わっており、それというのも私たちは普通、欲求というものに対して良い程度に疑うことを知っているからである。例えばこんな例を考えてみよう。私が、私の欲求は自分の食べるべきものを一番的確に教えてくれると思っていたとする。すると、私は毎朝こんがり揚げた揚げ立てのグレーズ・ドーナツを一つ二つ、それにチョコレート・ヘーゼルナッツのカップケーキをいくつか食べて、クッキー・クリームの菜食ミルクシェイクを飲む生活になるだろう。昼食には塩味のスナック菓子が食べたくなるだろうから、ポテトチップス一袋分を玉ねぎクリームに漬けながら頬張り、松の実クリームをベースにしたきのこクリーム・スープを飲み物にして、ふわふわプレッツェルも一ついただく。そこで私が「夜にはチョコ・バーを食べたいな」と言ったら、読者は真心から答えるだろうか、「じゃあチョコ・バーを食べるのがいいわ、あなたが食べたいと思うのは、チョコが足りないと体が訴えている証拠だから」と。

二〇〇九年時点でアメリカの成人の大多数は過体重ないし肥満と診断され、高血圧・高コレステロール・糖尿病・心臓発作の可能性が過体重でない人よりも増えているが、[91] 原因の少なくとも一端は、まさにこの欲求にしたがったことに求められる。ダグラス・J・ライルとアラン・ゴルドハマーの共著『快楽の罠』は、加工食品（とくに精糖と脂肪分が凝縮された品目）がいかに健康を脅かす欲求を掻き立てるかを見事に説明している。[92] 自然界には手付かずの食物があるだけで加工食品はないので、豊富な食べものがあっても動物が肥満に陥ることはまずない。[93] 対して伴侶動物〔いわゆる「ペット」〕は加工食品を与えられるので、私たち同様、肥満やそれに類する不調をわずらう。[94] 加工食品に囲まれ動物製品が溢れ返る世界では、[95] 欲求は病床へ向かう第一歩となりかねず、私たちは普段であればその現実をわきまえているようにみえる。[96]

　ところがこと妊婦の話になると、私たちはその欲求が妊婦自身や成長する胎児の栄養の求めを知らせる深遠な体の英知だと思い込んでしまう。妊婦が肉を食べたがれば肉が必要なのに違いない、と私たちは考える。しかし妊婦も他の人同様、間違った欲求に騙される。妊婦や授乳中の女性には、妊娠や授乳をしていない女性よりも多くのカロリーが要る。[97] 動物性食品は植物食よりも高カロリーなので（これは動物性食品が事実上まったく食物繊維を含まないからでもあるが）、カロリーが余分に欲しければそれを食べたくなるのは理解できることで、人類の祖先もカロリーが不足した際は同じ欲求を覚えただろう。

　けれども今日では、カロリーは植物の王国から存分に摂取できる。食物の足りない時代にあっては、カロリーを多く摂らなければいけない妊婦が、高カロリーの肉などをできるだけ食べていたのも妥当だったかもしれない。現在ではしかし、動物偏重の食事、いわゆる西洋食[98]を消費するような人々は、植物食で充分なカロリーを得られる。そして妊婦のあいだではカロリー不足よりも肥満が大きな問題となっていて、[99] 肥満の妊婦は子癇前症《しかんぜんしょう》や糖尿病をわずらったり帝王切開が必要になったりと、肥満でない妊婦に比べ様々な合併症を起こしてしまう。[100] 一部の医師は肥満の患者に、妊娠中は体重を増やさないよう、忠告するほどである。[101]

もう一つ、妊婦が肉を欲するのは妊娠中に自身や子のため鉄分などのミネラルが必要になるからとも考えられる。肉から鉄分を摂ることに慣れていると、妊娠中にも肉が食べたくなるのかもしれない（その欲求に何か意味があると仮定すれば）。けれども鉄分であれば、ほうれん草やキャベツ、ケールといった緑色の葉物《はもの》野菜から必要なだけ取り込める。それどころかわずか一〇〇カロリーのほうれん草に含まれる鉄分を摂るのに、サーロイン・ステーキであれば一七〇〇カロリーも食べなければいけない。[102] したがって肉への欲求は必要な鉄分を摂る上でうまく機能せず、ここからもそれが深遠な体の英知ではなく惰性でしかないことが分かる。

このように、妊婦の欲求は栄養面で理に適った生理的な指令と解することなく説明できるが、いくらかの欲求についてはホルモンの変動を伝えているとも受け取れる。そこで、妊婦が何を望もうと健康な妊娠と菜食は両立するということを知れば、動物製品への欲求が問題になっても安心できる。これは非菜食に傾倒し切った人でも納得できるはずである。非菜食の妊婦はあらゆる不健康な食べものを欲しがるばかりか、食べものでないもの、チョークや塗料のかけらさえも食べようとするのだから！[103]

現代世界は祖先から受け継いだ私たちの生理的衝動を、体の健康にそぐわないものとしている。ほとんどの人が理解することだが、物質に溢れる環境にあっては、一般に人間の欲求はせいぜいのところ、食事を選択する際の頼りない道しるべのようなものと考えるのが妥当といえる。妊婦の欲求もそれと変わらないと考えるべきだろう。

充分なビタミンB12、ビタミンDを摂る

菜食を始めたら大抵かならず摂らなければならない栄養サプリメントが、ビタミンB12である。このビタミンは神経細胞と赤血球を健康に保つ上で大事な働きをするのに加え、体がDNA（すべての細胞に含まれる遺伝物質*）をつくる上でも欠かせない。

動物製品にはビタミンB12が豊富に含まれるものの、これ自体は動物性の成分ではない。ビタミンB12は健康な土壌と動物の腸に生息する微生物によってつくられる。栄養学者T・コリン・キャンベルが説くように、「かつて人間は土が付いた野菜を食べてB12を摂取していた」[104]。しかしアメリカでは農薬や除草剤の散布ほか、不自然な処置を施すので「農業の大半は生命の少ない土壌で営まれる」[105]。なので私たちは植物食から確実にビタミンB12を摂ることはできなくなってしまった。

ビタミン剤を飲みたくない人も大丈夫、B12を補塡《ほてん》された食品は沢山あって、豆乳、米乳、アーモンド・ミルク、朝食シリアルなどが挙げられるほか、栄養酵母はトマトソース・スパゲッティにまぶせばチーズの風味が出ておいしい。

日光の下にあまり出ない人はビタミンDも補った方がよく（とくに菜食人はそうだが非菜食の人も）、

*DNAは糖、塩基、リン酸からなるデオキシリボ核酸の略称。遺伝子はDNAのうち遺伝情報を担う部分。

こちらも栄養強化食品の数々――豆乳、米乳、マーガリンなど[*]――に含まれる。ニューヨーク州北部に住む私のような人間にとってはビタミンDの補給が欠かせない（菜食人でなかったとしても）。

菜食人になっても健康は害されない。ただし、単に菜食は健康と両立すると考えるだけでは不充分で、菜食は多大な健康効果を達成しうる（そのためには果物、野菜、豆類、穀類、ナッツその他、健康な食物を中心に据えることが肝心で、ドーナツ、シナモン・ロール、アイスクリーム・チョコ・バー、ポテトチップスといった菜食ジャンクフード中心ないしそれのみの食事であってはいけないが）。つまり動物の肉身（牛肉、鳥肉、魚肉など）や分泌物（乳・卵）を食卓からなくすのは、問題がないどころか、人の健康に確実に益するといってよい。

癌、心臓病、糖尿病を予防する

一部の人は、人間が乳癌や高血圧、心臓病といった病気にかかるのは、そうした病気の発達を促す遺伝子がある以上、変えようのない運命だと信じている。しかしT・コリン・キャンベルが『チャイナ・スタディー』で述べるように、この見方は私たちの病気に関する以下の知見を考慮していない。「遺伝子それ自体は発症するか否かを決定しない。遺伝子は活性化して発現した時にのみ働くもので、遺伝子の良し悪しはあるものの、どれが発現するかは栄養によって決まるところが大きい」[106]。

キャンベルは研究を続ける中で、人間に必要な栄養素は植物食から得られるとの結論に至る[107]。のみならず、キャンベル自身にとっても読者にとってもなお驚きだったのは、動物食が人の健康に不必要なばかりか有害と断言できそうなことだった。
労を惜しまない大々的な疫学研究、実証研究を通して、キャンベルは動物食が心臓病や肥満、複数の一般的な癌、糖尿病の罹患《りかん》率を上げる一方、動物食の一掃が健康を増進し、歳を問わず人間を病気から守ることを発見した。[108] しかるに多くの教養人・知識人はこうした点に無知なままで、その状況はドキュメンタリー映画『フォークス・オーバー・ナイブズ』で取り上げられている。

何をしようと遺伝子が将来の健康を決めるんだ、と思い込む諦《あきら》めの運命論に答えるがごとく、キャンベルの著作は、よく似通った遺伝的特徴を持つ人々でも発症率はまったく異なること、それは食事全般、とくに動物性食品の消費量に左右されることを示した。西洋病（心臓病、複数の一般的な癌、糖尿病）の広がりを国家間で比較してキャンベルが気付いたところによれば、「西洋病発症の分かりやすい徴候の一つは血中コレステロールにある」。[109] 最近まで人々がごく少量の動物性蛋白質しか摂らず、はるかに多くの植物を食べていた中国の地方と、常食が動物性蛋白質たっぷりの合衆国とを比べたキャンベルは、血中コレステロール値が減ればそれに比例して「食道癌、肝臓癌、胃癌、直腸癌、大腸癌、肺癌、乳癌、小児の脳腫瘍《しゅよう》、成人の脳腫瘍、小児白血病、成人白血病」も減ることを知った。[110] 研究当時、「アメリカ

＊マーガリンは成分中のトランス脂肪酸が心臓病・動脈硬化・認知機能の低下・喘息・アトピー性皮膚炎などを引き起こすとの報告があるので、健康を気にする人には到底お勧めできない。また、少なくとも日本のマーガリンは森林伐採の産物であるパーム油を使用しているか、遺伝子組み換えの菜種油を使用しているので、倫理的生活を志す人の口にすべきものではない。加工食品に含まれるショートニングとともに注意されたい。

人男性は中国の地方に暮らす男性に比べ、冠動脈疾患による死亡率が一七倍も高かった」[111]。さらに「アメリカ人の乳癌死亡率は中国地方民の五倍に達した」[112]。

ただし中国研究《チャイナ・スタディー》自体は（キャンベルの著書で紹介される研究の一部をなすに過ぎず）、中国の地方民とアメリカ人の比較を主眼としたものではない。主眼は八億八〇〇〇万人の中国市民を三〇年以上にわたり追った、食と死亡率の研究である[113]。この徹底した地域調査から、動物性蛋白質の摂取量にほんのわずかな違いがあるだけで、（対象の市民はアメリカ人平均よりずっと少ない量しか動物性蛋白質を摂っていなかったにもかかわらず[114]）癌発症率に一貫して大きな差が生じることが明らかになった[115]。中国人の人種は全土において大きくは変わらないので、遺伝子の違いが死亡率に大差をつけたとはいいがたい。ところが発癌率が最大の地域（同時に動物性蛋白質の摂取量も最大の地域）と発癌率が低い地域（同時に動物性蛋白質の摂取量も少ない地域）とでは、その率に一〇〇倍以上もの開きがあった[116]。対して人種の入り乱れる合衆国では、地域間の発癌率にせいぜい三倍ほどの開きしかない[117]。

癌ばかりでなく、心臓病の発症率も動物食のいかんによって変わる。心血管疾患（心臓や循環系の機能不全など）はアメリカ最大の死因になっている[118]。二〇カ国に住む五五から五九歳の男性について心臓病死亡率を調べた研究では、動物性脂肪だけでなく動物性蛋白質の摂取も心臓病による死亡率と大きく関わっていることが統計で示された[119]。「冠動脈疾患に対抗する現代療法は二一世紀版の根治《こんち》的乳房切除しかないのか」[120]と題した記事で、医師コールドウェル・B・エッセルスティン・Jrは、冠動脈疾患が中国の地方を含め、植物食文化圏には事実上みられないことを確かめた。ところが「西洋風の動物食を取り入れた植物食文化圏にはただちに冠動脈疾患が現われる」という。[121] 悪化した心血管疾患に苦しむ患者を看ること二〇年、脂肪が少ない菜食・未加工の食事を勧めてきたエッセルスティンは、この病気の進行を抑えられるどころか、それを逆戻しすることもできると知ったが、現代医療は――バイパス手術もステントも投薬も――いまだこの偉業を成し遂げられていない。[122] もう一つの発見は、「[治療計画を進める]患者の体重が減り、血圧が正常値に戻り、二型糖尿病、狭心症、勃起不全、末梢血管疾患、頸動脈疾患が改善ないし解消される」ことだった。[123]

一方、綿密な疫学研究、臨床研究に加え、興味深い「自然実験」が行なわれて、動物蛋白質偏重《へんちょう》食と心臓病との関わりがさらに裏付けられることにもなった。自然実験は、ある出来事が起こった後、別要因によるとは考えにくい大きな変化が生じた時に成立する。* 一九五一年、医療雑誌『ランセット』に載った記事の中で医師アクセル・ストロムとR・アデルステン・イェンセンは、ノルウェーの心血管疾患による死亡件数がドイツ占領中の一九三九年から一九四五年にかけて大幅に減り、その後また上昇に転じたとの観察結果を示した。[124] 占領中、ナチスはノルウェー人から家畜を奪ってドイツへ移した。[125] ところが一九四五年に大戦が終わるとノルウェーでは再び肉と乳が日常消費されるようになって、脳卒中と心臓発作の死亡率は戦前の水準に戻ってしまった。[126]

動物製品の消費が急減したことを除いて、どうすればナチスの占領がノルウェー人の心臓を健康に保

＊つまり研究者の設計によらず、偶然に起こった現象がある集団に何を起こしたかをみるのが自然実験である。

つのか、またどうすればそれが心血管系へのストレスを和らげることにつながるのか、推理するのは難しい。生活と健康の劇的変化を単なる偶然と片付けるのも無理がある。[127]

動物製品が関わると思われる「豊かさの病」は、癌、心血管疾患に次いで、二型糖尿病が挙げられる。もともとこの病気は「成人発症型糖尿病」と呼ばれていたが、最近は子供のあいだにも成人と同じくらい広まったので旧称はもはや実状に合わなくなった。[128] 糖尿病は血中に含まれる糖分の代謝異常を伴い、患者は食物中の糖を体が使える血糖に変えることも、血糖を後に使えるよう一時的ないし長期にわたり貯蔵しておくこともできなくなる。血糖値は危険な上昇をみせ、患者はまともな生活を送るため投薬が必要になる。しかし薬物療法があってもなお、糖尿病は成人の失明、末期腎不全〔腎臓のほぼ完全な機能停止〕の最大原因であり、さらに手足の壊死《えし》、神経疾患、高血圧、心臓病、脳卒中とも確かな結び付きがある。[129] 薬物療法はまだ療養生活を安楽・安全にするまでには至っていない。

けれども食事は大きな変化をもたらす。東南アジアと南米に散る四カ国を調べた研究者らは、糖尿病罹患者の割合が最も高かった国は「カロリー、動物性蛋白質、油分、動物性脂肪の多い」食事を摂っているのに対し、罹患者割合が低かった国々は「蛋白質（とくに動物性蛋白質）、油分、動物性脂肪が比較的少ない」食事を摂っていることを発見した。[130]

ある科学者の研究班は、同じ治療を行なっている糖尿病患者の中から一グループを選び、低脂肪の植物食と運動を課した。すると、当初薬物療法を行なっていた四〇人の患者中三四人が、食事を変え運動を始めてから一カ月もしないうちに投薬を卒業できた。[131]

まとめると、昔ながらの保守的な栄養学者さえもが、菜食は人の健康と福祉に完全に適合すると認めている。かたや疫学研究、実証研究、臨床研究の数々が示すところでは、食卓から動物製品を一掃すればアメリカ最大の死因である心臓病をはじめ、いくつかのよくある癌（乳癌、前立腺癌、大腸癌その他）や二型糖尿病など、アメリカ人を生活の質と医療費の面でひどく悩ませる病気を、ぐっと抑えることができる。[132]

元気で健康な暮らしを送るのに動物製品は要らない――どころか、そうした食品は私たちの健康に深刻な脅威を突き付けかねない。「健康はどうするの？」と訊かれたら答は簡単、「菜食人になって健康を守り維持しよう」。

④ お乳や卵はいいんじゃない？

私もそうだったが多くの人は、自分の食べるもの、着るもの、その他を選ぶ消費活動が人間以外の動物にどんな惨劇と屠殺をもたらすかについて、ほとんど何も考えずに長年月を過ごす。みずからが日々加担している暴力に「気付く」前、私は自分が絶対に動物を傷つけたりはしない人間だと考えていた。他の人と同じく、私は虐待の話を聞けば心を乱し、いきどおりもしたが、考えをめぐらせる範囲は、食卓には決して姿を現わさない動物に限られていた――犬、猫、くじら、赤ちゃんアザラシなどなど。自分自身の食の選択が引き起こす、同程度にあさましい、しかもはるかに広く浸透した暴力に無頓着《むとんちゃく》だった点で、私はまさに社会の産物だったといっていい。

ところが周りには、自分の食べるものが動物への思いやりと関わることを直感的に理解している人たちが、わずかながら常にいた。かれらは菜食主義者だった。「菜食主義者《ベジタリアン》」という言葉はいささか語弊《ごへい》があって、それというのも一般にこの呼称で言い表わされる人々は、動物の死体は食べなくとも卵や乳は消費するからである。卵や乳はもちろん「野菜」ではないのだから、正確を期すなら「卵乳菜食主義者」「乳卵菜食主義者」といった呼び名が使われるべきであるけれど、冗長なので本書では一般用例にしたがい、馴染み深い「菜食主義者」の語で「卵乳」込みの菜食主義者を指すこととする。

私の出会った多くの菜食主義者は、その食生活を何十年も続けてきた人だから、私が食の選択の持つ倫理的な重要性を知るよりずっと前からそれを実践していたことになる。そんな人に出会うと、この人の気付きは私よりもはるかにさかのぼるもので、私が動物虐待に加担しているとも知らず牛や鶏や魚を（のみならず牛乳や鶏卵も）ぼんやりおいしく食べていた頃から、この人は動物への共感にしたがって人生を歩んできたのだろう、と感じる。

長く菜食主義者でいた人を前にすると、みんながみんな自分のように無頓着だったわけではなかったのだと思って恥ずかしい気持ちにもなる。かれらの多くは、私よりはるか以前から畜産が暴力であることを分かっていた。そこで無理もないことだが、一部の菜食主義者は（多くの雑食者も）なぜ私やその他の菜食人が、殺された動物の筋肉・臓器・皮膚を食べたり着たりしないだけでなく、更に上を目指すのか不思議に思う――なぜ卵や乳といったものまで避けようとするのか、と。

卵や乳を食べるだけなら、誰も殺されたり傷つけられたりしないのでは？、とはよく言われた。何か聖なる生活や清浄な生活へのあこがれ？　チーズとお肉じゃ道徳的にまったく分類が違うのに、それが分からないの？、と。雑食者の友人でさえ、ときには食事の際に肉を食べず、代わりに乳製品や卵を食べることで私に合わせてくれようとしたりする。なぜ私は一見して論理的に思える雑食者や菜食主義者のこうした線引きをこばむのか。

〝動物の肉〟対〝動物製品〟

はじめに言っておきたい——論理的に考えて、肉と乳・卵（およびそれに類する動物製品）とのあいだに線を引きたくなる気持ちはよく分かる。両者それぞれの生産場面を思い描けといわれたら、かなり異なった風景が浮かんでくる。思考実験として、ステーキ、ベーコン、鶏胸肉、魚の切り身の、生きていた時の元の姿を想像してみよう。すると私は牛や豚や鶏が屠殺場で喉を切られる姿を思い浮かべる。魚《うお》がもがいて息を詰まらせる姿、叩きつけられ叩き切られて死ぬ姿、生きたまま皮を剝《は》がれる姿を思い浮かべる。動物の肉は屠殺後の死体から採られるものなので、暴力との関わりは無視しがたい。

さて、今度は卵やチーズの出所《でどころ》である生きた動物の姿を想像しよう。多くの人がまず思い浮かべるのは、居心地のいい納屋《なや》で卵を産む満足げな雌鶏、乳を搾られるあいだおとなしく立っている雌牛の姿だろう。屠殺場の光景と違って、産卵や搾乳の光景は想像しても嫌な気分にならない。子供を屠殺場に連れていけばトラウマになりかねないのは直感的に分かるけれど、家族経営の小規模農場へ連れていって鶏と卵を見せたり野外で行なう牛の乳搾りを見せたりしてもその心配はない。

どんなに「素晴らしい」屠殺場を考えても、そこでは動物が抵抗するだろうから暴力的手段を用いざるを得ないだろうと思える。それに対し、鶏や牛がそうしたことなしに卵を産み、乳を出す様子は想像しやすい。この平和で安易な想像図を描くと、卵や乳は、肉とはまったく別の世界に属すものと思えてくる。

肉の消費と乳・卵の消費を同列に論じるのは、したがって直感に反するかにみえる。それでも私のように、両者の線引きは幻想でしかないといいたいのなら、この線引きを促す強い直感に答えなければならない。なぜ酪農業と採卵業が食肉生産と同じで、本質からして暴力的なのかを説明する必要がある。言い換えれば、ジョナサン・サフラン・フォアの『アニマル・マシーン』をはじめとする文献よろしく、ただ単に集中家畜飼養施設、いわゆる「工場式畜産場」*が格別に残忍で非人道的な乳・卵生産をしていると指摘するだけでは充分ではない。

私は多くの人が抱くところの、平和的な農場で満足げに卵を産む鶏、乳を出す牛、という想像図に的《まと》を絞って答えなければならない。この牧歌的な長閑《のど》かさ漂う天国のような光景が実際に目の前にあった時でさえ、その裏、視界の外では、動物が傷つけられ殺されている事実、それが避けられない事実であることを示さなければならない。以下では、卵用鶏と乳牛の想像に広く付きまとうであろうこの長閑《のど》かさが、例外的に良い農場においてさえ恐怖と流血の嵐《あらし》を伴わずにはありえないゆえんを説明したい。

人間の消費を目的とした卵や乳の生産に、隠された暴力が伴うこと、伴わざるをえないことを理解するため、ここでその卵や乳を体内で産生する動物たちについて、明らかな（しかしどうも意識されない）

＊工場式畜産場は工場経営の手法で操業される集約的な畜産場で、動物を狭い檻に大量に閉じ込めるなど、倫理面で大きな問題があるとして批判されている（日本やアメリカの標準的な畜産場は工場式である）。集中家畜飼養施設はその大規模なもの。

事実を指摘しておいた方がいいだろう――この動物たちは皆、雌なのである。ただ雌の鶏だけが卵を産み、ただ雌の牛（あるいは雌の山羊や羊）だけが乳を出す。私たちは人間の食べものとみるが、卵や乳は生殖分泌物に他ならず、雌だけがこれを生成する。

雌だけ、という点の何が問題なのか。一つは、鶏をはじめとする鳥類、牛をはじめとする哺乳類が、雌雄をほぼ同じ割合で産むことにある。雌だけがつくる生成物から金《かね》を得たいと思う農家は、繁殖によって動物にその雌たちを産ませなければならない。ところが、その過程で一羽一頭の有用な雌動物が産まれるのと並行して、生産性のない雄の子も平均してほぼ同数ずつ産まれてくる。

アメリカの採卵業はこのため、国内消費者の莫大な需要に応えるべく一年に二億五〇〇〇万羽の雌鶏を孵化《ふか》させて国内用の卵を産ませつつ、二億五〇〇〇万羽の雄鶏をも孵化させる。[133] またアメリカでは九〇〇万頭を超える牛が酪農のために利用されていて、彼女たちは四、五歳で屠殺されるまでに平均して二、三回の出産を経る。[134*] アメリカの乳牛からは一年におよそ四〇〇万頭の子牛が生まれ、その半分を雄が占める。[135]

採卵、酪農のためにこの動物たちの子を産ませた農家は雄をどうにかしなければならないが、繁殖に必要なのはほんの少数でしかない。[136] 何の見返りもないまま雄を寿命いっぱい育て世話していては経済が持たない。まして雌の生産力が落ちてきて若い動物と入れ換えるべき時期に、繁殖の結果産まれてくる雄のすべてを囲って、元は一切取れないのに各々が自然な寿命を迎えるまでやしなうなど、事業を続けていきたい農家が続けられる仕事ではない。家族経営の酪農家といえども結局のところ、動物保護施設を運営しているのではない。

卵や乳を生産するために動物を繁殖させる農家は、したがって雌と同じ数だけ産まれてくる雄を利用ないし廃棄する方法を探さなくてはならない。現代畜産の革新が今日の工場式畜産場と家族農場へひとしく行き渡る以前、雄の鶏や牛は肉とするため育てられ殺されていた。農家が重荷を牽《ひ》くのに動物を必要とした際は、一部の雄が一定期間「役畜《えきちく》」として労働を課されることもあるものの、彼らの体力は最終的には弱まって労働をこなせなくなる。[137]

すると彼らは、卵や乳の形で「自分のカタを支払えない」他の雄たち同様、その肉体と皮膚をもって支払いをするよう迫られる。したがって採卵業・酪農業は、納屋で卵を産む鶏や小屋で乳を搾られる牛の想像図から思い描かれるような「殺さず」の事業からは程遠い。卵と乳の生産は雌の動物だけを選択的に利用する以上、雄の殺害をつねに必然的に伴わざるをえない。

酪農業に内在する苦しみ

酪農業は現代の形に至る前から、もう一つの残忍性を併せ持っているが、私は別の人から指摘されるまでそれをまったく考えたことがなかった。アメリカに住む大半の人と同様、私は乳製品を飲食しなが

＊日本の酪農場では、搾乳の結果、牛が立てなくなった時点をもって屠殺場送りとする。出産回数、平均寿命はアメリカとほぼ同じ。

ら育って、その裏に苦痛と屠殺があるなどとは脳裏《のうり》にも浮かばなかった。卵乳菜食のレストランに足しげく通い、卵サラダやグリル・チーズサンドを注文して、善いことをしているつもりでいた。

多くの人は動物の乳を、林檎《りんご》やカボチャの種と変わらない人畜無害な食品と思っていて、これは幼い頃からそういう考えを何度も刷り込まれてきた結果に他ならない。児童書に現われる雌牛は自然に乳が出る動物のように描かれ、人間が自然に汗をかくのと同じようにみえる。子供用「農場動物」ゲームの牛のおもちゃは膨《ふく》らんだ乳房をぶら下げているのが普通で、これをみると牛の乳腺はいつも自然に乳で満たされているかに思われ、ちょうど私たちの心臓が自然に血で満たされているのに等しいものと考えてしまう。この乳牛像は、高校や大学の生物学標準教科書によって正されることもほとんどなく、おとなになるまで大半の人のうちに残り続ける。

しかし牛は生まれつき乳が出る生きものではない。他の哺乳動物の雌、人間の女性とも同じで、雌牛は妊娠・出産時の複雑なホルモン反応によって乳を出す。乳の分泌、すなわち泌乳《ひつにゅう》は、哺乳動物が簡単に消化した食べものを自分の体から直接わが子へ送るための手段で、母動物の乳には自分と同種の新生児に適する、完全にバランスの整った脂肪分・糖分・蛋白質・微量栄養素が含まれるほか、自身や子がさらされる身の周りの病原体に対する特別の免疫まで備わっている。人間の場合、母乳は調合乳よりも赤子にとってはるかに良い栄養であることが研究によって確証されており、これはいかに調合乳が栄養強化されていても変わらない。[138]

泌乳はしかし、母動物にとって負担のない仕事ではない。授乳経験のある女性なら分かるように、乳が出るあいだは食欲が上がる。これは充分なカロリーを摂って子の食べものを体内でつくる働きであり、多くのエネルギーが費やされる。母親は乳を出す期間、普段よりずっと多くのカロリーを取り込まなければいけない。

本質からして、妊娠も出産もしていないのに乳をつくるとすれば雌動物が必要とする膨大なエネルギーと栄養素が無駄に費やされてしまう。はなはだ浪費的かつ負担が大きい作用で、そんな機能はどの動物とて発達させそうにはない。それに何より、農家が「未経産牛《みけいさんぎゅう》」と呼ぶ若い雌牛たちは他の哺乳動物と同じようにこの世に生まれ母の乳を飲みたがる一方、自分の乳は産生できない。牛（ないし羊や山羊）から乳を採りたい酪農家は、まず牛を妊娠させる必要があり、それこそがまさに酪農家の仕事なのである。個々の乳牛は定期的に「強姦枠《レイプ・ラック》」とも呼ばれる固定具に押し込まれ、動きを封じられているあいだに授精される。

子牛（ないし子羊、子山羊）が生まれればその子はうれしそうに母の乳を吸い、母親もおとなしく、子が乳を吸うのを見守りながら立っている。人間その他の哺乳動物と同じく、牛も分娩時にホルモンを分泌して、普通は子との強い絆をつくる。牛には自然な母子愛が育ち、親子はともにいれば快と安楽を覚え、引き離されれば心配と心痛を覚える。[139]

自由であれば母牛は九から一二カ月のあいだ子に乳を与える。[140] それゆえ酪農家には分かるが、[141] 出産から間もなく子を奪われると母牛はひどく嘆《なげ》き悲しむ。鳴き声は時に何日も絶えず、振る舞いからも絶望と悲嘆が容易に見てとれるほどで、牛は食事にも見向かなくなり、最後に子を見た辺りを何度も周回する。[142]

同じ群れに属する他の牛たちも、もしそれができる環境なら、しばしばわが子を失った母牛と長く過ごして彼女を慰《なぐさ》めもする。[143] さらに普段はおとなしい牛が、強引に子と引き離されるとひどく取り乱して攻撃的にもなる。[144] これらすべては、子への強い思い入れが哺乳動物の脳や神経系と密接に結び付いた特徴であることを思えばさして驚くに当たらない。[145]

農家が子牛を母牛から奪った後、母牛の乳は人の手か機械で搾り取られ、人間の消費者が求める数々の乳製品へと変わる。より多くの乳を供給しようと、酪農家はすぐにまた牛を妊娠させ、これが母牛にとっては常に嘆きの種、次から次へと子を奪われる悲しみになる。そして消費者の需要を満たせるだけの乳が出なくなり、ひいては自分のカタが支払えなくなったが最後、牛は自身の生んだ雄の子牛たち同様、農家の手で屠殺場へ送られる。[146] 何と、屠殺場に着いた乳牛が、なおも最後の子牛たちを身ごもっていることすら珍しくない。[147]

牛は二〇から二五年の寿命を持つが、[148] 今日の乳牛は（家族農場の牛も含め）[149] 四から七歳で屠殺場に来るのが普通で、それでも度重なる妊娠と事実上絶え間ない強制搾乳とで彼女たちは「廃用」となっている。ハンバーガーの肉の相当部分はこの屠殺された「廃用」乳牛たちの体から来る。[150]

酪農業で牛が味わう苦痛と屠殺は、したがって「工場式畜産」によるものではない（工場式畜産がさらに工程を過酷にしたのは事実であっても）。苦痛と屠殺は、母動物が子のためにつくる産物を人間が消費する以上、どうしても付きまとう。牛を妊娠させ、子を引き剝がし、乳の出が悪くなれば母牛を屠殺する、それなしに酪農は成り立たない。これらはいずれも、酪農の不可避な側面である。

「雄の子のポイ捨て」

乳製品を求める私たちの需要が苦痛と屠殺を必要とするのに加え、ある現代畜産の革新はまったく新しい種類の暴力を、牛の世界と、これから説明する鶏の世界にもたらした。その革新は品種改変計画、*つまり卵であれ乳であれ肉であれ、畜産物の生産を最大化する動物を選抜してきたことから起こった。[151] この特殊化は工場式、有機、家族経営、いずれの畜産場にも浸透しており、それは規模の大小に関係なく農家がその「最適化」された動物を購入ないし繁殖することによる。それゆえ今日の私たちが肉用とする鶏の圧倒的大部分は卵用とする鶏とは遺伝的に異なり、[152] 肉用とする牛の大半は乳用の牛と遺伝的に異なる。[153] こうした差別化が「雄の子のポイ捨て」とでもいうべき現象に行き着いた。

「雄の子のポイ捨て」という言葉を使うことで私が目を向けたいのは、人間の品種改変が雌だけに経済的価値のあるような畜産用の動物を生み出した事実である。とくに「卵用」品種や「乳用」品種の雄は卵や乳を産出することができない。かといって食肉にするにも好ましくなく、急成長するよう品種改変された「肉牛」や「ブロイラー」のごとく、成熟すらしないうちに大きな筋肉を人間消費者に提供でき

＊「品種改良」という言葉は品種の操作を一律に「良いもの」と捉える点で中立性を欠くため、breeding の訳語は「品種改変」とする。

たりはしない。酪農業や採卵業のなかで雄は農家にとって経済的にほとんど何らの価値も持たないので、卵用種の雄鶏や乳用種の雄牛は（多くの雌たちもそうだが）食肉用の動物よりもさらに若い段階で殺される。彼らを長く匿《かくま》い養っても利益にはならない。

乳用種の雄子牛は時に「肉用子牛」[154]と呼ばれ、求められる子牛肉の質によって、生後数日（多くはまだへその緒《お》を付け、乳が飲みたくて職員の指に吸いついているあいだに屠殺の準備を整えられる）[155]から数カ月のあいだに屠殺される。[156]雄子牛の悲惨な境遇には長いあいだ大きな注目が寄せられ、アメリカの消費者からは子牛肉をボイコットする動きも現われた。[157]しかしながらこのボイコットをする消費者たちは、子牛肉が酪農業の副産物に過ぎないことを分かっていない。

子牛肉生産は雄の赤子を経済的利益に変える利用の試みであり、母牛はこの子供たちを出産しなければ、人間の消費する乳を出し、あるいは乳産出量を増やすことができない。つまり人々が牛乳やチーズといった乳製品を買い求めるかぎり、農家は処分すべき雄の子を抱えざるをえず、これは屠殺した子牛を「子牛肉」と呼ぼうが呼ぶまいが、その肉体を晩餐《ばんさん》で食べようが食べまいが関係ない。

私たちが乳製品を消費し続けるあいだは子牛肉のボイコットをしても子牛を（残忍行為や屠殺から）救えない、その理由を知るには、採卵業における雄ひよこの運命を考えてみればよい。牛と同じく、鶏も現在は二つの品種に分かれる。「ブロイラー」は食肉用に飼育され屠殺される鶏、「卵用鶏」は卵を産ませるために拘束される鶏である。この二種はお互い似ても似つかず、それは写真をみればすぐに判る。[158]「ブロイラー」の鶏は急成長をして、生後六週から七週でピークの大きさに達し屠殺される。[159]鶏の屠殺施設を訪れた人々は、この鳥たちが大きな体でありながら、ひよこのようなピヨピヨ声で鳴いていたと語るが、かれらは実際まだ赤ん坊なのである。[160]「ブロイラー鶏」が急成長するおかげで、農家は比較的みじかい期間だけかれらの収容・飼養にお金を使い、その死体が市場で儲けを生むまで待つことができる。

卵用鶏はこのような急成長をしない代わり、驚異的な数の卵を産む。飼育される鶏の祖先にあたる野生種、赤色野鶏《せきしょくやけい》の雌は一年に二〇個の卵も産まない。[161]対して今日の卵用鶏は年間三〇〇個近くの卵を産み、そのせいで雌鶏たちは毎日のように卵を産むための強い子宮収縮を繰り返し、多くが子宮の一部を膣《ちつ》の外へ押し出してしまって、子宮脱《しきゅうだつ》の苦痛を味わう。[162]

卵の殻は骨から取ったカルシウムでつくられるので、沢山の卵を産む卵用鶏は若くして重度の骨粗鬆症をわずらう。[163]ある退職した農家は、卵用鶏の骨がポテトチップスのような脆《もろ》さだったと振り返る。[164]卵用鶏が大体二歳を迎える頃には、およそ六〇〇個の卵を産んで体はボロボロになり、「廃鶏《はいけい》」とみられて屠殺場に送られるかゴミ袋の中で窒息殺《ちっそくさつ》される。[165]

雄鶏はどうなるのか。「卵用鶏」の雄ひよこは採卵業で事実上無価値とみなされる。[166]ブロイラー鶏のごとく、遺伝的に六から七週間でピークの大きさに達するようにはできていない。卵も産めないので卵用の雌鶏のようにもいかない。

したがって卵用鶏を採卵業者に売る孵化《ふか》場は、郊外住宅の「裏庭」小屋で鶏を飼う業者も含め、もみがらを小麦から分けるがごとく、雄を雌から分けることによって、欲しいものだけを農家が受け取れるようにしなければならない。産まれたてのひよこの性別を見分けるのは難しいので「雌雄鑑別《しゆうかんべつ》」の専門技術が発達している。[167]鑑別士は雄と雌をすばやく別々の容器に仕分けていくことができる。仕分けの後、鑑別士は雄を、生きて完全に意識があるまま、肉挽き機やゴミ袋、あるいはガス室に放り込む。[168*]この殺処分が採卵業における雄ひよこの運命で、こうなるのは雄鶏が経済的に価値のない副産物だからに他ならない。

　雌鶏に起こることも、その雄の子供たちに起こることも、スーパーマーケットや農家市場《いちば》で見かける卵パッケージからは一切うかがい知れない。パッケージによっては「人道的飼育」「有機」「しあわせ雌鶏」などという表示まで付けながら、[169]雄ひよこのことには一言も触れない。けれどもどこで卵を買おうと、私たちが支払うお金は卵用種の雄ひよこを引き続き残忍に殺害する事業を支える。

　また、卵の消費によって私たちは、農家にさらなる品種改変を求めることとなり、それが自己消耗的・自己破壊的な生殖機能を持つ鶏、子宮脱と重度の骨粗鬆症に陥《おちい》る鶏をなおも生み出す。これら一切は、「工場式畜産場」の卵を食べようと「家族農場」の卵を食べようと、あるいは善良でありながらおそらくは無知な友人や隣人の卵を食べようと変わらない。

　さて、これでなぜ子牛肉のボイコットが乳用種の雄子牛を屠殺から守る役に立たないかが分かった。農場の雄子牛は、人間が母牛に泌乳をうながす過程で、低価値の副産物として産まれてくる。消費者が子牛肉の購入をやめながらも乳製品は引き続き消費するというのであれば、子牛は単純に、孵化場で産まれる卵用種の雄ひよこのごとく、邪魔者として生を享《う》け、経済的損害が最小になるよう即殺される。

卵用種の雄ひよこ（孵化場で産まれる鶏の半分）、乳用種の雄子牛（酪農場で産まれる子牛の半分）は、卵消費、乳消費の避けられない犠牲者である。したがってこの犠牲は卵と乳の消費が続くかぎりなくならない。チーズやオムレツの消費は生きて息をする感覚ある動物たちに苦しみと死をもたらす点でステーキや手羽先の消費におとらず、たとえ私たちが頑張って、事実上この国のすべての動物製品を生産している「工場式畜産場」[170]由来の肉・乳・卵を完全に避けえたとしても、この事実は動かない。集約畜産は、私たちが肉身や分泌物めあてに繁殖・飼育する動物が既に味わっている苦しみを単に増大させたに過ぎない。

生殖奴隷

採卵業、酪農業に伴う殺しと苦しみとは別に、その生産のもう一側面が私には女性として耐えられない。これらの産業は雌の動物を生殖奴隷として利用する。中絶についてどういう意見を持っていようと（これは第7章で扱う）、妊娠と出産が雌性の動物に負担をかける点は事実上誰でも納得できる。

どんな宗教も、産めるだけ多くの子を産むよう人間に求めたりはしていないことを考えてみよう。カトリックの教えは、リズム法を使った避妊〔女性の月経周期をもとに、排卵日を避けて性交する避妊法〕を認める（リズム法の改良版は自己観察法と呼ばれる）[171]。ユダヤ教は夫婦が二人の子供を儲けて「産めよ殖《ふ》えよ」の戒律にしたがえば、

＊日本でも雄ひよこはビニール袋や段ボール箱に詰めて「産業廃棄物」にする。

女性は避妊してもよいとする。[172] 聖書は出産の苦痛を大変なものと評価して、これをイブがエデンの園で犯した罪による女への呪いとみる。「女に彼〔神〕のたまわく、朕《われ》、爾《なんじ》が孕《はら》みの苦を大いに増さん。苦のうちにて爾は子を儲《もう》くべし」。[173] 他の宗教も人の出産に制限を認めている。[174]

他の哺乳動物の雌にとって出産とその後の困難は人間ほど大きくないこともありうるが、それでも大変なことに変わりはない。そして鳥にとっての産卵は同じ程度に負担が大きく、[175] それもあって自然界の鳥は飼育される鶏に比べごくわずかしか卵を産まない。乳牛の近縁種にあたる野生の牛が、乳牛よりもはるかに少量の乳しかつくらないのも同じ理由で説明がつく。[176] 自身の必要に関わりなく経済的に最大の生産性を達成するような体質の動物は、遺伝子の変異と品種改変の選抜が大きな原因となって生み出された。

生殖奴隷にされた「卵用鶏」と「乳牛」は生殖に関係する苦痛をほぼ休みなく味わわねばならず、身体の健康と幸福は大きく損なわれる。卵用鶏は二歳を迎えるまでにあまりにやつれ果て、屠殺場でさえ引き取りたがらないことも珍しくない。[177] 屠殺場に至った雌鶏はスープの成分や加工肉、あるいは動物飼料にされるのが最も一般的となっている。[178] そして「廃用」乳牛は屠殺場に着いた際、数カ所に新しい骨折を起こしているのが常で、多くはほとんど歩くことさえできない。[179]

彼女たちが雌性独自の能力、人間の女性と同じ能力を持つがゆえに、私たちは卵用鶏と乳牛を生涯のかぎり休まず搾取して、生殖の生産性が衰《おとろ》え次第、屠殺、ないし廃棄する。私は自分が三年間も卵乳菜食主義者でいて、雌性に目を付けた生殖搾取と残忍行為、屠殺の産物を消費していたことを思うと、しかもそれを動物に対する懸念と思いやりの心から実践していたと思うと、いたたまれない気持ちになる。

一度に一食ずつ

飼育される動物たちを苦しめる暴力に「気付いた」人々の多くが、卵と乳の真実を知ってもなお、それらを消費し続けるのはどうしてだろう。私も菜食人になる以前は卵乳菜食主義者であったし、他の菜食人も大抵はそうだったのではないかと思う。[180]その原因として考えられるのは、動物殺しと牛肉・鶏肉・魚肉の関わりは直感的に分かりやすいのに対し、動物殺しと卵・乳の関わりはそうでないということ。結果、多くの菜食主義者は雑食者と同様、卵・乳と苦痛・屠殺との断ち切れない関係に気が付かない。

しかもその関係を知ってさえ、私たちの行動は良心の目覚めに後《おく》れを取ってしまう。行動を変えるのは善いことだと分かっていても中々すぐには変えられない。人は習慣と社会順応の生きものなので、食事や服選びの際に周りと違う行動をとり、周りに倣《なら》うのをやめるには頑張りが要《い》る。そう思うと、まずは菜食主義者になって、菜食人になるのはそのあと考えよう、となるのは解らなくない。

多くの人は段階を踏みたがるもので、菜食人になれた人にとってはそれ以前の人生の各段階が自分史の大事な一部となって、その経験を参考という形で他の人と共有することもできる。私は最初、菜食人になる「段階的」方法についてゲイリー・フランシオン【法学者で動物解放の草分け的存在】から聞いた。[181]ゲイリーがいうには、いきなり菜食人になるのは無理あるいは嫌だと思う人は、一度に一食ずつ変えていって動物製品をなくしていけばいい。一週目は朝を菜食にしてみる、次は昼を、というように。

もっとも、菜食人へ至る踏み石としてなら私も卵乳菜食主義の魅力を評価する。人によって新しい生活の始め方は違うだろうし、卵乳菜食主義は比較的「主流」なので現実的な中途段階の選択に思えるかもしれない。ただ、卵乳菜食主義のことで私が心配なのは、これがあまりに主流であるからこそ、その実践者たちの多くがそこに留まっていつまでも菜食人にならない可能性である。

卵乳菜食主義を最終目標にしてしまったら鶏と牛の苦痛・屠殺を強く後押しすることになり、多くの人にとってはむしろそのせいで動物製品の摂取量が合計で以前よりも多くなるおそれさえある。善意だが間違った考えにもとづき、「卵乳菜食主義者になった自分は動物たちを『助けている』」と思い込んだ人は、卵や乳の生産に伴う巧妙に隠された避けられない暴力について学ぶ面で、肉食者以上に聞く耳持たずとなってしまいかねない。

自分の生き方に罪悪感や自責の念を覚えないよう、多くの人は自分の行動を正当化しようとする。まだ肉を食べていた頃、私は自分の食生活が問題ないと自分に言い聞かせ、あこがれの人や親切な人、思いやりのある人もほぼみんな同じ食生活をしていることを言い訳の根拠にしていた。もし肉食が悪いことなら、この人たちは肉を食べないか、「悪い人」に分類されるかのどっちかになっちゃうじゃない、と。

理想の人や友人が悪い人だなどとはどうしても考えられず、けれどもかれらは肉を食べるというので、私は肉食が問題ないと判断していた。この思考が、稀《まれ》におとずれる良心の呵責《かしゃく》を長いあいだ封じおおせてきたのが、今になって悔やまれる。大半の人々は動物製品に付きまとう暴力に対し「目をつむっている」ので、私は自分の抱く動物への思いやりに背かず今まで通りの暮らしを送っていいんだと思い込みつつ、そう思い込みたい気持ちをいくらでも支えることができた。

けれども動物のために雑食者から卵乳菜食主義者になった人は、大半の人々がおちいる道徳の眠りから目覚めている。その人は、牛や豚、鶏、七面鳥、魚《うお》といった地球の住民たち、人間と同じような心身で世界を感じ取る動物たちの現実を知って、理解したのだろう。屠殺の流れ作業ラインに載せられた鶏や豚の多くが完全に意識のあるまま熱湯に投げ込まれ解体される事実[182]を知ったのかもしれないし、屠殺場の牛があらわにする恐怖[183]を学んだのかもしれない。しかも卵乳菜食主義者として目覚めた後、その人は自分が堅持する価値観を行動に表わそうと、生き方をも変えたのである。

真実を知り、良心に目覚めて肉食をやめると決めた菜食主義者を私は心から尊敬する。この変化を遂げて、それが動物屠殺への真剣なボイコットであると信じるかれらが、卵の消費は雄ひよこを大量に生きたまま肉挽き機にかけ窒息させる行為を促すと聞いたり、乳製品の消費は子牛肉の消費と何ら変わらず屠殺を必要とすると聞いたりすれば、もちろん、がっかりしてうなだれるだろう。それに、乳牛が自身の産んだ子をことごとく失い、結局は四歳で屠殺されるなどという悲劇を知れば、肉と乳のあいだにキッパリした違いがあると思っていた人は目の前が真っ暗になるかもしれない。

良心にしたがって食事をしてきたつもりの人が、肉と乳・卵を分ける自分の線引きにほとんど意味がないといわれたら苛《いら》立ちもしよう。こんな反応も考えられる――「私は既に変わったわ。これ以上なにをしろっていうの?!」。

この不愉快な「裏切られた感」を覚えるのは、「菜食主義者《ベジタリアン》になろう」と呼び掛ける動物擁護団体にも責任の一端があると思う。[184] しかも菜食主義者になるよう勧める団体は、卵や乳の生産に伴う暴力を充分知った上でそれをしている。[185] 動物擁護団体の激励と支援を受けて生活を変えた人は、団体の助言が無意味な区別にもとづくものだった、しかも団体は真実を知っていながら、傲慢にも一般人は「真実と向き合う」ことができまいと踏んで建て前を並べていた、と知ったら幻滅するのではないか。

こうした気分を味わうと、どうせ人はみんな自分勝手だという考えが起こってまた目をつむりたくなり、今度は、これだけ親切で思いやりある人たちが卵乳菜食主義者なのだから、これは動物への暴力に立ち向かう上での有効な筋の通ったあり方なんだ、と思い込むようになる。すると、感謝祭の日に七面鳥ではなく牛乳チーズのラザニアを料理して、暴力に対し意味のある抵抗をしているような気分になるのだが、その実、乳牛の苦痛と屠殺は私たちの意識から消え去ってしまう。

それでも、私はこの章を読んだ卵乳菜食主義者の友人たちが覚える抵抗感を理解しながらなお、思い出してほしいと言いたい――そもそも菜食主義者になったのはどんな思いからだったのか、と。それを考えてみると、かれらは自身が既に理念の上では菜食人になっていて、ただ実践がまだ不充分なだけだと気付くはずである。

では、消費者として今より思いやりある選択をしようと考えだしたばかりの人はどうするか。ゲイリー・フランシオンの提案がいいと思う――一度に一食ずつ、乳・卵を含め一切の動物製品をなくしていって菜食人になること。しかし、まず卵乳菜食主義者になることから始めようと決めた人は、どうか、それが菜食人に至るための最初の一歩であって、目標ではないのだと考えてほしい。

⑤ チーズバーガー、注文してもいいかな？

よく、非菜食の友人知人と食事をした時、相手方から肉・乳・卵のメニューを注文してもいいかと訊かれることがある。なぜそんなことを尋ねるのか分からない時もあるが、大抵この問いは形式上のものではないかと思う。「チーズバーガー、注文してもいいかな？」という確認は、「ちょっと旦那に電話してもいい？」といった質問と同種のニュアンスに聞こえる。質問者は礼儀からそう尋ねている。

なのでこちらに期待される答は承諾であって、人が異なれば価値観も異なり、菜食人が気に入るものは必ずしも非菜食の人が気にいるものではないと認めるような内容がふさわしい。また、イスラム教徒やユダヤ教徒や仏教徒にキリスト教徒が自教の教えにしたがった行動を押し付けるのは大概の社交場面で不適切とみなされるように、非菜食の人が礼儀でした質問には「うん」とうなずくのが唯一正しい対応とされる。「もちろんいいよ」と菜食人が言うのを相手は期待する。「いつも食べてるものを食べようよ」と。それぞ十人十色というもの。

友人に独断的で不寛容な印象を与えずに「チーズバーガーはやめてくれ」と言うことができるだろうか。おそらく無理だろう。しかしどうしてこの一見何でもない礼儀の一言が多くの菜食人にとってはそんなに悩ましいのか。これはよく考えてみるに値する。宗教になぞらえるのは飛躍でも何でもない。現に倫理的菜食人は宗教信徒の人たちと共通点を持つ。合法とされた行為の中にも、やはり有害で避けるべきものがあるという強い信念を抱く点である。宗教信徒に似て、菜食人にとっては食べものの消費の善し悪しがその内容いかんで分かれ、あるあり方（菜食）は最善であるが別のあり方（非菜食各種）は善くないと考える。であるから、「チーズバーガー（あるいはオムレツ、チキン・サンド）、注文してもいいかな？」と訊かれると菜食人は困ってしまう。

本音で答えるなら、多くの菜食人は「嫌」と言うだろう。何らかの倫理観を抱く人がある種の問いを前にして思うのと同じように、倫理的菜食人は、問題になっている行動（ここでは動物製品の消費）が「私はしたくないけどあなたはしていい」といった類《たぐい》のものであるとは認めず、この点、歯医者さんになったり睡眠は七時間とったりするのがある人には向いているけれど別の人には向かない、などの例とは違う。多くの菜食人にとって、動物製品の消費は単に有害でそれ以上でも以下でもない、なぜならそれは動物に苦痛と死をおよぼすから、という次第なので、「いいよ」と答えてその消費を黙認するのは避けたい。人によっては「いいよ」の返答が共犯にさえ思えてくるかもしれず、これはちょうど学問の不誠実を嫌う学生が友人のカンニングを黙認してグルになったような気に陥る感覚、とでもいえようか。

根本的な信念と価値観の共有

倫理的菜食人と宗教の信徒には共通点があるといったが、菜食人と非菜食の人の関係は異なる宗教同士の関係とは大きく異なる。一宗教の禁忌《きんき》にしたがう信徒は、その禁忌の行ないについて他宗教の信徒と共通の基盤を持たない。例えばカトリック教徒がイスラム教徒にこう言ったとしよう――「君たちも聖体拝領をすべきだ、それは神の子イエスが肉体を得て世界を罪から救済しようとしたことへの敬意の表明なのだから」。

しかし、イスラム教はイエスを預言者とは認めても、イエスを神の子とみるキリスト教の教えを採らないので、教徒は聖体拝領によってイエスの神性を讃えようとは思わない。したがってカトリック教徒がイスラム教徒に聖体拝領を求めるのは不寛容に思える行為で、それは赤の他人にカトリック独自の世界観、ひいては道徳観を無理強いすることになる。

倫理的菜食人はこれとは対照に、自分の知る非菜食の人と根本的にそう変わらない世界観を持っている。菜食人と大半の非菜食の人とは多くの信念を共有しており、そこには最も重要な点、すなわち私たちは不必要な苦痛や死を動物におよぼすべきではないという考えも含まれる。

非菜食の人であっても、動物の苦しみについて知ったら大抵はその動物に感情移入する。非菜食の人も動物を傷めつけることには反対するし、屠殺場の動物がどんな目に遭《あ》うかを考える機会があれば、不快感や、さらには強い嫌悪感すら覚えるのが普通である。例えば私はこんなことを言う非菜食の人を見たことがない――「私が動物製品を食べたり着たりするのは、動物の苦しみや死なんて道徳的にはどうでもいいし無害だと思うからよ」。非菜食の人の多くは犬や猫と暮らしながら、かれらを家族とみて、愛情と共感を寄せ、生きるに値する存在とみる。

菜食人と非菜食の人は菜食の根底にあるこうした基本的な価値観を共有するので、菜食人が非菜食の友人に菜食を試してみるよう勧めるのはおかしなことではない。菜食人の考えでは、私たち皆が社会の中で抱く価値観は、より平和的で道徳的に筋の通った暮らし方として菜食人生活の方向を指し示している。菜食人のみるところ、食品や衣服の生産・消費をとりまく制度・慣習は、人が利用する動物たちの身に何が起こっているかを覆い隠し、偽るが、それは真実を示せば菜食・非菜食に関わりなく、数多くの消費者を激怒させるからに他ならない。

倫理的菜食に目覚めるとは、なにも神がかった世界観を受け入れるとか、信念をまったく新しいものに切り換えるとか、そういうことではない。私の知る他の菜食人と同じく、私自身もおとなになってから菜食人になったが、それは価値観が変わったからではなく、私自身の日々の生活が多くの面で私の価値観に沿っていないことを理解したからだった。それに、かつては何も知らずにいた肉・乳・卵などにまつわる真実を知ったからでもある。

私は自分が動物製品の消費を通して動物への残忍行為に加担してきた事実を重く受け止めるようになった。と同時に、動物消費という社会の慣習は、動物製品の生産・消費によってその慣習に加担している各個人の集合体以上のものであることも理解し、いつも何気なく行なっていることを改めて見直さなくてはいけないという気になった。

私からみると、動物製品の消費というのは、かつて大半の人々が正当であると信じていたけれども今の人々からすれば不当だと考えられる他の慣習、例えば人間奴隷制や人種差別、性差別、嫁いびりなどと似ている。親切で道徳的で善良な人々も、つねに支配的文化のもとにある慣習に加担してきた。そうした事情があるから、私たちが偉人とみる過去の人物にも、今日からすればひどく人種差別的だったり何かで非難すべき面を持つ人間がいる。例えば史家ジェームズ・オリバー・ホートンが説くには、人間奴隷制の慣習と戦った廃止論者たちも、今日の基準でみれば大抵は人種差別主義者であったという。

奴隷制廃止論者の白人は人種の平等を信じていた、と誤解してはならない。廃止論者でありながら人種の平等を信じない白人は大勢いた。かれらは奴隷制の廃止が正しいと信じていた。奴隷制は道徳的な悪だと信じていた。奴隷制は不当で打ち壊されるべきものと信じていた。が、それは白人と黒人が平等な地位で共に生きられると信じていたことを意味しない。[186]

今日の倫理的菜食人は動物製品の消費が悪だと考えながら、それにもかかわらず善良で親切な人々がこの行為に加担していることを理解できる。動物への暴力という問題は多くの人々が悪人であるから生じるのではない。元凶は私たちをとりまく社会の伝統と慣習が、私たちの行動の意味や、多くの人が大事にしてきた既存の価値観について、よく考えることを妨げているところにある。

非菜食の人との付き合いを通じて、菜食人は自分の性格と自分の快不快、自分の強みと弱み、そして自分の置かれている状況を考えながら、適正な暮らし方をつくっていかなければならない。「チーズバーガー、頼んでもいい？」と訊かれて倫理的菜食人が困るのは、これがことによっては友人を遠ざけるか、自分の強く抱く価値観を裏切るかの二択を迫る問いのように聞こえるからである。

菜食人にとってこうした問題は色々な場面で生じ、ちょっとした難題を突き付ける。食事の席以外で、自然にこの話題が出ない時に、私は自分の方からわざわざ菜食人であることを相手に知らせようとすべきなのだろうか。食事の席に着いた際は、相手の食べるものに意見すべきなのだろうか。菜食のことを話題に出すのに良い時と悪い時があるのだろうか。それと最後に、せめて自分といる時は菜食料理だけを食べてほしいと頼めるような非菜食の人は、周りにいるだろうか。

同性愛者運動から学べること

これらの難題に対しどう答えるかは菜食人によって変わってくるだろう。良い比較対象に思えるのは、同性愛者が周りの人にどう自分の素姓を明かすかで思案する時の悩みである。同性愛者の権利運動は短い期間で大きな前進を遂げた。この比較的近年の成功例は、菜食人からしても、非菜食の人に混ざってよく出くわす類の状況をどう乗り切るのがよいかを考える上での参考になる。

まだ三〇年にもならない過去のこと、アメリカの最高裁判所は合意上の肛門性交を禁じる州刑法の発効・執行を合憲と判断し、各州に対してこの同性カップル取り締まり法の任意適用を認めた。[187] しかし、現在では最高裁がこの一九八六年の判決を否認しており[188]、九つの州とコロンビア特別区〔ワシントンDC〕が同性婚を認めるほか、同性カップルに婚姻家庭同様の扶助金を給付したり、配偶者に近い「家庭伴侶(domestic partner)」となる選択肢を与えたりする州も複数存在している。[189] もちろん同性愛差別はなくなっていないものの、こうした現在のアメリカの風土はたった三〇年前にはほとんど考えられもしなかっただろう。

同性愛者の権利運動が成功した例は、現状を変えたいと願う他の運動にも大きなヒントを与えると思われ、とくにその各々の運動参加者が共通点を持つとなればなおさらである。同性愛者の権利を求める運動と動物の権利を求める運動には重要な共通点があると思う。問題提起をする人間（同性愛者と菜食人）は、どちらも毎日世間と関わって、公的な場と私的な場を問わず、いかに「同性愛者」ないし「菜食人」として振る舞うかを考えなければならない。

ただ、先に両者の決定的な違いを分かっておく必要がある。同性愛者をはじめLGBT[*]に属する人々は大変な暴力や殺人、合法的ないじめ、社会的排除に遭《あ》ってきた。菜食と違い、自分の性的指向を明かすことは多くの人にとって、社会的に奇異とみられるだけでなく、危険すらはらんでいる。

＊同性愛者（Lesbian・Gay）、両性愛者（Bisexual）、身体と人格の性が異なる人（Transgender）の頭文字を取り、身体の性にしたがった異性愛者以外の人々を指す。しばしば「性的少数者」と解されるが、身体の性にしたがった異性愛者以外を「少数者」と決めつける態度も差別的ではないかと訳者は疑う。また、一部の性的指向者を「トランスジェンダー」などの外来語や「性同一性障害」といった病名でしか言い表わせないところに、かれらが確固たる地位を得られていない日本の状況が映し出されている。

すなわち両運動を比較してみて分かるのは、菜食人が自分の反対する暴力（人間以外の動物に対する暴力）の直接の攻撃対象とはされない点であって、ＬＧＢＴの人々が暴力的な報復を恐れずみずからの考えを主張してきたのに比べればはるかに自由だということである。倫理的菜食人と違って、同性愛者は不正に抗議しながらみずからがその不正の犠牲者となってきた。それだけに、同性愛者の権利運動が今日まで成功を収めてきたのは一層奇跡的で教えられるところがあるといっていい。

両運動の肝心な違いを知ったら、今度は肝心な共通点もみえてくる。同性愛に対する抑圧と暴力を終わらせようとする同性愛者も、人間以外の動物に対する拷問と屠殺を終わらせようとする菜食人も、ともに戦略的な決断を迫られる――どういう時に、いかにして自分の主張を唱えるか、そして反対に、どういう時に周りと合わせ、自分が現状に満足して大多数と同じような生活・恋愛・食事をしていると思わせておくか、あるいはそもそものように周りと合わせるべきか。

人種や身体の性とは違い、性的指向や菜食人生活は多くの場面で隠しておくことができる。なかには男性といって「通用」する女性[190]や、白人といって通用するアフリカ系アメリカ人[191]もいなくはないが、そうした例は稀である。対して同性愛者や菜食人は、完全に黙っていたり目立たないようにしていたりさえすれば、周りからはそれぞれ異性愛者、非菜食者と思われるだろう。ということは、同性愛者も菜食人も本来が「そうでない人」として「通用」しているのが普通で、これは本人が意識的に自分の個性を他人に伝えるまで変わらない。

いうまでもなく、同性愛者や菜食人は自分を偽《いつわ》って大多数の習慣に合わせることすらできる。宗教的理由から異性愛を支持する人々は、まさにそうした偽りの生き方を「選択」するよう同性愛者に強く呼びかける。[192]そして同性愛者が自身の性的指向に逆らう生き方もできるからこそ、同性愛の反対勢力は一方で同性愛を否定しながら、逆説的にも他方では同性愛者を異性愛者と均等に扱おうと考える。例えば反対勢力の者たちは同性愛者に、その均等性の論理にもとづいて異性愛者と同じ権利、すなわち異性と結婚する権利を与えようと論じるのであるが、その議論から察するに、かれらは異性婚が同性愛者にとっても異性愛者にとってもさして変わらない意味を持つものと理解しているようである。

同様に、一部の人々は菜食人に、自分をごまかして動物製品を消費するよう勧めてくる。思い浮かぶのは以前おとずれたレストランでのこと、そこのメニューには「何ちゃって菜食ナチョス」といって、牛乳チーズを使った、したがって菜食とはまったく違う料理があった。しかし「何ちゃって菜食」という品名は菜食人に的を絞ったもので、菜食人の価値観に背く仕方でつくられた料理を菜食人に食べるよう勧めるものだった。

この手の誘いをかけるのが菜食人の生き方を暗に軽んじる行為であることは、もしアルコール飲料に「何ちゃってイスラム・マルティーニ」とか「何ちゃってモルモン・マルガリータ」などというものがあったら、と想像してみると分かるだろう。菜食人は自分の価値観に即して生きると決めた人間である。なので、それを解らない友人知人が菜食人の選択を冗談半分に茶化そうとするのは、もし相手が菜食人でなく宗教信徒であったら無礼にあたる類の行為となる。倫理的菜食人は、菜食料理を食べ、植物性の衣服を着るなどして可能なかぎり動物由来の製品にまつわる暴力から袂《たもと》を分かとうと決心する。すると菜食人はことあるごとに非菜食の人から「どうして菜食なんかやってるの？」と尋ねられるが、一方で非菜食の人はどうして菜食にならないのか説明を求められることは実質皆無といってよい。それどころか菜食人が非菜食の人に、どうして動物製品を消費して畜産業の暴力に加担するのかと尋ねるのは無作法とさえ考えられている。このような非対称図があると知ったら、自分が菜食人であることを周りに打ち明けるのは勇気がいるかもしれない（その際に負うリスクは明らかに、同性愛者のごとく身の安全に関わるものではないにしても）。

家族に自分が同性愛者であると明かす場合と同様、菜食人になったと明かす場合も家族の不和を引き起こしかねない。家族は中々その決心を受け入れられないかもしれず、正面から反対したり、家で食べる料理に動物製品が入っていることを「忘却」して暗に反対したりするかもしれない。

他の先進国同様、アメリカでは畜産利用される動物の生きた姿をまず見ない人がほとんどなので、消費者は自分の選択の結果に目をつむることができ、動物製品の消費によって、動物を使う食品産業や衣服産業を後押しし、ひいては動物の苦しみに加担している。畜産利用される動物が見えない存在であるがゆえに、消費者は自分が何ら重要な購入選択を行なっていないと思うことすら可能である。

菜食人はこうした無関心に一石を投じる。非菜食の人は健康で幸福そうな菜食人と向かい合うと、落ち着かない気分になるかもしれない。人生で初めて、動物や動物由来の製品を消費する選択について意識し、疑問を抱くかもしれない。

この消費習慣を断ち切った人物が昔からそばにいたという人は稀なので、非菜食の人にとって菜食人との出会いはともすると戸惑いを引き起こす。おそらく、ほとんどの人は心の底で、自分たちが動物に行なっていることに罪悪感を覚える時があるのだが、私たちはそんな気持ちがよぎるとそれを無視し抑え込むよう強く刷《す》り込まれている。菜食人はただ菜食人であると公言するだけで、この抑え込まれた罪悪感を揺り起こすことになるので、非菜食の人にとってはおだやかでない存在となりうる。

かすかなものであれ露骨なものであれ、そこから来る不快感は、実のところ同性に惹かれながらそれを自分でも認められない人の気持ちにも通じるだろう。眠れる同性愛者、あるいは「潜在的」同性愛者などとも称されるこの人々は、同性愛を公言する人物に会うと脅威を感じたり苛《いら》立《だ》ったりするという。[193] 同性愛を隠さない人がいると、誰もが異性に惹かれるわけでもなく、ゆえに異性愛は絶対でもないという事実から目をそらせなくなる。一部の人については、この異性愛者の自分という人格に突き付けられた脅威が同性愛嫌悪の行動に大きく結び付く。[194]

倫理的菜食人との出会いもこれに似て、非菜食の人にとっては、何となく分かってはいながらはっきり意識していなかった事実を突き付けられる経験となりうるが、それは私たちが日々動物たちに苦しみと死をもたらしている事実、しかも別の生き方があるという事実である。

同性愛者で現に同性と交際してそれを隠しだてもしないと決めた人々は、その後も様々な判断を迫られる。同性愛者であることを誰に明かすか、明かしたらどれくらい自分の性的指向を「おおっぴら」に表現すればいいのか。たとえば同性愛者であることを隠しはしないが、そこに注目が集まるようなことは言ったり行なったりしないという選択肢もある。あるいは逆に、あえて日常会話の中で自分の恋人や伴侶について触れたり、その相方と手をつないで公《おおやけ》の場に出るという選択肢もありうる。また、LGBTの仲間に悩みを聞いてもらう、人を誘ってそうした仲間との会話や活動に参加してもらう、などのやり方も考えられる。

菜食人になると決めた人も同じように、そう決めた後でいかに菜食人として振る舞うかを考えることになる。包み隠したままでいることもできるだろう。私の知り合いのある女性は、自分では菜食料理しか食べないけれども、人と食べる時は周りと同じものを食べているように見せかけるか、お腹が減っていないと言うかのどちらかにすると語っていた。例えばバーベキューの折などは慎重にレタスやトマトやピクルスなどの添え物、それにケチャップだけをパンに挟み、実は肉入りハンバーガーを避けていることを悟られないようにする。こうして、居合わせた人が不快になったり彼女の動物への献身に注目したりする事態を避けるという。そして、よく知った人にだけ自分が菜食人であることを明かすらしい。

この「包み隠し」というやり方は多くの同性愛者も一度は試みる。勝手な判断を下されたり体を傷つけられたりするのを避け、かれらは注意深く打ち明ける相手を選ぶ。かつては同性愛を明かそうものなら露骨な差別や身体的暴力までもが降りかかると危惧されていたので、この「包み隠し」の方法は過去の同性愛者を思えば非常によく理解できる。ただ、意図しない結果として、かれらがこのように自分を包み隠してしまったことで、同性愛をめぐっては異常だとか異端だという間違った悪印象が多くの人々のあいだでいっそう強まってしまったように思われる。

大抵の倫理的菜食人は、バーベキューで添え物バーガーを食べるという先の女性のような素姓隠しはしないと思う。先述したように菜食人は同性愛者を沈黙させるような脅威にはさらされない。しかし菜食人は危険を感じず気楽に自分が菜食人であることを周囲に打ち明けられるものの、一方では自分と非菜食の人の消費選択に大した違いがないかのごとく取りつくろおうとするかもしれない。これは同性愛者が自分を「目立たせない」のと似ている。目立ちたがらない同性愛者は自分が同性愛者であることを明かしながらも、異性愛者と一緒の時は「あまり同性愛者すぎない」ように振る舞って周りに溶け込もうとする。[195] 周りの人は、自分を隠す同性愛者について「あいつは同性愛者じゃないだろう、まったくそんな風には見えないよ」というかもしれない。菜食人も同様で、周囲の人々から「菜食人と思ってもらう」かどうか、もらうにしてもどの程度それを意識してもらうかを考えることになる。

「チーズバーガー、食べてもいいかな？」の質問に戻ると、ここで同性愛者と菜食人の比較は終わってしまうようにも思える。異性愛者が同性愛者と食事をしながら「ぼくは女性と交際してもいいかな？」と尋ねても、同性愛者の方は「いや、だめだ。ぼくはみんなが同性の者だけを愛してほしいと思う」とは答えないだろう。同性愛者は普通、異性愛者が異性と交際するのに反対したりはしない。対して菜食人は世界中の人が菜食になってほしいと願っている。

ただ、性的指向を変えることは求めないにせよ、同性愛者の権利を擁護する同性愛者もまた、それとは別のところで人々に大事な変化を求めている。かれらは、人々が自分の性的指向に正直にならず、自分に嘘をつくことに反対してきた。異性愛者として生きてきた人、今もそれで生きている人の中には、自分の本当の指向を否定している人が大勢いるのではないか、というかれらの主張には説得力がある。[196]

かれらは義務感を持って、自身に対しても他の人々に対しても自分の真の指向に正直でいようとする。したがって同性愛者の権利擁護者は、平等と多元性を求めながら、異性愛が絶対で自然の性質だとする考えに異を唱えてきた。[197] とりわけその主張にゆり動かされるのは、自分の性的指向を否定しようと努めてきた人々、それに（理由はともかく）わが子その他の人々が異性愛者であってほしいと思いつつ同性愛を否定しようと努めてきた親たちである。

倫理的菜食人も、これよりはだいぶおだやかであるものの似たような挑戦を迫られる。自分にしたがって生きることで、菜食人は暗に現状や大半の人の生活を批判する者として他者と対峙することになる。表立っては何も言わないにせよ、菜食人は人々に暗に語りかける――動物や動物由来の製品を食べることは人間にとって不可避かつ必要で自然なことだという通念を受け入れるのはやめにして、あなたがたは自分の消費を見直し、考え直すべきだ、[198] と。

動物性蛋白質は不必要などころか、個人の次元でも世界の次元でも人間にとってよくないことが、続々と提出される確たる証拠で示されているにもかかわらず、非菜食の人の多くはなお、人間は動物を食べるようにできていると主張する。[199] ふたたび同性愛者の権利をめぐる闘いを引き合いに出すと、これは同性愛反対派がいうところの、人間は異性を愛するようにできていて、そうでない者は「不自然」だという主張に相通ずる。[200]

もちろん、異性愛が絶対でないと認めることと、動物製品の消費が絶対でないと認めることとでは、その意味するところがまったく違う。同性に惹かれてもいいと学んだところで、だから自分も同性の者に惹かれる、あるいは惹かれるべきだということにはならない。惹かれるのならそれでよし、その通りに生きればいい。惹かれないのならそれもよし、その通りに生きても問題ない。そして近くに同性愛者（もしくは非同性愛者）がいれば、その人を傷つけたりその人の人格を否定したりするのでなく、その人を受け入れ、支えるのが務めとなる。

対して、動物製品の消費が人の健康と幸福にとって必要でないと認めるなら、植物性の製品のみを消費することがよしとなる一方、動物製品の消費はよくないとなる。つまり、人間の利用目的に動物を繁殖・傷害・屠殺する行為が不必要と学んだら、私たちは動物産業の生産物を消費することでその搾取に加担してはならないという結論になる。したがって、倫理的菜食人が嫌がるのは、非菜食の人が動物料理を注文してもいいかと「許可」を求めてきた時だけではない。許可の確認があってもなくても、動物料理の注文をされること自体が（別の意味でではあるが）嫌なのである。

食卓の菜食人

今日の倫理的菜食人が非菜食料理を食べる人と食卓に着いた時の気分は、四〇年前の同性愛者が同性愛嫌悪を口にする（しかし他の面では自分を好《す》いてくれる）人間と同席した時のそれに似ていなくもない。どちらの場合も、基本的には思いやりのある人が他者を傷つけることを言ったり行なったりしているのであり、これはそうした言動や行動が時代精神にとらわれていることによる。そのためどちらの場面でも、時代精神に反対する菜食人や同性愛者は、同僚・友人・家族と仲良く食事をしたい気持ちが一方にありながら、また一方では社会的に認められてはいても善ではない行為をみせられて不快になる気持ちがあって、その折り合いをどう付けるか決めなくてはいけなくなる。

二つの気持ちの緊張関係を解く単一の答はない。同性愛者の中には例えば、休日に家族の会話に加わって、誰かが口にした不快な言動や冗談をしょうがないものとして受け流す人もいるだろう。できるかぎりそのような家族の集まりを避ける選択肢もありうる。あるいは家族と顔を突き合わせて、思想を吹き込むでもなしに同性愛者の解放や平等といった問題について皆に教える機会を持とうとするかもしれない。性的指向については今や多くのアメリカ人が意識するようになった。それでも同性愛者がどう「表立って」自分の立場を守るか判断すべき場面はまだまだ沢山ある。

倫理的菜食人もこれに近い難題を抱える。職場の同僚は大抵ほとんどが非菜食で、普段は豆乳やアーモンド・ミルク、ココナッツ・ミルクなどより、牛の乳液が入ったコーヒーを飲むだろう。昼食時には豆乳等々で作ったヨーグルトではなく牛乳ヨーグルトを食べ、米や豆、野菜を包んだトルティーヤ、ナッツ・バーガーではなく肉や魚の入ったサンドイッチを食べるだろう。それを見過ごせない、無視できない、仕方ないこととして放っておけないとなれば、倫理的菜食人はまともに働けなくなってしまう。また、一見無害そうな動物性食品の裏に何があるか周囲の人に知ってもらいたければ、独りで隠れて非菜食の人とは食事をしない、というわけにもいかない。それをしてしまうと、現在たまたま菜食人ではないという人から他の良い面を学び教わる機会を失ってしまう。

非菜食料理を食べる人と同席したら、倫理的菜食人はどうすべきなのだろうか。真っ向から、あなたも菜食人になるべきだ、その料理は倫理的な問題をはらんでいる、と切り出すことも考えられる。それ以外の人は（私もそうしてきたが）、自分が菜食人であることを分かってもらったなら、後は相手の方から菜食について尋ねてくるのを待つのが一番と考えるだろう。日常的な場では、目の前に菜食人がいるというだけで非菜食の人がいつもと違う食事を選んでくれることなど期待できないのが現実である。私の経験からすると、そういった希望を口に出したところで独善的と思われるのが落ちで、人の心を変えるには至らない。

けれども家族や友人の場合、職場の同僚とは違うこともありうる。四〇年前の同性愛者が休日には家の中で性的指向を「おおっぴら」にしていたように、今日の菜食人も非菜食の親戚とともに時間を過ごすかどうか決める際、食卓に動物の肉身や分泌物を一切載せないよう頼むのが妥当と考えるかもしれない。この方法を採った私の友人が感謝祭のことで父親と面白い対話をしたそうで、それは大体こんな風に進行した。

父　感謝祭に来られないって、どうしてだい、なあ。みんなお前が好きで会いたがっているんだ。

娘　行けたらとは思うんだけど、それはみんながおいしく食べられる菜食料理が出るならね。何なら私がお料理を全部作ってもいいの、お父さんたちには休んでもらって。きっとおいしいし、みんな喜んで食べてくれると思う。

父　でもお前が食べられそうなものはいつだって用意しているじゃないか。何たって添え物は菜食が沢山ある、スープもそうだし、詰め物料理とか、マッシュ・ポテトとか、スイートポテト・パイとか――。

娘　本当を言えばあのスイートポテト・パイは菜食料理じゃないわ。牛乳と卵が入っているもの。

父　ああそうか、でもそれだってベジタリアン料理だろう。無意味じゃあないはずだ、な？　それにお前のために豆腐の七面鳥もどきと添え物も用意するつもりでいるのに、どうしてお前の方はこっちに合わせようとしてくれないんだ。七面鳥はうちの伝統だろう、けどお前は、みんなが席についていつも食べるものを食べようって時に、その伝統料理をどけてくれと言う。

娘　ごめんね、お父さん、でもこれは譲れないわ。私が食べられそうなものを用意してくれるのはうれしいんだけど、気にしているのはおなかを満たすことじゃないの。殺された鳥が切り分けられて机に並んでいる、そこに座るのが嫌なの。伝統なのは分かる、でも七面鳥を食べるのは他の色んな伝統と同じで悪いことだし不快だと思うから。

父　頼むから、なあおい、もうちょっと柔軟になってくれ。

娘　こんな風に譬《たと》えたらどうかしら。お父さんがある伝統料理の席に呼ばれて、そこのメインコースが犬の肉だったとするでしょ。行ってみたら、死んで調理された犬が大皿に載せられている、だけど添え物には食べられるものが沢山並んでいる。それだったらどうする？[201]

父　そんなとんでもないところはすぐに出て行くさ！　どんな変人が犬なんか喰うんだ。犬は友達になれるし性格もある。食べものなんかじゃない、家族だ。お父さんは犬が好きなんだ！

娘　その犬への思いが私の場合、鳥とか牛とかにも行って、七面鳥もその仲間なの。そういう動物たちだって性格があるし友達にもなれる。一匹一匹を個として見つめたことはそんなにないだろうけど、犬以外の動物たちも犬と同じくらいやさしく大事にされるべきだと思う。感謝祭のテーブルに死んだ鳥が並んでいるのを見たらね、お父さんが犬肉を食べる席を想像した時みたいな、そういう嫌悪感が湧いてくるの。

父　それとこれとは違う！

娘　違わないわ。私にはね。

家族が目の前で動物製品を並べていたら、菜食人は自分の気持ちや価値観に家族が無関心なんだと思うかもしれない。非菜食である家族の集まりを避けられるか否かは色々な事情に左右され、その人の性格や家族とのこれまでの関係、また非菜食料理を食べる家族に囲まれて本人がどう感じるかによっても変わってくる。

同性愛者であれ菜食人であれ、誰にでも打ち明けるか、誰にも打ち明けないかの二択を考える人は少ない。ケンジ・ヨシノ〔ニューヨーク大学法学院の法学者〕[202]が述べたように、同性愛者は一度素性を明かしたらそれで終わり、というわけにはいかない。新しい人に会うたびに同性愛者は、何も言わず異性愛者で通してしまうか、言いはしても目立たないように振る舞うか、あえて堂々と性的指向を表に出すかの選択を迫られる。菜食人も、利害はこれよりはるかに小さいにせよ、選択をすることになる。どう振る舞うかを考える時、同性愛者の解放運動を通して強く確信できるのは、自分の存在を目に見える形で表現することが無知と恐怖に立ち向かう有効な策になるという事実である。自分を外に出して誇らしげに生きる菜食人と関わりを持つことで、肉身や皮膚、体毛、分泌物のために動物を飼う営みが動物にとっていかに言語に絶する不必要な苦痛と屠殺を伴う行為であるか知ったなら、人々はより積極的に、誤った命題を問い直す気になるだろう——肉・乳・卵は人生の快楽と満足に、本当になくてはならないものなのか、と。*

＊結局、「チーズバーガー、食べてもいいかな？」と訊かれた菜食人はどう答えればいいのか。それをその都度考えていくことが重要、というのが著者の意見であるが、突然この質問が飛んできたら考えるよりも先に何かを答えなくてはならない。「いいよ」と言うのは後ろめたく、「嫌」という答はそもそも求められていないので、菜食人は困ってしまう。訳者の案では、それをそのまま相手に伝えればよいと思う、「ごめん、それ訊かれると困っちゃうんだ！」と（もっとも、相手とはそれなりに打ち解けた仲であることが条件となるが）。

⑥ どうせ動物はもう死んでいるでしょ?

私は一歩ずつ菜食人になった。昔から犬が好きだったので、哺乳類を食べることの倫理問題については考えがおよべば容易に理解できた。のちにジェフリー・マッソン〔本書「まえがき」の執筆者〕とスーザン・マッカーシーの共著『ゾウがすすり泣くとき』を読んで、哺乳類ばかりでなく鳥類もゆたかな感情に満ちた生を送ると知って、鶏、七面鳥、鴨《かも》を食べるのもやめた。[203] ついに第二の段階に至ったのだが、それも一夜にして達成したわけではない。

一〇年ほど前、まだ菜食への道なかばだった頃に、私は家族・友人とともに外国のレストランを訪れて皆で魚料理を注文した。頼んで間もなく、板前がテーブルへやって来て手に持つものを指し示したのだが、それは動いているようだった。おののいたことに、板前が持っていたのは一尾の生きた魚《うお》で、はげしくもだえる様子から、息ができずにいるのはすぐに見てとれた。板前は殺した魚《うお》をすぐ私たちが食べられる形にすることで、料理がどれだけ新鮮かを誇らしげに示していたのだった。私は目を背け、罪悪感と動揺を覚えながらも、魚《うお》を救おうとはしなかった。

殺される動物の側からみると、この料理はそれまで私が食べてきた数多くの動物製品入りの料理と何ら変わらない。けれども私は、自分が消費してきた他の動物について特別な記憶をほとんど持たないのに、この魚《うお》のことだけはとくにはっきり覚えている。何が違うのだろう。答は私の想像するところ、良心に働きかける類《たぐい》の経験と、私たちの倫理を眠らせる経験との差異に根差しているのだと思う。

具体的で目に見える犠牲と、あいまいで目に見えない犠牲

私たちが自分の加害行為の持つ道徳的な意味を最もはっきり意識するのは、その行為によって苦しむ個々の犠牲者を直接観察できる時らしい。なぜか。理由は完全には分かっていないものの、心理学が示すところでは、これは具体的な害を認知する仕方と、あいまいな害を認知する仕方の違いに関係するという[204]。

二つの仮想的場面を想像してみると自分の直感をテストできる。まず、スミスという名の男が六人の人を誘拐し、一つの部屋に集めて閉じ込めたとしよう。そして六発弾倉の拳銃を手に取り、三発の銃弾をそれに込める。スミスは弾倉を回転させ、一人の頭に狙いをつけて引き金を引く。次は二人目の頭を狙ってもう一度。そして三人目の頭を狙って引き金を引き、という風に、これを六回行なって三人を殺したとする。

では次に、ドウという名の男が同じく六人の人を誘拐して部屋に閉じ込めたと考えていただきたい。ドウは六発弾倉ではなく、全弾装填された三発弾倉の拳銃を取り出す。そして部屋の六人から三人を選

んで一人ずつ頭を撃ち、弾を使い切って三人を殺したとする。

この二つの例では、明らかにスミスもドウも殺人を犯し、道徳的に責めを負う行為におよんだ。読者はしかし、道徳的な直感で両者を分け、全弾装填した銃を持ったドウの方が、半分しか弾の入っていない銃を持ったスミスよりも悪い行為をしたように感じるかもしれない。スミスにとっては、銃を撃つまで犠牲者が誰になるのか分からない（最後の一人まで弾が残る場合を除いて）。とすると、どの時点であれ（最後の一人まで銃弾が残る時以外）、スミスは前もって自分が誰を殺すかが分からない。引き金を引かれる側からすれば、殺される確率はおよそ二分の一ということになる。

ドウはこれと対照に、毎度、具体的に特定できる個人めがけて発砲する。その意味でドウの加害行為は具体的で、それゆえスミスの行為よりもさらに悪辣《あくらつ》な印象を受ける。つまり、二人とも意図的に三人の人を殺したにもかかわらず、ドウはスミスと違ってその度に具体的な標的を定めて行動するので、何か一層悪いことをしたようにみえるのである。

はっきりした特定の個人を害するという具体性があるのに加え、自分の行為が引き起こす苦痛をじかに認知できるとなれば、それに対する私たちの道徳的責任感は大抵さらに高まる。[205] 逆に言えば、都市に爆弾を落として住民を殺す方が、その都市の住民を一人ずつ尋ね回って刺し殺していくよりもやりやすい。この二つではどちらも犠牲者が具体的で特定できる人々でありながらやはり違いがある。

刺し殺そうとする相手に接近することで、殺人者には自分の行為の道徳的な重みがずっしりとのしかかる。多くの人々が第二次大戦中の連合軍によるドレスデンへの空爆や広島・長崎への原爆投下を責める気にならないのも、一つはそのせいと考えられる。[206] もしも連合軍がドイツと日本の民間人を老若男女の別もなく誘拐して一人ずつ焼き殺したのだとすれば、それがヒトラーや東条英機に対する戦争を早く終わらせることにつながったとしても（すなわち、徹底した功利主義の損得計算のもとでは正当化され得たとしても）非難と怒号が湧き上がる可能性は高まったに違いない。行為の犠牲者が具体的で目に見えれば、私たちは自分のすることが道徳的な大問題をはらむという事実を、よりしっかりと受け止めるようになる。

そうした問題は私たちの動物の扱いからも生じる。息苦しがる魚《うお》を見た私の思い出について振り返ると、その暴れ回り苦しむ一個の生きものの姿が、私の食事選びの持つ道徳的な意味を具体的で目に見える形にしたといえる。その時には、私の注文によって苦悶の死を迎える具体的な一個の魚《うお》がいて、私はかれの苦しみを目の前で見ることができた。自分の行動は犠牲を出さず、現実の苦痛を引き起こしたりはしない、という幻想にふけるのは容易ではなかった。

それまでに何度も動物の苦しみと死の産物を消費してきたというのに、私がこの出来事から受けた印象は違った。私たちは行動を起こす際にどこの誰が害を受けるか分かっている時、また、目の前で被害が生じている（あるいは私の見た魚《うお》のように、いま被害が生じようとしている）時に、最も自分の引き起こした害に意識的になるものらしい。

この、具体的な害とあいまいな害、見える害と隠された害の違いを念頭に置けば、動物製品を消費する際に大半の人が後ろめたさや申し訳なさを感じないで済むのも説明がつく。私たちが肉・乳・卵・

魚《さかな》の形で食べる特定の動物たちの苦しみと死は、どこか別のところで、私たちが食事をする以前に生じる。消費を通し、動物製品のさらなる生産を駆り立てることで私たちがおよぼす危害は、私たちには特定できない動物たちに降りかかる。つまり私たちの犠牲者は私たちにとってあいまいなままでいる。

しかも私たちは普通、自分の選択が引き起こす動物たちの苦痛と屠殺を一部たりとて目にしない。その光景は目に入らず、音は耳に届かず、作業は巧みに視界から隠され防音を施された屠殺場——しばしば「食肉処理センター」という隠語で称される施設——で進められる。[207] しかも屠殺手法の開発者は、喉《のど》切り前に行なう鶏のガス殺を「鎮静」と呼んでいて、その理由については、ある高級鶏肉の生産者の家族がこう語っている——「大抵、人はどんな風に動物が殺されたかなんて知りたがらないものです」。[208]

人間社会というものは昔からつねに一定程度の暴力を内包しているものの、私たちは極度な暴力行為については可能なかぎり外部の少数者に委ねる傾向を強め、具体的で目に見える対象にみずから暴力を振るえば抱くであろう罪悪感とトラウマを回避してきた。[209] 軍事の暴力は兵士に委ね、死刑は執行人に委ねて、畜産利用される動物への暴力は屠殺業者に委ねる。私たちに代わって「汚い仕事」をする人々は代償を支払わねばならず、不釣り合いに大きなトラウマを負うことになる。[210] そして私たちは大抵、かれらの苦しみにも、かれらが他の者に加える苦しみにも責任を負おうとしない。かれらは私たちの要請で、私たちの代わりにその仕事をするにもかかわらず、私たち自身は自分に非がないと思い、直接的な暴力行使からも、それに伴う罪の意識からも逃れようとする。[211]

なぜこのような機構が育ったのだろう。ある媒介を通して間接的に暴力を振るい、暴力を依頼する時点でその現場が遠く、犠牲者があいまいもしくは不特定でさえあれば、私たちはほとんど何も感じない。なぜ人間にとってそれが好都合なのだろう。私が思うにその答は、人間の良心が発達しはじめた頃の時代に関係しそうである。その頃にはまだ社会集団の規模が比較的小さかったので、人々は遠距離から、対象もあいまいなままに数多くの暴力を振るえる状態にはなかった。みずからの手で直接的に不必要な暴力を振るうことに良心の歯止めがかかりさえすれば、各人が互いにひどい苦痛と死をもたらす可能性はごく限られていたのではないか。

人が増え、技術が進み、世界が相互につながると、私たちの暴力の可能性は比較的短期に何層倍にも膨れ上がった。これは人間への暴力のみならず動物への暴力にも同等に当てはまる。生存に関わらなければ自分の手でただ一匹のおとなしい動物を殺すことにさえ怖気《おじけ》づく人々の多くが、動物性食品や衣服といった製品を消費する形でなら何千という動物の殺害を喜んで後押しする。現代の動物飼育技術は人間の良心を麻痺させることを可能にしている。

進化生物学は人間があれやこれやの事象を前になぜ特定のことを考えたり感じたりするのかを説明できる学問だが、これ自体は倫理学ではない。したがって、具体的で目に見える害の方が抽象的で遠く離れた害よりも悪く思えるからといって、それは両者の罪の重さが実際に違うことを意味するわけではない。倫理の問題に答えるには、道徳的な直感を振り返るだけでは足りず、その直感を問いただすことも必要となる。ここでは、動物製品の消費者と生産者のあいだで正当な倫理の線引きというものが本当にできるのかどうかを確かめてみよう。

需要・供給の法則

直感的に、消費者の選択がそれに先立つ他者（生産者）の行動のせいで不道徳となることはない、と思いたくなるのはよく分かる。例えば（とても変な）狩人が鴨《かも》を撃ち殺して料理して、皿に載せた肉をそのまま森の中の開けたところに置いていったとする。数分後、ハイカーがやって来てまだ温かい鴨肉を見つけ、食べようとする。この場合、鴨を食べようと決めたハイカーの判断が、それに先立って狩人に鴨を殺させたわけではない。ハイカーが現われて鴨の死体を食べるか否かを考えだした時には、すでに鴨は死んでいる。

ハイカーが皿の死体をどうしようと、鴨は死んだままであるし、鴨の死は狩人の行動によったものでハイカーのせいではない。時間と因果関係は元には戻らず、私たちが何を選んで食べようと、すでに死んだ者を救うことはできない。むしろここでは、狩人の行為がどれほど善いことであろうと悪いことであろうと、わざわざ食べられる形にした死体を食べずにおく方がもったいなく思えるかもしれない。

多くの人はしかし、このハイカーの置かれた状況が普通ではないことを認めるだろう。この空想は現実からかけ離れていて、人々が何を食べるか決める時の実際の判断とはほとんど関係がない。ハイカーが死体を食べると決めたことが本当に別の人間（狩人）の動物殺しに何ら影響を与えていないのだとすれば、たしかにハイカーの行動はいかなる形においても動物の不必要な苦しみや死に関与していないといっていいだろう。ところが現実を振り返ると、畜産業者が動物たちを繁殖・「育成」・屠殺するのは、店に来てその産物を消費する人間がいるだろうことを、経験則からして確信できるからである。行動学の用語を使えば、消費は生産を「強化」する、つまり生産に報酬を与えるので、強化された行動の生起頻度を高めることにつながる。[212]

つまり、屠殺業者は好き勝手に動物を殺すのでも、楽しくて殺すのでもない。かれらは消費者が求めるものを生産する。本質をいえば、製品の購入・消費は私たち消費者が自分の思いを生産者に伝える手段であって、その思いとはこれである――「つくり続けてください、私が買い続けますから」。製品が消費者のあいだで人気を博せば、生産者はそれをさらにつくる。需要が供給を駆り立てるとは、こうしたことをいう。

七面鳥を出荷へ向け繁殖・屠殺する七面鳥農家は、自身や他の農家の経験をもとに行動している。かつて自分たちが七面鳥を屠殺した時、消費者はその死んだ七面鳥をいい値段で買ってくれた。それに気づいた農家はそこから、消費者は殺された七面鳥を消費したがっている、かれらはそれにまたお金を払ってくれるだろう、と考える。したがって一羽の七面鳥を消費することは、それだけで完結する食事行為ではなく、教唆《きょうさ》〔そそのかし〕を伴う行為でもあって、自分が消費したその商品をもっと生産してほしいという願望、金銭と引き換えに欲求を満足させてほしいという願望を、農家に伝える。

こう理解してみると、私たちは動物製品を消費することで、生産者にもっと多くの動物を殖《ふ》やし、傷つけ、殺すよう頼んでいる。いま消費される動物はすでに死んでいるとしても、これから食品にされるため生を与えられ利用される動物たちは違う。死んだ動物（もしくは動物の傷害・殺害をどうしても伴う商品、すなわち乳や卵など）をいま消費することで、私たちは将来さらに多くの動物を殺すよう求めている。長い期間にわたって毎日、しかも一日に何度も動物製品を消費することで、私たちは屠殺の継続を絶えず安定的に支援・促進する。

菜食人になると決めた人が畜産業の支援から手を引けば、畜産農家その他、直接的に動物を搾取する業者がその仕事に対して受ける強化は減る。すべての消費者が菜食人になると決めれば、生産者はもはや動物製品をつくる気にはならない。需要を減らせば当然にして供給が減る。経済の基本中の基本である。[213]

別の状況では、私たちは直感的に、人がある種の商品を求めれば同種の商品の生産に道徳的に関与することを理解しているように思われる。この直感は法律にも反映されており、動物虐待ビデオや児童ポルノを取り締まる規制をみればそれが分かる。

事例研究１：動物虐待ビデオ

一九九九年、合衆国議会は違法動物虐待の描写を含む映像媒体の所有・創作・配布を一定条件のもと禁じる法案を通した。[214] すこし単純化して言えば、これは連邦法が動物虐待ビデオの所有を犯罪指定したことを意味する。一方、最高裁判所はある事件判決において、同法の記述があいまいで自由言論の権利を認める憲法修正第一条に違背するとの理由からこれを無効とした。[215] しかしながらこの法案は大事なことを物語っている。それは、人々がカメラの前で直接に動物を虐待する者（生産者）だけでなく、その虐待ビデオを入手する者（消費者）にも正当な怒りを覚えるという事実である。後で述べるように、この虐待描写防止法の原理を一貫して用いるなら、動物製品需要のために利用される動物たちの苦痛と死に、消費者がいかなる責任をもつかについても一つの答が見えてくる。

議会が一九九九年の法案を通過させたのは、議員たちの目を引くとんでもないもの、「クラッシュ・ビデオ」〔「踏みつぶしビデオ」の意〕がきっかけだった。クラッシュ・ビデオではある女性が動物を足で踏みつぶしながら痛めつけ、ゆっくりと殺していく。ビデオにはマウスやラット、モルモット、ハムスター、りす、鶏、猫、犬、猿が映り、みな床に貼り付けられ、もしくは縛り付けられて、虐待を受けながら逃げられない状態にあった。ビデオを見た者によれば、女性はＳＭの女王のような口調で動物に話しかけ、動物は苦痛のなか泣き叫びながら、ついには「血みどろの毛の塊《かたまり》」になって死ぬという[216]。クラッシュ・ビデオは確実に、動物の虐待と殺害に性的興奮を覚えるフェチシストの興味を引く。

先の事件で最高裁に現われた被告ロバート・スティーブンスは、法制定のきっかけになったクラッシュ・ビデオの流通・販売には関与していない。彼が販売していたのは犬が他の犬と血まみれになって闘ったり別の動物を荒々しく攻め立てたりするビデオだった。これらの虐待は甚だしい苦痛と不要で残忍な死を伴うもので、五〇州すべてにおいて違法とされている。スティーブンスは故意に動物虐待ビデオを販売したことで連邦法違反を犯し有罪となった[217]。

スティーブンスの弁護団は、虐待行為そのものを禁じるだけで法制度は動物虐待に充分に対応できたはずだと論じ、それはクラッシュ・ビデオでも犬の決闘でも変わらないとした。有罪なのは虐待をした本人らであって、虐待記録のビデオを創作・配布・購入した者ではない、ゆえにビデオを作成・販売・購入・視聴した者を追及するのは不必要かつ不適切な措置である、との趣旨だった。

この議論は一見しっくりくるかもしれない。というのも、同じ論法は人々が動物製品の消費を正当化する際にも折に触れ用いるからである。自分で動物を屠殺するとなると道徳的な拒絶感を覚えそうな人々は、それでも動物製品を消費しながら、動物の苦痛と死に責任があるのは動物を切り刻み追い詰め殺してしまう人間たちだと思いたがるかもしれない。消費者は虐待ビデオの視聴者と同じく、残忍行為が行なわれた後に当事者となる。

一方、虐待描写防止法を擁護する政府側の答弁は、需要と供給をめぐる先の議論を想い起こさせる――「営利目的で作成された動物虐待ビデオを所有することはそうした行為に経済的動機を与える」[218]。つまり、踏みつぶしであれ流血スポーツであれ、ビデオ作成者がカメラの前で動物に恐ろしい苦痛と死を味わわせようと時間と労力と資金を割くのは、何よりも他の人々がその撮影された苦悶の産物にお金を割く意志を見せるからに他ならない。ビデオ（虐待の産物）への経済的な需要が、そもそもの虐待に大きな動機を与える。第一審において判事はこの議論を受け入れた。

需要が商業的営為を駆り立てるとすると、動物虐待ビデオの購入者は虐待の共犯者・参加者であって、かれらは消費者の欲望充足を第一とする虐待者の行為に責任を負うことになる。虐待ビデオを見て喜ぶ人間が、その欲望を満たすためにお金を払う意志があるなら、市場経済の法則にしたがって誰かが現われ、視聴者の望むものを提供する。これは動物製品の消費者にも当てはまる。

読者はこう思うかもしれない――最高裁は虐待描写防止法を違憲としたのではなかったか、ということは、たとえ消費行為が他者の悪事の需要をつくりだしたとしても、当の消費者にその悪事の責任を負わせるのは不適切ではないのか、と。これは一言でいうと、違う。「合衆国対スティーブンス」の多数意見〔判決とされた意見〕は、原則として市場の需要に罪がないとは述べていない。事件判決はあくまで自由言論の法理に着目したもので、それによれば、憲法で（過剰気味に）保護されている自由言論の訴追を許す法律は無効であり、これはたとえ被告の行為自体が憲法修正第一条の保護枠から外れ、合法的に罰せられるものであっても同様とされる。事実、多数意見はクラッシュ・ビデオの所有にとくに的を絞った法律については合憲的と判断できる余地を残した。

スティーブンスの裁判は消費者に責任を課す考えをはっきりと認めており、それは法廷の場でとある裁判の判決文が再確認されたことからも分かる。すなわち、州は罪なき者の虐待から生まれるある産物の消費者を裁いてよい——児童ポルノである。

事例研究２：児童ポルノ

児童ポルノの所有を禁じる法は、虐待から生まれた産物の消費者を虐待そのものの共犯者とみる。しかし児童ポルノの消費者がもし道徳的責任について一考することがあれば、大抵は自分がポルノに現われる子供の虐待に関し、罪を負っているとは思わないのではないか。一部の法学者もその考えに同意を示し、児童ポルノの消費者各人に当の性的暴行の責任を負わせるのは行き過ぎではないかと指摘する。[219]児童性愛者もこの法学者らも、加害行為の後にその産物を消費するだけの者は加害の責任を負わないという通俗的な直感を持つ点で共通するらしい。もっとも、私たちも自分がかれらより道徳的に優秀だと思ってはならないのであって、なんとなればこれこそまさに、動物の飼育・屠殺に付きまとう工程に吐き気や不快感を覚える人々が、それにもかかわらず動物製品を喜んで消費する態度そのものだからである。私たちは自分ではない別の誰か、具体的には屠殺場の職員や酪農家こそが、恐怖と阿鼻叫喚《あびきょうかん》を引き起こす張本人、長幼《ちょうよう》の動物たちの喉《のど》を切り、かれらの命を終わらせる張本人だと思いたがる。レストランで鶏肉料理を注文する行為と、恐怖する生後七週の雄鶏が足首を吊り下げられ喉を切られる現実、この両者の関わりを消費者が肌で感じることはない。

ところが児童ポルノの話になると、消費者がその消費する製品の裏にある違法行為に関し責任を免れるのは正当と認められない。[220] 所有という形で表われる市場の需要が違法行為そのものを後押しするとの理由から、私たちは児童ポルノの所有を罰する。市場がなくなれば、撮影目的で児童への性的暴行を行なう者はこの非難されるべき行為をやめる（少なくとも大幅に減らす）だろう。

児童ポルノ見たさにダウンロード等の手段でこれを入手する者は、それによってポルノ作成の行為を促す。そこで私たちはその所有を犯罪行為に指定し、需要をつくりだして供給を駆り立てる人間を抑え、罰しようとする。

なるほど児童ポルノの所有が違法なのに対し、動物屠殺の産物（肉・乳・卵など）の消費は合法であって、両者のあいだには大きな違いがあるように思える。けれども、畜産利用される動物の屠殺も合法でありながら、毎日のように動物製品を消費する人々の多くは自分で屠殺を行なうことには道徳的な拒否感を覚えるだろう。かたや違法の児童ポルノを消費する児童性愛者の中にも、自分で子供を暴行するとなると道徳的な歯止めがかかる人はいるに違いない。しかしいずれにせよ、動物虐待ビデオや児童ポルノの所有を禁じる現行の刑法の論理を認めるなら、消費者は自分が求める暴力行為に道徳的な責任を負う。

加害の責任を担う

クラッシュ・ビデオや児童ポルノの件では需要と供給の結び付きを理解できるというのに、なぜ動物製品の話では同じ原理が目に入りにくいのか。なぜ私たちは動物虐待ビデオや児童ポルノの購入者を咎《とが》めるように、自分の食べるもの着るものについて批判的に振り返ることができないのだろう。一つ考えられる点として、大半の人はクラッシュ・ビデオや犬の決闘、撮影用の児童暴行を異常な行為とみている。なので私たちはそれを見たがる視聴者の嗜好《しこう》が招く害について、一歩退いたところから評価できる。クラッシュ・ビデオや児童ポルノの消費者を責任負担から逃れさせたいと思う人はほとんどいない。だからその責任については明確に論理的に考えることができる。

それに対し、私たちは動物製品の消費を正常とみたがる。ほとんどの人は動物製品を日に数回消費しており、文化は徹底してこの行為を正常と位置づける。ここでは菜食人という、肉・乳・卵を食べない人間の方が異常となる。つまり、大半の人にとって何の関係もないクラッシュ・ビデオや児童ポルノのような産業については需要と供給の関係がみえても、こと動物製品が話題となると私たちはその需給関係に目をつむりたくなる。人は自分の行為を正当化したがるもので、日々の行動と心の底にある価値観との衝突を感じ取ると、社会心理学者がいうところの「認知的不協和」を引き起こす。

クラッシュ・ビデオや児童ポルノの視聴に責任を課しながら、かたや自分たちの動物製品消費を免罪したがる人々の気持ちは、私たち自身が当事者であるかどうかの違いということで説明がつくだろうか。部分的にはそういえる。他人の行為を判断する方が自分の行為を判断するより容易なのは間違いない。けれども私は、別の要因もあると思う。

クラッシュ・ビデオの消費者の方が肉や乳の消費者よりも動物虐待の責任が重い、と考える人が多いのは、犠牲者との近接性が両者で異なるせいもあるだろう。どちらの消費者も、将来、ある者に害と死をおよぼすという点では似たり寄ったりで、犠牲となる動物たちは表立った消費者の需要を満たすために苦しめられ殺される。しかしこの二種類の消費者はある重要な点が異なる――クラッシュ・ビデオを購入する者はビデオ自体を通して自分の求める加害行為を見る。そこでは動物虐待は隠されておらず、消費者にはっきり見える形をとる。一方、乳や肉などの動物製品に伴う加害と屠殺は、それとは対照的にうまく隠されている。鶏肉サンドを食べる者は、屠殺の工程を経る生きた鶏の血も姿も臭いも音も決して耳目《じもく》にいれず、想像すらしないで済む。[221] 現に肉の一切れを見ても、その元の姿である生きた動物のおもかげすら思い浮かべるのは難しい。

近接性が欠けていれば、動物製品の消費が招く危害についての感じ方も変わってくる。では消費者はそれゆえに道徳的責任を免れるのだろうか。この問いに答えるため、ここである人物を刺殺・銃殺・爆殺した時の感じ方の違いを考えてみよう。大半の人にとって、罪なき犠牲者をナイフで刺殺するのは、同じ人物を銃殺したり、遠くから爆弾を投下して殺害したり、暗殺者に殺しを代行してもらったりするよりも、はるかに難しいことは分かる。[222] 暴力に近ければ近いだけ、それを見るのもそれに加わるのも心理的につらくなるのが普通である。[223] それが人間の性質であればこそ、軍隊を戦場へ送るにあたってはまずかれらを無感覚化する必要が生じる。[224] 無感覚化、すなわち自分たちの外に属す者たちへの共感を麻痺させる体系的操作は、「敵」を殺せる人間を育てるのに欠かせないとされる。[225]

目の前で暴力を行使する時と距離を置いてそれを行使する時とでは感じ方が違うので、戦場へ兵士を送る将校よりも兵士自身の方が帰還後に心的外傷後ストレス障害に陥りやすいのは納得がいく。[226] 先に述べたように、私たちは自分自身の感覚で暴力を体感ないし観察できる時に最も不快感を高める。けれども事の本質を考えると、近接性それ自体には明瞭な道徳的意味がないように思える。人類は過去の大部分において小さな社会の中で暮らしてきた。[227] すでに触れたごとく、進化史の中でみると人類が遠くの者を殺害できるようになったのはほんのつい最近のことに過ぎない。社会と技術の発達によって人が遠距離から大規模な暴力を行使できるようになり、時には自分のおよぼす危害の現実をまったく五感で感じずにいられるようになった今日において、私たちのとっさに感じる道徳的衝動がこの変化に付いて来られないのは無理もない。それに合わせて良心を発達させる時間が単に足りなかったのだろう。

道徳的衝動が育った時の状況と、人が暮らす今の世界の状況とにずれがあることを踏まえれば、私たちが虐待ビデオの消費者に道徳的責任を課す気になれるのは道理で、要は消費する者が当の虐待を目にできるからである。対して動物製品、とくに卵や乳はまったく悪気がなく無害にみえ、容器にはしばしば家族に囲まれた幸せな動物の姿まで描かれているので、その消費が鶏、乳牛、豚などの身体損傷*と屠殺を促すなどという考えから逃れるのはたやすい。

遠いところから他者に危害を加えても罪の意識は感じにくいが、ならばその暴力は道徳的に無害であるといってよいのだろうか。それはない。現に私たちは刑法の中で距離と道徳は関係ないことを認めている。銃殺が刺殺より善いということはなく、遠距離爆撃が近距離射撃よりマシということもない。加害者と被害者の距離が近かろうと遠かろうと殺人は殺人として扱われ、暗殺者を雇った人間は暗殺者本人と同じ重さの罪を負う。[228]

苦しみが目に見えないところで発生するかぎり人は簡単に他者を傷つけられるというのは深刻な懸念材料であり、これを確たる論拠に、距離が道徳的責任を和らげるなどと語ることはできない。個人的に立ち会わない蛮行を評価できない性分が組み込まれているせいで、人は遠距離から暴虐を行使しつつ、何も感じず、まるで道徳の麻酔剤を大量に盛《も》ったような状態でいられる。したがって私たちは私たちの犠牲者に何が起こっているか見えない時にこそ、とくに自分の倫理的充足感を疑ってかかった方がいい。

動物製品をただ眺めていても、人が動物の肉身・乳液・卵・皮膚・体毛を食品や衣服などの消費財に変えるため何を行なっているかは決して見えてこないだろう。しかも私たちは幼い子供と同じで、目をつむれば現実が消え去るという誤った思い込みを抱く。このような錯誤に陥る人間の傾向について、随

＊大半の畜産場では喧嘩防止・衛生措置・安全施策などの理由から、鶏はくちばしを焼き切られ、牛は角と尾を切り落とされ、豚は尾と歯を断たれる。また、豚は「個体」識別を目的として耳に切り込みを刻まれる。豚や牛の雄は気性を和らげ肉付きをよくする目的から去勢を施される。いずれの作業においても麻酔は施されない（日本でも同様）。

筆家で詩人のラルフ・ウォルドー・エマソンはこう述べている。「あなたが食事をすれば、どれほど屠殺場が大層な距離を置いて巧みに隠蔽されていたとしても、そこには共犯関係が存在する」[229]。

ここで、私が外国のレストランにて魚を注文した時の話に戻ろう。その日まで私は自分が食べる魚のことを、食の満足のために窒息と苛虐《かぎゃく》に苦しめられる一動物として見ることを避けてきた。けれども板前につかまれて暴れる魚《うお》は私を変えた。自分の行動と魚《うお》の苦しみとのつながりは、もはやあいまいなものでも目に見えないものでもなくなった。

私ははっきりと魚《うお》の苦しみを目にした。自分の行動のために犠牲者は目の前で死んでいき、私が加えた危害は具体的で目に見える形をとったので、それを無視することは難しくなった。もっとも、人々は社会的に容認された魚《うお》への暴力（趣味の釣り）を生活の中で繰り返し見せられるので、その暴力が具体的かつ目に見える形をとっても、感情的な反応が鈍磨していることはありうるのだが[230*]。

私はその日どころか次の日になっても魚食をやめなかったことを後悔している。その時は、魚食をやめたら「失った感」を感じるだろうし食べられるものも少なくなる、という思いがあって、かの経験を頭から取り去っていた。けれども一年以内には魚食を断つことができ、今では、あの外国で出会った憐れな動物が私を目覚めさせてくれたのだと感じている。

あの日以前に私が食べた魚《うお》の大半は視界の外で殺された者たちであり、私はかれらの苦しみを一部たりとて見てはいない[231]。そして私が消費した魚《うお》の大半は、消費者としての私の需要に直接応える形で殺されたわけでもない。それでもあの日をきっかけに、私はこの動物たちの殺害に加担している点で、漁網やナイフ、棍棒《こんぼう》を持った人々と自分が何ら変わらないことを理解しだした。数カ月後、ついにその加担から手を引こうと決めたところ、「せめて魚くらい」食べられなくては喪失感を味わうに違いないと思っていたのが、ただの杞憂《きゆう》であると分かった。

消費者として、私たちは自分が求める動物たちの屠殺と苦痛に責任を負っている。何をしたって無駄だと思うのは簡単だけれど、その無力感は時として、変えられるものさえも変えないでいる言い訳にもなりかねない。本当のところは、私たちの行動は業界にも友人にも家族にも見られている。消費行動を見直して別の選択をすれば、私たちは動物の搾取と屠殺から後援の手を引ける。そして他の人々が見ているからこそ、私たちの選択は周囲に影響を与え、真に不必要な動物への暴力に加担するまいと決めた人々の輪を広げ、強めることができる。

子供たちを性暴力から守ろうと児童ポルノの消費者に責任を課すように、動物たちを人間の残忍行為から守るには、この認識が必要だろう――私たちが鶏や七面鳥、チーズサンドを食べれば、それはみずから農場や屠殺場で振るわれる暴力の加担者となることを意味し、現場がどれほど遠かろうとその点は動かないのである。

＊動物園、競馬、ペット販売、サーカスの動物芸なども同様。人々は幼少の頃からこうした監禁や動物使役を見せられているので、これを暴力として捉える感覚が鈍っている。たとえば動物園の動物は「幸せ」だと思われており、鉄格子とコンクリートだけの狭い飼育環境が残忍ではないのかといった疑問は多くの人には湧きにくい。ペット販売の本質が人身売買と同じである点も気付かれていない。

⑦ 中絶にも反対とか？

私が倫理的菜食人で、動物には人間の暴力と無縁な生を送る権利がある、と考えていることを知った人は、時折、中絶についてどう思うかと尋ねてくる。この質問は自然で理にかなっている。何といっても、中絶は胎児に暴力と死をもたらすのだから、人間以外の動物に暴力を振るうのがよくないというのなら、私は生まれる前の人間に暴力を振るうのにも反対ということになるのではないか、と。

中絶は実際、私にとっても非常に難しく悩ましい問題である。女性の中絶権を長らく擁護してきたものの、反対の意見に動かされないわけでもない。私は動物製品の消費が正当化できないとの理由から読者に菜食人となることを勧めているので、ここで中絶に対する見方を示し、それが倫理的菜食とどのように両立するのかを説明しなければならないと感じる。この思索を通し、動物製品の消費と中絶の遂行との異同をいくらかでも明らかにしたい。そこから、罪のない者――人間と人間以外と――への不必要な暴力に反対する私の立場を共有してくれる読者は、中絶賛成派であれ反対派であれ、この（もう一つの）議論を呼ぶ話題に関し、どこで、なぜ私たちの意見がずれてくるのかを確認できることと思う。

中絶と動物消費の共通点

中絶についての問いを受けてまず確認しておきたいのは、人間以外の動物を消費する行為と中絶をする行為はいくつかの重要な特徴を同じくする点である。何より第一に、どちらの行為も罪なき者の命を終わらせる。さらに動物製品の消費も中絶も、何ら暴力や死を伴わない活動と酷似している。動物製品の消費は主観の上では植物食を消費するのとそう変わらない。だから消費者は鶏肉料理を食べたり牛乳を飲んだりすることが動物の身に壮絶な苦痛をおよぼし屠殺の行為に至るという事実を簡単に見過ごしてしまう。

中絶もまた、感覚としては女性が受ける他の婦人科医療手術、たとえばポリープや子宮筋腫、悪性腫瘍の除去とあまり違わない。中絶をする女性は主観的にはこれを倫理とは何ら関係しない単なる侵《しん》襲的《しゅうてき》医療処置〔注射や切開などにより生体を傷つける手術〕として経験することができる。

この共通の特徴により、私たちはどちらの行為に際してもその道徳的な意味について考えずに済む。この「目に見えない」という要素の重要性については前章で述べた。もう一度まとめると、動物の苦しみを自分の目で確認できる時には加害行為をためらう人間も、目に入らない動物への危害や屠殺には食品や衣服の消費を通じて加担できる。妊娠女性の場合も同様に、中絶をしてもその選択が殺す胎児には会わず、死を目の当たりにはせずに済む。

目に見えないがゆえにどちらの選択行為も目に見える場合より気楽に実践でき、逆にそれがあるから人間以外の動物の擁護者も人間胎児の擁護者も、時に動画や写真を用いて、見る者の良心を呼び覚まそうとする。一部の動物の権利活動家は動物製品に隠された残酷な現実を暴露しようと、畜産場の動物たちが味わう日常の暴力と身体損傷、そして屠殺場の戦慄すべき醜怪《しゅうかい》な（しかもやはり日常的な）死の光景を生々しい映像で公開する。[232] 中絶反対の活動家も同じで、中絶を考える人々にこの処置が実際どんなものであるかを示そうと気が滅《め》入《い》る映像を公開する。[233]

のみならず、いくつかの州では中絶反対派の運動が功を奏し、医療提供者は処置に先立って妊娠女性各人に超音波画像で胎児の姿を見せることが義務付けられた。[234] 中絶賛成派の学者の中には、こうした法律は見たくない胎児の映像を生きたわが子の姿として見せ、中絶を決めた女性に心的苦痛をおよぼすと批判する立場もある。[235] それはその通りなのだろうが、自分の行為の結果から目を背ける法的権利を人々に与えるべきとする理由は定かではない。超音波画像の義務化に肯定的な立場からすると、これは単に中絶を選ぶ患者に自分が何を（誰を）壊すのかを教えるだけの措置ということになる。[236]

さて、動物消費と中絶にまつわる次の共通点を考えると、大半の人間はそれらに伴う「汚い仕事」を別の誰かに任せるという構図が見えてくる。動物製品の消費者は普通、自分の手で牛や豚、鶏、魚《うお》を殺しはしない。自分自身で乳牛の親子を引き離したり、生後間もない卵用鶏の雄ひよこを意識あるまま肉挽き機に放ったりもしない。この業界で働く者は動物製品の消費者が要求する行為から目をそらす特権を持たない一方、消費者の大半はその特権に浴している。

同じく、中絶を決めた女性も自分では中絶を行なわず、これを医療提供者の手に委ねる。もちろん委任する理由は明らかに違う。動物製品の消費者は屠殺が嫌で危険で不快な作業だから他人に任せるのに[237]対し、中絶をする女性は自分にその技術がないから任せるという面がある。しかしどちらにおいても、委任者は自分の依頼する暴力から物理的にも精神的にも距離を置くことになる。そしてどちらの擁護者も、行為と結果の溝を埋めようと映像を用いる試みがあれば、そんなやり方は酷だ、威圧的だ、といった批判をする。[238]

まだ共通点はある。私たちは死と苦しみに関して法的な配慮と保護を受ける資格を有するのに対し、人間以外の動物や人間の胎児は、私たちと重要な特徴を同じくするにもかかわらず、法的な「人格《パーソン》」としての資格を持たない。第1章で見てきたように、牛、豚、羊、山羊、鶏、七面鳥、鴨、魚《うお》など人の消費用に畜産利用される動物たちも情感を持つ。すなわち苦痛や恐怖を味わい、快楽や快感を喜んで、世界を経験することができる。

中絶で命を奪われる胎児も、何割かはほぼ確実に快苦を味わうと断定できる。妊娠期間のある発育段階から人間の胎児は情感を抱く。そもそも、産道を通り抜ける瞬間まで胎児が寒暖快苦といった感覚を経験できないと考える方が非現実的だろう。

しかし情感を具える生きものでありながら、この両者は人格という法的地位を与えられない。私たちの法律は多くの場面で企業を法人格と認めるというのに、鳥や犬や豚、人間の胎児にはその地位を認めない。*（一三五頁）

さらに少なくとももう一つの共通点がある。動物製品および中絶サービスの消費は、いわゆる生死の懸かった状況で行なわれることではない。言い換えると、動物製品を消費する人、中絶を行なう人は、普通、健康への深刻な脅威や死を免れるためにその行為へ赴《おもむ》くのではない。そしてどちらに関しても、行為者は個人の自由を引き合いに出すか、犠牲者（人間以外の動物であれ発育中の人間の胎児であれ）が道徳的・法的に低い地位にあると論じるかして自分の行ないを正当化する。

したがってどちらの問題においても、無防備な存在が直接的暴力と死から免れる権利、および、行為者が外部に邪魔されず自由に自分の目的を追求する権利、この二つが競合する。中絶賛成派（選択優先派）のスローガンはそれを捉えている――「中絶に反対？　ならしなきゃいい」。そして自分には動物製品を消費する権利があると固く信じる人々も同様に、菜食人が自分の食事その他に制限をかけるのは勝手だけれど、自分の意志を他人に押し付けるのはおかしい、と主張する。自主性を重んじるこれらの議論は、第5章で分析した「みんな他人の価値観を尊重しよう」という考えから生じている。

以上のような共通点からすれば、私たちは動物消費と中絶について同一の立場をとらなければならないのだろうか。しかしそう考えると、中絶反対派（生命優先派）の人々が一般に動物の権利を否定し、倫理的菜食人が一般に中絶の権利を肯定するのが不思議に思える。[239] 一つの説明としては、中絶賛成論と動物の権利論が社会的にはともに革新派《リベラル》・左翼の政治思想に属すると思われていることが指摘できる。人は政治見解を問題ごとに個別に取捨選択するよりも一まとまりの全体として吸収する傾向があるので、ある問題について左翼の立場に立つ人は別の問題についても何の気なしに左へかたむきがちとなる。

ただ、動物の権利と胎児の権利をめぐる見方が分かれるのは、何も考えずに政治的立場を丸のみにするのとは違う理由があるように思う。まず、動物の権利肯定論はきわめて異質で、どんな既存の政治見解にもこれは含まれない。革新派も保守派も圧倒的多数は動物製品を消費して、その選択に深い考えをめぐらせない。左派の『ウォールストリート・ジャーナル』も『ニューヨーク・タイムズ』も、右派の『ナショナル・レビュー』も『ザ・ネーション』も、動物製品の生産と消費については完全肯定していることが、その社説や広告から伝わってくる。

したがって中絶に賛成か反対かで動物の権利に関する見方が規定されることはない。逆に、周囲の社会が無批判に動物搾取を擁護するなか菜食人になると決めた人は大衆から独立しており、中絶については賛否双方の意見を熟考するものと思われる。

すなわち、動物の権利を擁護する人に中絶賛成派が多いのは、必ずしも定型の画一的思想によるものではない。中絶と動物搾取が往々にして道徳的に異なる扱いを受けるのには他の理由がある。それは何か。

この問いに答える前に、そもそも動物製品の消費と中絶を分けて考えるのは道徳的に間違っている可能性があることを分かっておくべきだろう。私たちはもしかしたら思い違いをしていて、道徳的に筋を

＊（一三三頁）ここでいう「人格（パーソン）」とは権利の主体を指す語であって、「法人」の例から分かる通り、必ずしも人間である必要はない（企業を動かすのは人間であっても、企業そのものは人間ではなく無生物である）。したがって言葉の上で「人」格となっているからといって、人間以外の動物が「人」格としての法的地位を持てないことにはならない。

通すのなら、中絶反対派の菜食人か、中絶賛成派の非菜食者か、どちらかでなくてはならないのかもしれない。もしそうなら、私は菜食人なので、中絶賛成派であってはならない。けれども実際は違う。私はこの二つの問題に説得力ある線引きをするか、自分の見方を改めるかしなくてはいけない。どちらが正解だろう？

中絶と動物消費の相違点

ここで二つの問題の違いに目を向け、何か重要な差異が見えてこないかどうかを確かめてみよう。中絶反対派でかつ動物の権利に反対する人々は、問題が一道徳上の差異に尽きると主張する——すなわち、人間の胎芽《たいが》と胎児は人間であって、人間以外の動物はそうではない。[240] ヒトという種に属することが暴力を免れる権利の条件であって、すべての人間が人間性のみを根拠にこの権利を持つのだとしたら、中絶に反対しながら動物製品の消費を大目にみる立場も完全に筋が通る。

しかしながら既にみてきたように、人を傷つけたり殺したりしてはならないのは、人間特有の何かに関係した理由からではない。大抵の人が強く直感するのは、少なくとも必要に駆られないかぎり、痛みや死を経験できる生きものに危害や殺害をおよぼしてはならないという道徳観である。だからこそ幼児の傷害・殺害は往々にして成人のそれと同等ないしそれ以上に悪いこととみなされるのであって、幼児が象徴的言語の使用能力その他、人間と他の動物を分かつとされる特別な能力を持たずともそれは関係しない。

直感が教えるとおり、私たちが罪なき者への暴力を踏みとどまるのは相手が言語能力を持つからではなく情感を持つからで、その者がこの世界にあって痛みや楽しみといった経験を味わえるからである。幼児にはその経験があるので、傷つけたり殺したりすれば私たちはその子から大切な何かを奪うことになる。植物は見たところそのような経験を持てないようなので、殺しても何かを奪うことにはならないと思える。

これまでの議論からして、情感ある存在を傷つけてはならないと考えるのであれば、動物製品の消費にも中絶にも反対すべきであるように思える。しかし中絶の場合、問題となる人間（胎児）は単一の細胞からの発達途上にある。したがってすべての中絶が情感ある存在を殺すことにはならない。例えば、着床から間もなく中絶する女性はほぼ間違いなく、情感ある生命体を殺してはいない。他方、妊娠後期に中絶する女性は情感ある胎児を殺す。

多くの人が初期中絶よりも後期中絶をはるかに不快に思うのは、一つには初期の胎児が人間的な属性、何よりも情感を欠く〔逆に後期の胎児は情感を持つ〕ことに理由があると考えられる。中絶反対派の医師と賛成派の医師とでは胎児が情感を具える時期について見解に若干の相違があるものの、そう大きくは違わない。線が引かれるのは、一般に受精後二〇週から二二週、あるいは（医師は女性の最後の月経から妊娠期間を割り出すのが普通なので）妊娠二二週目から二四週目のあいだとされる。[241]

したがって私は倫理的理由から動物の権利を擁護し、なおかつ胎児の情感獲得以前に中絶を行なう女性の権利を擁護しても、矛盾しなくて済む。殺されず、痛みや悲しみにさらされない道徳的権利を持つのは経験を有する存在である。痛みや喜び等々を感じる段階まで達しなければ人間であっても情感がないということはあり、一方で人間以外の存在も、私たちに消費される牛や鶏、魚《うお》などのように情感を持っていることはある。

人間の受精卵や胎芽は、情感の発達において妊娠三〇週目の胎児とは異なり、新生児の子牛とも異なる。この人間と人間以外の存在との重なりを理解すれば、動物製品の消費と同様の問題を呼び起こすのは中絶の中でも一部であってすべてではないと判断できよう。道徳上の争点になるのは情感であって生物種ではない。

このように中絶を捉えると、今度は、胎児が情感を具えた後の女性の権利（中絶の権利）が問題となる。多くの州法が妊娠二〇週目以降の中絶を禁じている（ただし、妊婦の命が係わる時やその身体機能に深刻な障害が生じかねない時など、少数の例外を除く）[242]。これらの禁止法には、この時期に達した胎児が痛みを感じるゆえに殺されない権利を持つとの考えがはっきりと反映されている[243]。情感ある存在を人間の暴力から守ろうとするのであれば、おなかの子供が情感を持った時点で中絶には反対すべきではないか。胎児が情感を具えたら中絶の暴力は動物屠殺の暴力と同じになるのではないか。

一面からいえばその通りである。犠牲者の視点に立つと、中絶クリニックで殺されるのは屠殺場で殺されるのと変わらない。そして私は屠殺場の存在をひどく不快に感じるように、後期中絶もひどく不快に感じる。最高裁判所で争われた「ゴンザレス対カーハート」[244]の法廷で、判事アントニー・ケネディは連邦法の部分出産中絶禁止法を支持しつつ、二六週目半を迎えた胎児への「無傷拡張・排出」中絶に立ち会ったある看護師の証言を引いた。

［医師は］鉗子《かんし》を差し込んで赤子の両足をつかみ、産道から引き出しました。続いて首から下、胴体から腕までを外に出します。［…］

子供の小さな指は握ったり開いたりを繰り返し、小さな足は宙を蹴っていました。続いて医師が首根っこにハサミを刺すとその子は両腕をピンと張って、驚いたような、ひきつったような、落ちていくと思って手を伸ばすような風でした。

医師はハサミを開いて開口部に強力な吸引チューブを差し入れると、赤子の脳を吸い出しました。もうその子は完全に弛緩《しかん》します。［…］

医師はへその緒《お》を切って胎盤を出します。子供を容器へ放って、胎盤と、使い終わった器材を一緒に入れました。[245]

ここで述べられていることが罪のない情感ある存在に対する暴力かと問われたら、答はしかりであろう。これはほとんどの人が決して直接には目にせず、こうまで生々しく詳細に聞くことも稀な、ありのままの現実といえる。情感ある胎児の側に立てば、中絶はこの上ない不当な暴力である。

妊娠女性独自のジレンマ

ただし、中絶について適切な議論をするには、胎児が情感を具える前から後までおなかで面倒をみることになる妊娠女性の立場も考慮に入れなくてはいけない。妊婦は自分の妊娠やそれに対してなす行為に独自の身体的関係を持ち、これは一般人が周囲で暴力の犠牲となりそうな人に対して持つ関係とは大きく異なる。どう違うのかを考えてみよう。

私たちが誰かの死や苦しみに関し責任を負うという時、それはほぼ常に、私たち自身がその死や苦しみに寄与した場合か、その発生を防ぐべく行動しなかった場合かを指す。人間や人間以外の動物に対する暴力を私たちが求めたのだとすれば、私たちはみずからの行動を通して犠牲者の苦しみに寄与したことになる。一方、苦しむ者を見て助けなかった場合は、その怠慢や行動不履行によって苦しみに寄与したことになる。そして普通、行動による寄与は怠慢によるそれよりも責任が重い。

以上のことをより具体化するため、ここで仮想をしてみたい。カインという人物がアベルという人物を殺したがっていながら、武器をとって流血沙汰を起こすのが嫌で、デリラという人物を殺人のために雇ったとする。デリラがカインに代わってアベルを刺し殺したら、カインとデリラはともに不埒《ふらち》にも殺人を犯したということで法的・道徳的な責任を負う。

では次に、デリラがアベルを刺した後、バトシェバという人物が通りがかって、アベルが誰も助けてくれそうな人がいないところで出血死しそうになっているのを見たとしよう。バトシェバはアベルの傷口にスカーフを巻いて救急車を呼べば命を助けられる立場にありながら、近所の本屋で小説『肩をすくめるアトラス』を買いたくてそのまま通り過ぎてしまう。この場合、簡単に助けられるアベルをあえて助けなかったことで、バトシェバは多少の道徳的責任を負う。けれどもアメリカには彼女に殺人の責任を負わせる法律は事実上存在せず[246]、読者の多くもバトシェバはカインやデリラに近い罪を負うとは考えないのではないかと思う。

傷ついた者を助けないのは、大抵の場合、積極的に他者を傷つける行為ほど悪くないと考える人がほとんどだろう。まして他者を救済する試みが大変な負担とリスクを伴う際には、不干渉を咎《とが》めることさえためらわれるかもしれない。もし例えばデボラという別の傍観者が、アベルを助けるために腎臓を差し出さなくてはならないとしたら、彼女（デボラ1とする）が腎臓を提供せず、つまりアベルを助けず死なせてしまったとしても、咎める者はそういないと思われる。

一方、もし彼女（デボラ2とする）が手術を受けてアベルに腎臓を譲るとしたら、稀な仁徳を持った善きサマリア人〔哀れみ深い人の意。聖書ルカ伝〕と評されるだろう。善きサマリア人は積極的殺害を踏みとどまっただけの者とはまったく違う。カインの代わりにヤラナインという人物が、アベルを殺そうと思ったものの踏みとどまったとした場合、私たちは腎臓提供者のデボラ2をほめるようにヤラナインをほめはしない。デボラ2は義務のはるか向こうを行ったのに対し、ヤラナインは殺しを犯さないという基本的義務を守ったに過ぎない。

命を救うかどうかの道徳的ジレンマに直面するのが、不本意な妊娠をした女性である場合、考量はさらに難しくなる。その女性が病院へ行って中絶を行なえば、積極的に胎児を傷つけ死なせることになる。

その意味で彼女は、デリラにアベルを殺させたカインの立場となる。ところがこの女性が中絶をしないと決めたら、彼女はたちまち、アベルに腎臓をあげたデボラ2となる。

妊婦でいると決めれば彼女は大変な痛苦と不快、自身の健康へのリスクを背負って、別の人間〔胎児〕に生きる糧《かて》を与えなければいけない。妊婦でいたくない妊娠女性にとっては、胎児を傷つけ殺さないでなおかつ個人的な費用やリスクも含めた出産までのはなはだしい負担を免れるような第三の選択肢はない。すなわち、妊娠において「何もしない」は選択肢にない。

望まない妊娠に特有の道徳上の板挟みは、SF的な仮想世界を描いてみるとはっきりする。そこでは科学者の発明した保育器が、発達中の胎児を妊娠二四週目にあたる期間まで育てられる。しかし二四週目を過ぎると、胎児は女性の子宮に移されないかぎり死んでしまう。

この世界では、胎児の母親は他の妊娠していない女性や男性と同じく、危害を加えるか何もしないか助けに入るかの道徳的判断をすることになるだろう。カインよろしく彼女は積極的に保育器の子供を殺す加害行為に出ることもできる。デボラ1よろしく胎児の移植を拒んで救済を怠《おこた》ることもできる（すると胎児は保育器の中で死ぬ）。あるいはデボラ2よろしく積極的に救済に入って、みずから胎児の移植手術を受け、残りのおよそ一六週を過ごして妊娠・出産の苦労を負うこともできる。

この設定を考えると、現実世界の妊婦は基本的に誰もが持つ道徳的選択肢を持たないことが分かる。妊娠していない者は他の例にもれず、腎臓や骨髄、あるいは血液さえも寄付しなかったところで、積極的な殺害を犯すことにはならない。妊婦にはこの、傍観者の立場を決め込んで積極的な胎児殺害を避けるという選択肢がない。

　胎児を殺さないなら妊婦はその子をおなかに抱えなければならず、最後はお産か大手術となる。したがって彼女は積極的な暴力を働くか、善きサマリア人となるか、どちらかを選ばなければならない。これだけが選択肢である。

　もちろん、妊婦は基本的にわが身の困難に幾分かの責任がある。性的暴行で身ごもった場合を除けば、自分の意思で男性と交わった行為こそが大きな要因となって、この積極的な殺しと積極的な妊娠・出産の負担受け入れを選ぶ二択の状況をつくりだしている。その意味で、妊婦はたまたまひどい状態の犠牲者に遭《あ》って介入するか否かを決める型通りの「傍観者」とは道徳的に異なる。

　しかしながら、ただ性交渉を持っただけで女性が妊娠をまっとうする義務を負うと考えるのは、正確ではない。性交をすれば妊娠する可能性があるとはいえ、それは絶対ではなく、日常的でもない。避妊をしない性交で妊娠する確率は二〜二・五パーセントと、きわめて低い。[247] 避妊法を用いれば確率はさらに低くなる。[248]

　したがって、望まない妊娠のジレンマにつながりうる比較的小さなリスクを冒すことは、発達する胎児を抱えながらきつくてつらい四〇週間を過ごす苦労にみずから進んで同意することとは大きく違う。どんなにリスクが現実となる可能性の高い行動でも、普通は三択があって、積極的な救済に入るか、傍観者でいるか（いささか悪い傍観者となっても）、あるいは積極的に害を加えるかが選べる。対して妊娠する女性には善かれ悪しかれこの第二の選択肢に相当するものがなく、暴力を犯すか、善きサマリア人というきわめて大変な役を買ってでるかのどちらかしかない。

この妊婦独特の板挟みを知ったら、なぜ中絶がこうも意見の割れる話題であるかが理解できよう。一方は妊娠を終わらせる女性を普通の殺人犯と何ら変わらない者とみる。それどころか殺す相手が自分の子供である分、普通よりなお悪いとみるかもしれない。この立場は中絶に伴う女性の積極的暴力に注目しつつ、暴力に代わる選択肢が善きサマリア人になることにしかない事実を軽視するが、産む選択をした者が負う健康上の大きな代償は、妊娠していない女性や男性であれば、たとえ目の前に誰かの犠牲なしには死んでしまう人がいたとしても普通には要求されない類《たぐい》のものである。生命優先派（中絶反対派）からすると、妊婦がすべきことは胎児の殺害を差し控えることであって、これは他の人が積極的殺人を控えなければいけないのと変わらない。それを拒んだ女性はカインやデリラ同然の殺人犯となる。つまり生命優先派は妊娠を継続する女性を、「生き続ける胎児」の傍観者とみなす。

かたや選択優先派（中絶賛成派）からすると、中絶する女性は他者の生命維持に必要な臓器や骨髄を差し出さない人間と似たような立場にある。この見方では、妊婦は死にゆくアベルに腎臓を差し出さなかったデボラ1に相当する。選択優先派は妊娠・出産に伴う妊婦の身体的負担とリスクを重視する一方で、中絶が単に生命救済の積極的努力を怠るというばかりでなく積極的暴力でもある事実を軽視する。すなわちこちらは中絶を選択した女性を、「死んでしまう胎児」の傍観者とみなす。これは妊娠の継続に伴う善きサマリア人の苦労と負担を軽視する生命優先派の態度と表裏の関係にある。

生命優先派と選択優先派の対立が簡単に治まらない理由の一つは、妊娠女性の状況が人の行動を普通に判断する時の直感的な道徳区分にうまく当てはまらないことにある。普通の区分では、悪人（カイン、デリラ）、傍観者（バトシェバ、デボラ1）、善きサマリア人（デボラ2）という三つの役回りが道徳的に分けられる。なじみの区分で楽に判断したい私たちは、それゆえこれが中絶に関しても（立場がどうあれ）使えると思いたがり、中絶は積極的暴力に他ならないと考えたり、単に苦労とリスクの大きい他者救済を避けるだけだと考えたりする。実際には、中絶は本質からしてそのどちらでもある。

中絶に伴う直接的暴力に注目するか（生命優先派の観点）、妊娠の継続に伴う大きな身体的負担に注目するか（選択優先派の観点）、どちらも可能ではあるが、そうした二者択一的な見方をしても真相の複雑さは変わらない。そこで、私自身は選択優先派であるものの、他の人が同じくらい理にかなった正当な理由から後期中絶に反対することも可能だと考える。*

倫理的菜食人のジレンマ

中絶についてそう考えるのなら、動物製品の消費も植物製品のみの消費と同程度に理にかなった、正

＊この節の議論はあまり説得力があるとは思えない。何より、著者はとくに「後期」中絶を擁護するに足る理由を示せていない。女性の負担をなくすのが目的であれば早期中絶だけで充分なはずであり、なぜそれでも敢えて暴力性のある後期中絶の選択肢を残す必要があるのかが分からない。また、性交による妊娠確率が低いというだけでは、十全な避妊をしなかった（させなかった）無責任を弁護することはできないだろう。女性の身体的負担と情感を持った胎児の死が天秤で釣り合うのかどうかも疑問が残る。

当な弁護できる行為ということになるのではないか——と、読者は思うかもしれない。
答はノーである。なるほど中絶も暴力を伴うが、多くの理由から、中絶をする女性は動物製品を消費する人間と同列には並べられない。第一に、動物製品を消費するか否かを選ぶ者は、どちらにしても善きサマリア人にはならない。アベルを殺そうと思って踏みとどまったヤラナイン同様、倫理的菜食人は善きサマリア人ではない。菜食人とヤラナインはともに暴力への加担を控えただけで、積極的には誰も救済していない。

菜食人になるよう人々に呼びかける団体は時々、一人の菜食人は年間九五匹（ないし最大で一九八匹）の動物を救うと主張する。[249] 分からないでもない。この数字はおそらく、菜食人が動物製品を消費するとした場合にどれだけの動物が殺されるかを調べて割り出すのだろう。単に今までとは違う食べものを食べ、違う服を着るだけで毎年九五から一九八匹の動物を救えると思ったらすばらしい。

けれども、菜食人が動物を「救う」という表現は誤解を招きかねず、それだと動物製品を消費する者は単に動物救助を怠っているだけの傍観者、デボラ1よろしく他の生命の救済に血液・骨髄・腎臓を差し出さないというだけの人間に思えてしまう。しかもこの言い方では、豚のほぐし肉や七面鳥団子の代わりに豆入りご飯と薩《さつ》摩《ま》芋《いも》スティック、ほうれん草とニンニクのソテーを食べれば、それで積極的に動物を救えるかのように思える。

しかしながら妊娠女性（や臓器提供者）と違って、菜食人は個人的な不快や痛苦、リスクを担わない。それどころか先に論じたように、私は菜食人になったことで健康になり身が引き締まり、身体的により快適になった。さらに菜食人には動物製品に代わるおいしくて栄養に富む食べものや他の生活用品がある。菜食人は菜食人でいることで痛みやリスクを味わいはしない。

対照として、妊娠が女性に課すはなはだしい継続的な負担と苦労を考えてみよう。菜食人になっても体重が大幅に増したり呼吸が時折苦しくなったりはしないのに対し、妊婦はこの両方を経験する[250]。また、菜食人生活を送っていても何カ月ものあいだよく眠れなくなったり糖尿病や高血圧のリスクが高まったりはしないのに対し、妊娠すればそうなる。さらにはまた、菜食人でいても骨のカルシウムは失われないのに対し、妊婦になると胎盤が胎児の求めに応じて母体からミネラルを引くのでカルシウムが失われる。妊婦は菜食人と違い、自分の体で積極的に別の生命を支えており、これが大変な健康上の負担とリスクになるのは驚くに当たらない。

もちろん、人間のためと同様、動物のために善きサマリア人となることはできる。進んで動物の保護・救助を行なう人々はまさにそれだろう。動物保護施設で働く人は畜産利用される動物たちのうち、運よく脱走できたり畜産場や屠殺場で殺される前に救助されたりした少数のために、時間と労力を割いて食料・住居・安全を提供する[251]。

似た例として、捨てられた犬や保護施設ないし路上で暮らす猫など、困った動物を家にかくまう人も大勢いる。家を持たない動物に住居を提供して命を救った人は、その行ないを評価されてしかるべきだろう。しかし菜食人になるだけでは動物のために善きサマリア人の行ないをしたことにはならない。私の以前の同僚であり、動物の権利に関する多くの名著や記事をものしたゲイリー・フランシオンは、菜食人に転身するだけでは単に動物に関して「道徳上の基礎」を満たすだけの意味しか持たないと的確に言い表わした。[252] 言い換えると、動物を苦しめ殺す営みに積極的に加担することを控えるというのは、私たちがかれらのためにできる最低限の行動でしかない。そもそも、それは何の「行動」でもない。かれらにひどいことをしないという、ただそれだけのことである。

　今の世の中は、動物の話になると容易に三つの道徳区分（加害、傍観、救助）を混同してしまう。原因の一つは、動物のための善きサマリア人となった人の多くが、一方では殺される予定だった犬や猫に住居を与えながら、他方では肉・乳・卵などの消費者として犬猫以外の動物を虐《しいた》げていることにもあると考えられる。犠牲者を人の子供に置き換えてみると、この行動の矛盾は、昼に児童性愛者から子供たちを救いつつ、夜には帰宅して児童ポルノの購入・消費に向かう人のそれに等しい。私たちはそんな人物がいれば、生活が矛盾していると正しく認識できるだろう。けれども犠牲者が動物となると矛盾は見過ごされることが少なくない。

　つまり現実には、動物の苦しみに対して私たちは三つの選択肢を持ち、それは人間の苦しみの事実上すべてに対して持ち合わせているものと同じ内容、すなわち（一）善きサマリア人となって積極的に命を救うべく、屠殺へ向かう動物に手を差しのべ住居を提供する、（二）倫理的菜食人という傍観者になって、加害行為への加担は控えつつも犠牲者には救いの手を差しのべない、（三）殺しへの積極的な加担者となって畜産業の産物を消費する、のいずれかとなる。

　したがって消費者である私たちの事情は妊娠女性のそれとは重ならない。妊娠女性は発育する胎児のための善きサマリア人となって自身の身に負担と痛苦とリスクを抱えるか、その子に積極的に死をもたらすかの二択を迫られる。中絶によって胎児に暴力を行使してはならないとなったら、女性は必然的に胎児のため妊娠と出産の労を負わされる。そのようなわけで、私は情感あるすべての動物が人間の搾取と暴力から自由でいられる権利を持つべきだと思いつつ、中絶については――胎児が情感を持った後おぞましい事態が生じうる[253]のを知った上でなお――妊婦の選択を優先したく思う。菜食人でいても痛みやリスクは負わず体の健康も損なわれないが、妊婦でいればそうはいかない。よって胎児が情感を持った後の中絶を許可するか否かは難問である一方、生き栄《さか》えるのに不要な製品のため屠殺が必要かどうかは難問ではない。

8 動物も他の動物を食べるけど?

ある晩、友人らと食卓を囲んだ時のこと、一人が私に本書の進捗《しんちょく》について尋ねてきた。すると、私が倫理的菜食に関する本を書いていると知ったもう一人から大変な贈り物がよこされた(その時はそれに気づかなかったが)。彼女は動物の権利に強い反発を示し、食用のため動物を害し屠殺するのは控えるべきという考えにいくつもの疑問を並べた。後半、私は疲れてきたものの、一つの問いは心に残った――あなたはライオンも不道徳だと思うの?

はじめは率直に「いいえ。ライオンが不道徳とは思わないわ」と答えたくなった私であるが、腰を据えて考えると、この問いは最初に思ったよりずっと深い意味を持つことが分かった。少なくとも二つの議論がこの問いに生命を与え、その巧妙さと含意について掘り下げる気を起こさせる。

「ライオンの議論」二種

私が「ライオンの議論」と呼ぶ二つの論法の一つは、論理学でいう「背理法」の形をとり、最初に提起された命題から論理を進めると不条理な結論に行き着くことを示す。結論が不条理なのであれば最初の命題も不条理だったことになる。分かりやすくするため、例として「嘘はつねに悪い」という命題にこの背理法を当てはめてみよう。

① 「嘘はつねに悪い」とする。
② すると状況のいかんにかかわらず嘘は不道徳な選択となる。
③ ここで、児童を狙う暴行犯が銃を手に小さな子供を追いかけていたとする。あなたは、この人物が子供を見つけ次第、その子を暴行し殺害することを知っている。
④ あなたは自分のそばに停まっている車の下に子供が潜り込むのを目にした（暴行犯は見ていない）。
⑤ 暴行犯があなたのところまでたどり着き、「この辺にガキが隠れていないか」と尋ねてきた。
⑥ 「嘘はつねに悪い」とするなら、「いません」あるいは「あっちに行きましたよ」と答えて子供を逃がすのは悪い行為ということになる。
⑦ この見方にしたがうなら、暴行犯が危害におよぶのを承知していても「ええ、そばに隠れています」と答えるのが正しい。

⑧ しかるにこの状況で嘘をつくのが悪いと結論するのはどう考えても不条理である。
⑨ よって、「嘘はつねに悪い」という命題は不条理である。

「ライオンの議論」の一方にはこの背理法の思考が隠れている。言い表わすとこうなる。

① 人間が他の情感ある動物を消費するのは不道徳であるとする。
② 動物（ライオンなど）は他の情感ある動物を消費する。
③ ならばライオンをはじめとする動物たちが互いを消費するのは不道徳ということになる。
④ しかるにライオンが不道徳だというのは明らかにおかしい。
⑤ よって、「人間が他の情感ある動物を消費するのは不道徳である」というのもおかしい。

この議論についてはすぐ後で立ち返るとして、先にもう一方の「ライオンの議論」を確かめたい。こちらはまず、道徳は相互間の義務にもとづく、という考えから出発する。あなたが私に配慮してくれるなら私もあなたに配慮するのが正しい、しかしあなたが私に対し攻撃的で敵意を向けるなら私もあなたに対して同じように振る舞ってよい。気前よい人には気前よく、ケチにはケチで。この関係は双務的である。

道徳の基礎に相互性をおく見方が、この第二の「ライオンの議論」に表われる。その主張をみてみよう。

① 人間は種の壁を越え、他の動物にまで道徳的配慮をおよぼさなければいけないとする。
② 人間は脅威のない時に他の人間を殺してはいけないという道徳的規則を持つ。
③ ①および②から、人間は脅威のない時に他の動物を殺してはいけないという結論が導き出される。
④ しかるに他の動物は、脅威のない時に殺しをしてはならないという規則のもとに生きてはいない。
⑤ 他の動物は自分の目的にしたがって互いに殺し合う。
⑥ よって、他の動物は殺されない権利を持たない。
⑦ よって、人間は自分の目的にしたがって他の動物を殺しても道徳に反さない。

二つの「ライオンの議論」に直接答える前に、背理法の議論と相互性の議論の大きな違いを考えたい。まず背理法の議論は、暗に他の動物の行動を人間のとるべき行動の模範とみる。動物たちが自分の食事のために殺しをしてもよいのなら、人間がそれをしてもよいという理屈である。この考え方にのっとると、人間の行動の善悪はそれが他の動物の行動にどれだけ似ているかで測れることになる。動物は自然に他の動物を食べる、そして人間は動物である、よって人間が他の動物を食べるのは自然の性にしたがっているに過ぎない——本章ではこれを「自然」に訴える論証として扱う。

次に、相互性の議論は動物を模範とはみないで、代わりに、道徳上の権利と責任は表裏一体であるとの想定を置く。動物が他者（人間も含む）への暴力を差し控えないのなら、人間もかれらへの暴力を差し控える義務は持たない——これを「お返し」の道徳論と呼ぼう。[254]

自然に訴える論証もお返しの道徳論も、直感的にみて魅力がある。自然は往々にして私たちが何をすべきか、どうあるべきかを暗示しているようにみえる。人の行動を「不自然だ」と言うのは、したがって侮辱《ぶじょく》になる。肉・乳・卵を食べる習性が自然由来だとしたら、それをやめるべきだと論じるのはおかしいことに思える。ライオンがガゼルを追って食べるのを見れば、私たちは人間の動物消費が自然の叡智《えいち》であり必然であることを示す強力な証拠を得た気になれるかもしれない。

相互性の議論も魅力的に映る。ある人物がこちらのもろもろの権利を尊重しようとしないなら、こちらはその人物から多くの権利を奪いたくなる。だからこそ殺人犯や強姦魔を収監するのは多くの人にとって正しいことに思える。人間同士の関係には相互性の掟《おきて》が強く反映されていて、私たちは暴力を振るう者には暴力で返し、よくしてくれる人には寛大かつ親切であろうとする。私たちのあいだには普通、落ち着いた平和的な関係にある者たちは相互に落ち着きと平和をもたらす、という暗黙の理解がある。

二つの議論がどう機能するか、もっと詳しくみてみよう。自然に訴える論証にしたがえば、文化の影響がない自然界に、ある行動が普通に見いだせる場合、その行動を人間界において排除しようとするのはナンセンスで間違っている。「母なる自然に逆らうのはよくない」という言葉はうまくその気持ちを捉えている。人間も他の動物も同じようにある行動を企てる場合、その行動は正しいと結論される。

こんな例を考えていただきたい。哺乳類の母親はわが子を大事に守ろうとして、脅威が迫った時には攻撃的になる。[255] それを観察した私たちは、母の真心《まごころ》を美徳とみなし、真心の欠如はすなわちまことに危うい道徳の欠如とみたくなる。[256]

子を気づかわない母親を見て「あれは自然じゃない」と言う時、私たちは状況がいかにあるかを観察しているのに加え、それがいかにあるべきかを考えている。心理学の研究が示すところでは事実、人間は「自然」だと受け止めたものを好む強い傾向を持っていて、それが客観的にすぐれた意味を持たずともそうであるという。[257] 様々な加工食品を製造する業者はこの心理的特徴に働きかけようと、製品に「オール・ナチュラル（全成分自然由来）」のラベルを貼る。[258]*

「自然か不自然か」の対立は政治的な議論にも顔を出す。例えば同性愛者の権利に反対する人々には、同性愛が「不自然」だと主張する者が多い。[259] この論者らは「不自然」な現象（人間や他の動物のあいだで滅多にみられない現象を指すと解釈できる）が倫理的疑問を起こすとの見方に立つ。

同性愛者の権利を擁護する者はこの主張に対し、人間社会は文化と時代を問わず、つねに比較的安定したかなりの数の同性愛者を内に含んでおり、その割合はおそらく人口の一割程度にもなる、と反論することができるだろう。[260] さらに、同性愛は人間の近縁種、たとえば生殖活動の旺盛なボノボ（「ピグミー・チンパンジー」とも）のあいだにも普通に見られるという事実を付け足してもよい。[261] ここからすると、同性愛はまさに「自然」であって、文化に関係なく一定割合で自然に生じるものといえ、ゆえにそれは動物が嗅覚や空気呼吸の機能を持って生まれることに「反対」できないのと同じで、反対不可能の

＊実際には「オール・ナチュラル」と銘打った商品に遺伝子組み換え作物や有害化学調味料が含まれているなどして、アメリカでは消費者団体による訴訟が起こされてきた。日本にもそうした食品が輸入されているので、ラベルにだまされないよう注意されたい。

性的指向であると論じられる。

かくして、賛否どちらの側も自然を道徳判断の有効な手引きとみる。他方、動物も他の動物に暴力を振るうという相互性の議論も、人間思考の大きな系譜にのっとっている。「目には目を」から「因果応報」にいたるまで、私たちは道徳の相互性に寄りかかる性質をみずから表明しているようである。他の個人や集団とどう接するかを考える際には、権利と義務が一方向ではなく双方向に機能するのが正しいと感じる。民主的社会の法制度は一般人の正義観が比較的反映されやすいが、そこでは特定の個人や集団に不釣り合いな負担や利益が集中することのない、公平な授受を重んじる互恵《ごけい》的秩序の創出が目指される。

ライオンの道徳性をめぐる問いに含まれる、この「自然」と相互性（ないし「お返し」）の議論の説得力を前に、どんな答え方があるだろう。どうすれば自然な「生命の輪」の一部をなすものから手を引こうなどといえるのだろうか。それに、どうして動物たち自身が暴力や捕食をためらわないというのに、人間がかれらに対し非暴力でいなくてはならないのか。動物が相互的な平和を約束してくれない以上、私が動物や動物由来の製品を消費するなというのは、義務の求めを飛び越した行き過ぎではないのか。

まず、自然に訴える論証から答えていきたい。

「自然」の議論

ライオンは他の動物を殺して食べる。これは現に自然の一面らしく、かれらは生きるために他の動物の肉身が必要であると考えられるところから、分類上「真性肉食動物」と呼ばれる。一部のライオンは他の動物を狩って肉身を食べずとも草食で生きていられたとの逸話もあるが、[262] そうした例は稀であるし、自然界での観察や解剖学的な研究によるかぎり、ライオンの体は他の動物を咀嚼《そしゃく》・消化するのに適しているようにうかがえる。それはライオンのような真性肉食動物だけでなく、熊や洗い熊のような雑食動物の体にも当てはまる。

とくに哺乳類の肉食動物と雑食動物は、獲物を殺し引き裂くのに適した数多くの身体的特徴を持つ。頭の大きさに比して口がよく開き、顎《あご》関節は簡単なつくりで横移動が苦手なものの肉を割くのに適した丈夫な蝶番《ちょうつがい》となっていて、短刀に似た歯は繊維質が絡《から》まないよう離れて並んでいる。それに鋭い鉤爪《かぎづめ》もある。[263]

加えて、こうした動物たちは大きな胃袋に食べたものをため込むことができ、これは平均して週におよそ一度しか獲物を仕留めないかれらにとって大事な機能となる。[264] また、かれらは胃のｐＨ《ペーハー》が非常に低く（つまり胃液が強い酸性で）高濃度の蛋白質を分解し、腐敗する肉に潜《ひそ》む危険な細菌を殺傷することができる。[265]

動物の解剖学と動物消費の道徳に何の関係があるのか。第一の「ライオンの議論」は自然を道徳判断の根拠としており、「自然」な行動は道徳的に許可できると主張していた。観察事実からすると、ライオンや虎、熊にとっては、明らかに他の動物を殺してその肉を食べるのが自然といってよい。自然な行動を責められないというのなら、ライオンが他の動物を食べるからといって不道徳だと咎めるのは間違いだろう。したがってライオンの行動を引き合いに出した先の背理法によれば、人間とライオンはどちらも動物であるゆえ、人間が動物製品を消費するのも咎めてはいけないことになる。

この議論は一見したところ説得力があるように思えるものの、ここで二つの疑問が浮かぶ。一つは人間の道徳に関係し、もう一つは人間の身体に関係する。

まず、ある行動が自然界で普通に見られるというだけでは、通常、その行動の道徳的な正しさを充分に証明したことにはならない。一つ例を挙げれば、強引な性交は自然界では非常によく見られる。[266] 人間が「強姦《レイプ》」と呼ぶ行動は様々な種において雌に選ばれない雄が普通に行なっており、これは弱い雄の遺伝的性質によるものと考えられている。レイプによって、雌に求められない雄は自身の遺伝子を残すことができる（おそらくは強制的な性交をしたがる性質も含めて）。社会生物学者であればこの現象を人間界に当てはめて、征服軍が戦時にレイプを働いた歴史もその一例であると考え、敵国の男性は交わる気のない女性を犯して自身らの遺伝子を拡げようとしたのだと説明するかもしれない。[267]

自然界によく見られる別の行動として嬰児殺《えいじ》しが挙げられる。多くの種において、新しい雄が妊娠した雌集団のリーダーとなった時などに、生まれてくる子を即座に殺していくのは珍しくない。[268] 進化学的な利点は明らかである。雌が別の雄の子をやしなっていては、新しい雄がその雌を妊娠させられない。嬰児殺しはただちに授乳をやめさせ雌を妊娠可能な状態にする。それで交尾が叶い、雄は自分の遺伝的血統を拡げられるようになる。

人間と他の霊長類に見られる第三の一般的行動に外部者嫌悪《ゼノフォビア》がある。原義はよそ者に対する恐怖の意だが、これは同じ生物種に属しながら自分たちの集団とは別の他者に敵意を向ける反応を指す。[269] 雄のチンパンジーが見知らぬ別の雄に出会うと、通常、おそろしく攻撃的な反応を見せる。[270] 同様に人種差別や国際紛争や集団間のいがみ合いなどは人類史にずっと付きまとってきた。[271]

おそらく、人類史の中で外部の者が一般に差し迫った脅威となっていた頃の名残《なご》りや、部族内の忠誠心、よそ者への嫌悪などが、人間のＤＮＡに深く刻まれているのだろう。[272] そうしたウチ／ソトの割り振りが危うい形で残っている例は、幼い子供たちのあいだにさえ見て取れる。[273] この自然に発生するらしい行動への対処として、近頃は学校でいじめ対策が講じられるようになった。[274]

以上、自然に起こるレイプ、嬰児殺し、外部者嫌悪の例をみれば、「自然」に生じるままの行動がそれだけで人間の道徳的義務に適合するという考えは却下されるだろう。人間社会にあって私たちはみずからの行動を批判的に評価し、自然な行ないの多くを善くないものと判断する。そもそもある行動が滅多に見られない類のものだとしたら、人々がそれに思いをめぐらす動機もなく、それを禁じる道徳の掟《おきて》もおそらくは必要とされない。とすると、つまりは善行も悪行も「自然」に生じるからこそ、人間は自分たちの行動を批判的に見つめ、何をすべきか（すべきでないか）を道徳的思索にもとづき選択していかなければならない、ということになる。言い換えれば、私たちは無分別に何でもやりたいことをやって、やりたい気持ちがあるのを理由にその行為が正しいのだと主張することはできない。

けれども自然に訴える論証にはまだ力が残っているように思える。なるほど一部の行動は自然でかつ不道徳である。しかしながら、たとえ他の要因が自然の持つ道徳性にまさるとしても、一定の行動が自然に起こるということは、少なくともいくらかの道徳的な意味がそこにはあるのではないか。現にライオンが獲物を殺して食べても不道徳でないのは、ライオンにとって肉食が自然であるからでもあろう。私たちのすべきことについて自然が何かをほのめかしているのだとすれば、自然のままの人間が生まれつきライオンのような肉食動物であるか、あるいはせめて熊のような雑食動物であるかを問うのも無意味ではないように思える。

そこでふたたび肉食動物と雑食動物の解剖学的特徴を振り返ってみると、かれらには大きな口があり、蝶番《ちょうつがい》となる顎《あご》関節があり、短刀のような歯があり、鋭い鉤爪《かぎづめ》がある。これらすべてが獲物の殺傷を可能とする。草食動物には対照的に、肉厚のくちびるがあり、小さな口があり、分厚い筋肉質の舌があり、噛《か》んだり潰《つぶ》したり挽《ひ》いたりするのに適した固定されない動きやすい顎関節がある。そして一般には鋭い鉤爪がない。[275] これらは植物食に適した特徴といえる。植物は細胞壁が壊れることで栄養になるので、これを消化するには肉食動物や雑食動物が大きな肉の塊を一気に飲み込むようなやり方ではなく、顎を左右に動かしてすり潰す必要がある。

草食動物の消化系をみると、胃は肉食動物や雑食動物ほど大きくなく、これは散発的に獲物を捕食するのと違って、定期的に少量ずつ植物を食べるのに適している（植物は移動しないのではるかに得やすい）。[276] 草食動物の胃はｐＨ値も高く（つまり弱い酸性で）、理由の一端は植物が普通、腐敗の進む動物の肉身に住み着くような危ない細菌を含まないからだと考えられる。腸は細長く、植物に含まれる炭水化物を複雑な過程でゆっくり分解することができる。

人間の体のつくりは事実上どのように見ても、肉食動物や雑食動物のそれよりゴリラや象のような草食動物のそれに似ている。[277] 口は小さく、歯は（「犬歯」でさえ）さして鋭くなく、くちびると舌は筋肉質である。顎はあまり固定されておらず、獲物にかぶり付けば簡単に外れてしまう代わりに、よく動いて横移動もできるので植物を潰《つぶ》したり挽《ひ》いたりするのに向いている。

胃の酸性はそう強くなく、これは感謝祭の頃に少し焼き足りない七面鳥を食べただけで、胃酸をものともしない病原菌によって大勢が食中毒になることからも分かる。[278] 草食動物と同じく、また肉食・雑食動物と違い、人間の細長い腸は複雑な構造の炭水化物を消化でき、これまた立派な草食動物らしく、消化を始める口からも炭水化物を溶かす酵素が分泌される。[279]

とすると、人間は動物製品を食べることも消化することもできないのだろうか。もちろんそんなことはない。動物を殺す武器があれば鋭い歯は必要なく、肉に火を通せば生肉に潜む病原体を殺すのに適さない胃の弱点を克服できる。

けれども動物由来の食物に合わせられる柔軟性があったところで、人間が解剖学的にみて植物食に向いているのはやはり論をまたない。* 第3章でみたように、動物食は人間にとって必要ないどころか大変な代償と危険を伴う。植物に含まれる複雑な炭水化物を細くて長大な腸の中でゆっくり分解していくのは体によいが、腸の中で長い時間をかけて肉を腐らせてゆくのはよいとはいえない。[280]

＊人間が加工を施せば、牛に動物性の肉骨粉を食べさせることも、猫に植物性のペットフードを与えることもできる。しかしそれは牛が肉食動物であり猫が草食動物であることを意味しない。「できる」ことと「本来の性質である」ことは違う。

すなわち、どれだけ人々が動物製品を満喫していようと、明らかに自然は人間を動物製品の消費には向かわせておらず、また人間を動物製品の消費に応じて健康にしてくれもしない。人間の自然な性はライオンのそれとはまったくの別物で、食べるものを選ぶ自由がはるかに利《き》く分、道徳的な検証が必要になる。別の選択、しかもより健康によく、解剖学的にも生理的にも申し分なく対応できる選択がある以上、単に自然を引き合いに出すだけで自分たちの行ないを正当化することはできない。なるほどライオンが他の動物を食べるのを不道徳だというのは当たらないだろう。しかし一言でいえば、私たちはライオンではないのである。

相互性の議論

第二の「ライオンの議論」は、動物たちも別の動物を食べるために殺すのだから人間も他の動物の屠殺を控える義務はない、と主張する「お返し」論である。私たちは相互性の論理にもとづき、「他者にされるように他者にする」という態度を妥当かつ正当と考える。聖人であれば抑圧と暴力に遭《あ》ってさえ親切でいられようが、普通の人間なら中々そうはいかない。

相互性が通常、他者とどう接するべきかを決める正当な道徳の尺度であると想定してみよう。それでも、少なくとも以下の理由から、人間の動物製品消費が相互性の原則にかなっているか疑わしくなってくる。まず、他者にされるように他者にするという場合は普通、その具体的な一個の他者、あるいはせめてその他者が属する集団を特定しなければならない。ある人間が暴力を振るうからといって人間全体を暴力的だと結論することはできず、思うまま好きな人間にお返しで暴力を振るってはならない。仮に相互性の原則により暴力のお返しが妥当かつ正当とされたとしても、私たちはどの人間が暴力的であったのかを確かめ、暴力を返すのはその人間に限定する必要がある。

相互的な義務と責任は相手を限定しなければいけないからこそ、私たちは単に警察が捕まえた人間を誰かれ構わず罰するのでなく刑事裁判を開く〔冤罪を避けるため〕。また同じく、私たちはある人種や民族に属する者らが暴力を働いたからといって、その集団内の罪なき者に暴力を振るうことを認めはしない。ある者が悪い行為に奔《はし》ったことを理由に、その者とたまたま何らかの関係があった罪のない他者に危害を加えたり、当の行為の責任を負わせたりするのは間違っている。*

暴力に暴力で応える際には「ふさわしい」相手を選ぶのが重要と分かれば、ライオンの捕食行動が私たちの消費選択と何ら関係ないと知れるだろう。百歩譲ってライオンがその振る舞いに相応した扱いにしか値しないとしても（この命題についてはすぐあとで述べる）、だからといって人間が鶏や七面鳥、豚、羊、牛を搾取・屠殺・消費してよいことにはならない。「動物も他の動物を食べる」のだから人間も他の動物を食べていいというのは、「人間も他の人間を殺す」のだから私たちも他の人間を殺していいというのと同じくらい意味をなさない。動物の場合、一部の種は他の動物を食べるけれども残りの種は動

＊大きな事件が起きるごとにマスコミや一部の一般人が犯人の身内を責め立てるのは、大衆の道徳観念が幼稚な段階にあることを物語っている。

物を食べない。

動物の世界では「食物連鎖」がピラミッド型をなしていると考えるのがよく、そこでは他の動物を食べる「頂点」の種（ライオンなど）が最も少ないのに対して、植物を直接食べる種が最も多い。これが一番効率的なバランスといえるのは、動物を食べる動物を支えるには直接植物を食べる動物を支えるよりもはるかに多くの植物が必要となるからである。[281] つまり肉食は地球の物資の使い方として効率的ではない。* 動物性食品に大きく傾いた現代人の食生活が地球環境（空気、水、気候）に破壊的な影響をもたらし、よその国に暮らす多くの人々から充分量の食べものを奪って飢餓をつくりだしているのもこれで説明がつく。[282]

以上の議論から、ライオンや虎や熊が他の動物を食べるのを理由に、人間が牛、豚、子羊、鶏、七面鳥など草食を中心とする動物の肉身や分泌物を消費してもよいとする相互性の論理には無理があることが分かった。私たちは「動物も他の動物を食べる」というが、暴力を振るわない草食動物はそこで言及される「暴力を振るう動物」には含まれないのだから、かれらが人間の消費のために身体損傷や屠殺を味わうべきいわれはない。けれどもそうすると、人間が肉食動物や雑食動物を食べるのは「あり」なのだろうか。狼や熊、山猫、もろもろの魚《うお》は、まさに他の動物を殺して食べるのだから、私たちがかれらを消費するのは倫理にかなうのだろうか。言い換えると、私たちのあやまちは単に、間違った動物を殺していることにあるのだろうか。

善悪の為し手と善悪の受け手

おそらく読者は驚かないだろうが、私は肉食動物や雑食動物を消費するのが牛や子羊といった草食動物の消費に代わる道徳的に好ましい代替案だというつもりはない。一般に、「あの人は私を邪険にするから私もあの人を邪険にする権利がある」と主張する際には、当の「あの人」が自身の行動に関して道徳的な是非を判断する力を持ち、それゆえ（「私」から）邪険にされるべきだとの考えが前提にある。しかし食べものを求めて狩りをする人間以外の動物たちはほぼ確実に潔白であり、私たちの生命や幸福をおびやかすこともない。**

潔白とはどういうことか。まず、ある者の行為を「不道徳」と評するには、行為者が自身の行為の善悪を分かっていることが条件となる。なので三歳の人間の子供が兄に怒って銃を放ったとしても、私たちはその子に道徳的な責任を負わせようとはしない。発砲が悲劇を生んだとしても、その子に禁錮《きんこ》刑を

＊動物は食べたものをすべて体重増加に回すのでなく、体温維持のための熱に換えるなどし、吸収できない分は排泄物として外に出す。この損失は食物連鎖の各段階で加算されていくので、「上位」の捕食者になるほど非効率なエネルギー摂取をすることになる。

＊＊からす、亀虫、熊などのいわゆる「害鳥」「害虫」「害獣」は人間の幸福をおびやかすではないか、との反論が考えられるが、かれらが人間社会に影響をおよぼすのは人間がかれらの住める場を奪い、人間のごみや農林水産物に頼って生きることを余儀なくさせているからであって、「自然のしっぺ返し」という言葉もあるように、相互性の論理にのっとれば（この論理の善し悪しは別として）むしろ人間が害を受ける方が「公平」とさえいえる。またいうまでもなく、動物による影響を「害」と捉えるのは人間側の都合にもとづいた一方的な解釈でしかない。「共生」という理念を大事にするのなら、「害」に殺害で応えるのではなく、動物の行動が人間にとって害とならない仕組みをつくるのが真の解決策であろう。

言い渡すのはおかしいだろう。

三歳児に銃を使わないよう教え込むことはできるが（もっと賢いのは銃を手の届かないところによけておくことだが）、殺しを禁じる規則の道徳的な重みは完全には教えられない。幼くとも初歩的な善悪は分かるし他者に感情移入はできる。けれども銃を撃てば単におとなに怒られるだけでなく自分が悪い行為を働くことにもなるという総合的な認識をするまでは脳が育っていない。[283]

加えて、子供たちにはまだうまく衝動を制御する力が具《そな》わっていない。[284] だから親に叱られるのを承知でなお兄弟姉妹を殴ったりする。道徳の理解も衝動の制御もそうした具合なので、かれらは充分な能力を具えたおとなであったら道徳的な非難を受けるような行為におよんでも、不道徳との理由で「有罪」になることはない。

私たちの理解では、幼い子供でも恐ろしく破壊的な行為をしでかす可能性はあるものの、自分の様々な行動を道徳と結び付けて考えることに脳機能が向けられないので、かれらは非行に関し「潔白」といえる。[285] 道徳哲学者は幼い子供を「善悪の受け手」[286] と呼び、「善悪の為《な》し手」はその者に対して道徳的義務を負うが、その者自身は他者に対してそれを負わないと考える。

幼児や子供の他にも、現在はまだ善悪の為し手となっておらず正当に相互性を求めることができない人々がいる。まだ生まれていない未来世代の人々である。かれらは私たちに対し、善であれ悪であれ現時点で賞賛ないし懲罰《ちょうばつ》に値する何らかの行為をも働かない。

私たちはそれでもかれらに対し道徳的義務を負っているのだろうか。一九八三年、哲学者メアリー・

ミッジリーは「島々に関する義務」と題したエッセイの中で、無人島を後にするロビンソン・クルーソーが島に火を放ったとしたらそれは倫理的といえるだろうか、と問うた。[287] ほとんどの人はミッジリー同様、[288] 私たちは未来世代への義務を負っており、そこにはこの地球を人の住める場として守る務めも含まれるというだろう。[289] とすると、直感（と宗教的伝統）にしたがうなら、私たちはまだ生まれてもおらず善悪の為し手とも受け手ともつかない人々に対してさえ倫理的義務を負い、決して見返りがない中で、あることをなし、あることを控えなければならない。*

さて、ふたたび現世に存在する者たちに話を戻し、動物が他の動物を殺すのになぞらえられるような攻撃行為に出る人間、しかも善悪の受け手に分類される人間を考えてみよう。そこには子供だけでなく、脳障害や重度の精神障害、知的障害をわずらう成人もいる。[290] そうした人については刑事事件を起こした際も、障害により自分の行為の違法性を判断できなかったとの理由から弁護が成立しうる。[291]

こうして「潔白」の条件を考えてみると、なぜライオンその他の動物が食事のための殺しをしても私たちに暴力を振るわれるいわれがないのかがみえてくる。かれらは、自分とつながっていない他種の生きものを殺すのは正当でない、という考えを飲み込めないようにうかがわれる。

もっとも、それは肉食動物や雑食動物がまったく道徳能力を具えていないことを意味するのではない。

＊未来世代の権利という考え方には疑問と異論が多く提出されているが、例えば植民地主義時代のイギリスによる三枚舌外交がパレスチナ紛争等の原因となったことを思えば、未来に無責任な態度はやはり倫理的に問題があると納得できるのではないだろうか。

動物行動学の大家ジョナサン・バルコームは、多くの人間以外の動物種が有する様々な共感や抑制、それに、とっさの道徳的配慮とでもいうべきものの例を書き留めている。[292] 他の動物行動学者も同じような記録を残している。[293] 動画サイトのユーチューブで「Christian《クリスチャン》 the《ザ》 Lion《ライオン》」[294]を観るだけでも、動物が感謝や信頼、忠義といった、道徳に関わる感情を抱くのが分かる。* しかも捕食動物たちは、普段なら獲物とみる動物とさえ絆《きずな》を結べる。[295]

しかしライオンその他、人間以外の動物にできそうもないのは、抽象的な道徳思考を行なって、たとえ自分が飢えを感じても見知らぬ他者や獲物となる種の動物に苦しみと痛みをおよぼしてはならないと考えることである。だから動物園に収監された白熊が檻に入ってしまった子供を殺しても、私たちはそれを悲劇とみなすだけで、この熊は不道徳だから罰するべきだとは結論しない。[296]

必要論

善悪の受け手が潔白であるとしても、場合によってはかれらに暴力を行使しなければならない時があるかもしれない。ナイフを振るう男と出くわして命が脅かされたら、人は正当防衛でその人物を殺すこともあり、その権利はナイフの男が道徳的に責任を負える者であるかどうかにかかわらない。男は完全に狂っていて自分の行為を制御することもその違法性を評価することもできない状態にあるかもしれないが、その脅威から命を守るのに殺しが必要であったとなれば、大抵の人は殺した者を裁こうとはしない。たとえ潔白であろうと、精神に異常をきたした人間が攻撃をしかけてくればこちらは身を守る。[297] それと同様、人間以外の動物がどれほど潔白でも、私たちの命を脅かすのならこちらが身を守ることもありうる。狂犬病にかかった犬が道行く人のもとへ走り寄って来て、うなりながら歯をむき出し、口の周りに病気を示す泡をにじませていたなら、たとえそれが病に脳をやられ、強制的に攻撃へ向かわされている状態だったとしても、[298] その人は犬を殺してわが身を守るかもしれない。つまり道徳的にみると、暴力に訴える選択の是非を評価する尺度としては、相手の罪の有る無しよりも、脅威を前にした際の必要性の方が、はるかに重要ということになる。

したがって必要性は、動物を食料源として利用するのかしないのか、あるいはどんな時なら利用でき、どんな時ならできないのかを決める上で肝心な要素をなす。狩猟の際は、人間の命が脅かされていて動物に暴力で応えなくてはならないという状況になることは実質皆無である。狩猟はほとんどその本質からして、逃げる者を追跡する行為であり、攻撃を仕掛けてくる者から身を守る行為ではない。

もちろん、「逃亡中」の人間や他の動物が誰かを害する脅威となることはある。逃走する危険な大悪人を止めようとする警察官は、穏便な策がなければ致死的手段を講じるかもしれない。[299] けれどもこれは狩りや釣りをする際の一般的状況ではなく、ましてや私たちが食品として消費するために繁殖・利用・屠殺する圧倒的大多数の動物には何の関係もない話である。私たちがかれらを殺すのは、攻撃をされそうになって自己防衛の必要に迫られるからではない。

＊この動画の日本語版は https://www.youtube.com/watch?v=hmYnp14Ba-s（二〇一六年一〇月二二日アクセス）。

しかし別の方面から必要性を論じることもできるのではないか。なるほど動物に殺されるのを避けるために動物を殺す必要はないかもしれない、けれども命と健康を保つためならどうだろう。つまり、たとえ相手がこちらの命や健康を脅かさずとも、生き栄えることにつながる暴力は必要な暴力とみなせるのではないか。健康な生を生きるために動物製品を消費することが必要なら、この第二の「必要性」がそれを正当化するといえよう——。

この手の「必要」論が道徳的にみて穴がある点は指摘されてよい。とどのつまり、私たちは生きるために他人の身体の一部が「必要」だからといって他人に暴力を振るうことを認めはしない。臓器移植なしには生きられない人がいて、隣人だけが頼みの綱《つな》だったとしても、強引に隣人の肝臓を奪うことは許されない。正当防衛で脅威の源を無力化する暴力と、命の糧《かて》を求める暴力とのあいだには道徳的な線引きがあり、前者は人間に対しても人間以外に対しても等しく認められるが、後者は多くの場面で禁じられている。[300]

この点は重要なのだが一応それは置いておき、では命を保つのに必要な範囲でなら他の動物を殺害・消費しても道徳的に問題ないと考えてみよう。何のかのといっても、救命ボートに乗った飢えゆく人間が他の人間乗組員を殺して食べたとしたら、それがはっきり正当化できる行為とは思えなかったにしても、私たちは親身《しんみ》に同情することができる。[301] 暴力を犯すか、深刻な病気や飢餓に苦しむかの二択を迫られた者に対し、栄養ゆたかな人間が裁定を下すなど、よくいっても慎しみのないことに思える。

ところが今日この国に住む人々が動物を食品ないし衣服として消費するのは何ら必要に駆られてのことではなく、生きて健《すこ》やかでいるためという第二の意味にも当てはまらない。それどころか既にみたように、動物製品の消費は脅威への対処であるどころか、むしろ幸福に対する深刻な脅威の原因であり、健康も環境も脅かす。第2章、3章で論じたように、人間は動物製品を一切消費せずとも、おいしくて満ち足りた食事に囲まれ健康で幸福な生を送れる。しかもすべての動物製品を避ければ心血管疾患や糖尿病、様々な癌《がん》をわずらう可能性も減り、葉先から皮まで余分な箇所を捨てない未加工の植物を多く摂るように努めれば効果はなお高まる。

動物の飼育と屠殺は人間の健康と長寿を脅かすばかりでなく、大気汚染、水質汚濁、温室効果ガスの排出によって地球にも脅威を突き付ける。さらに、消費者の需要に合わせて肉その他の動物製品を生産することが、世界の発展途上地域で多くの人々を飢餓に追い込んでいる。人間を植物で直接やしなうかわりに、人間を動物でやしない、その屠殺する動物を植物でやしなうという途方もない非効率が、この悲しい現実の根底にある。[302]

土地と水は限られた資源であり、非効率に使えば世界の食料供給も足りなくなって、ひいては人間の飢餓を生む。畜産業とそれを支える人々の消費習慣にまつわる、この見逃されがちな特徴を一瞥《いちべつ》するのは無駄ではない。[303]

アメリカの穀物はその七割以上が畜産利用される動物の飼料となり、アメリカの耕作可能地はさらに大きな割合が畜産業のために使われている。[304] 一キログラムの肉を生産するには、同量の穀物を生産するのに比べ約一〇〇倍もの水が必要になる。[305] 一エーカーの土地で野菜、豆類、穀物を育てれば、同じ土地を食肉生産に回した場合に比べ一〇から一五倍もの蛋白質を生産できる。[306] 執筆家リチャード・オッペンランダーは問題をこうまとめる。

今日では［…］第三世界の未開発地が専《もっぱ》らヨーロッパ向け家畜飼料の生産のみに使われており、この家畜らは最終的にアメリカ人の腹に収まる。［…］世界で飢餓に苦しむ子供の八割は余剰食料のある国に暮らすが、それは動物の飼料に回され、動物は殺されて先進国のゆたかな人間に消費される。試算では、現在第三世界で育てられる全穀物の四分の一が家畜の飼料となっている。[307]

つまり飢餓に陥った人々は、目の前で動物飼料が育てられ、それが遠い国に暮らす消費者の動物製品需要を満たすために使われるのを見るのである。[*]

私たちの動物製品消費はしたがって二つの形で人間の飢餓を推し進める——耕作可能地や水といった世界の限られた自然資源を使いつくすのが一つ、そして、肥え太った（少なくとも十二分に栄養を摂れる）よその土地の人間に動物食を提供するため、飢える人々の暮らす土地から植物食を奪うのがもう一つ。脅威が迫って動物製品の消費を余儀なくされているどころか、私たちは今ある地球規模の脅威に対し、菜食人になることで効果的に対処できる。

この議論は、動物も互いを消費するのだから人間が動物や動物製品を消費するのも道徳的にみて問題ないのではないか、との問いから始まった。そして問いの中身を調べていく中で、これが自然に訴える論証と相互性の議論に分かれることを確認し、二つを吟味した結果、ライオンその他の自然な肉食動物や雑食動物は重要な点で私たちとはまったく違うことが分かった。

本来の肉食動物や雑食動物は、情感を持つ点で私たちと同じでありながら、解剖学的には、死んだ動物を食べる捕食者の体のつくりをしている点で私たちと異なる。さらに私たちと違って、かれらは他者への暴力を道徳的に反省することができないようにうかがわれる。したがって危害行為に関して、かれらは潔白であり、責任能力のあるおとなの人間は潔白ではない。道徳哲学者の言葉を借りれば、動物は善悪の受け手である一方、すべてではないが人間は善悪の為し手であって自分の行為に責任を持つ。

またこれも重要な点として、ライオンであれ、私たちが日常的に消費する牛や豚や鶏、七面鳥、魚《うお》などの種であれ、人間以外の動物は他の動物を自分たちの消費用に繁殖・飼育したり、それによって大規模な環境破壊や飢餓を生んだりすることもない。私たちが他の動物の「自然」な行動に倣《なら》おうと考え、あるいは他の動物をその振る舞い相応に扱おうと考えたところで、しっかり他の動物の行動を観察すれば、動物製品の消費という選択は正当化することができなくなるはずである。

＊地球規模でみると、世界で栽培される大豆の少なくとも六割、とうもろこしの八割は畜産利用される動物の飼料となる。アマゾンの熱帯雨林破壊の九割は畜産関連の事業（牧場経営および飼料栽培）によって進められる。そうした事業のために土地を奪われた人々は飢餓や貧困に苦しめられ、往々にして都市部へ流入し搾取労働の犠牲者となる。水産分野においても、養殖場設置のために現地民の土地が奪われ、養殖魚の餌とする小魚類が乱獲される影響で生態系が崩れるなど、様々な弊害が生じている。しかるに環境や人権の保護を訴える活動家・研究者・市民団体らは（自分たちが動物製品を消費しているせいか）こうした問題にほとんど触れようとしない。

9 神さまは人間を他の動物よりも上に置いてくれたのでは？

菜食の話題が持ち上がった時、たまに信仰を持つ人から、動物の権利を受け入れると自分の宗教生活と衝突が起きないだろうかとの不安が寄せられる。実際、動物の権利という概念は本質的に神への信仰と両立しないのではないかと思う人々はいる。宗教と神と動物の権利をめぐる問いについて考えるに先立ち、ここで私と宗教の関わりについて記しておくのがよいと思う。

私は正統派ユダヤ教の家に生まれ、ニューヨーク・シティのイェシバ（ユダヤ教神学校の一種）に一二年間通った。生家の宗教であるユダヤ教の共同体や信仰生活には沢山の知的・道徳的遺産があることを私は学んだ。そして後になって、世界の他の宗教も同じような遺産を持つと知った。

多くの人にとって、信仰とは単に神の存在や顕現《けんげん》を信じるだけでなく、人間が世界で特別な地位と立ち位置を有し、ゆえに数多くの道徳規範を持つと信じることをも意味する。ユダヤ教徒であり人間である者として私が繰り返し聞かされたのは、自分には選択を行ない善行をなせる力があること、対して

「動物」はそのような能力を欠くことだった。この特別な能力があるから私はそれに相応して世界で特別な立ち位置を占める。私は動物よりも価値があり、私の生死には動物のそれにはない「意味」がある——それがユダヤ教の教えだった。

動物は人間に劣る、という考えは宗教教育の中で私に吹き込まれた思想であったが、他の宗教の伝統でもそれは重要な教義となっている。[308] 動物の権利と菜食人思想はそれゆえ、宗教信徒にとっては異質なだけでなく、自身の道徳観を脅かしかねないものと映ることがある。したがって読者に菜食を勧める私は、宗教信徒にとって神聖なものをあざけり破壊しようとする一方、それに代えて自分の道徳規範を前面に出す「原理主義の無神論者」に見えるかもしれない。[309]

この疑いは理解できるし、注目したい。いくつかの点で倫理的菜食は確かに宗教と似ている。人間以外の動物の殺害と搾取に加担するのはいわば「罪」に該当し、かれらへの思いやりと気づかいを体現した生き方は「戒律」の遵守《じゅんしゅ》に似ていなくもない。すると私は人々に、今の宗教を捨てて私の方に入信しろといっているのだろうか。

断言するが、違う。私は宗教を捨てろとはいわないし、倫理的菜食を宗教に代わる道徳規範とするのでもない。もっと謙虚に、もっと上を目指している。私にいわせると、宗教の伝統は大半が菜食の価値とぶつかりかねない教説や実践を伴いながらも、同時に例外なくその価値を認めてもいる。

また、菜食人になっても宗教的実践に背く事態はまず起こらないとも指摘しておきたい。倫理的菜食人は一つの衝突も矛盾もなしに、敬虔《けいけん》なユダヤ教徒、キリスト教徒、イスラム教徒、仏教徒、ヒンズー教徒、ジャイナ教徒でいることができ、いうまでもなく他多くの宗教も奉じられる。事実、これらの宗教組織には倫理的菜食人の信徒が存在する。[310]

人間例外主義

宗教と動物の権利をめぐる考察は、人間例外主義という簡単な思想を考えるところから始めるのがいいだろう。人間例外主義は、人間が動物の中でも特別であり、ゆえに様々な道徳が関わってくると説く。菜食人思想が人間と他の動物を対等ないし同質とみることを意味するなら、その思想のもとでは多くの宗教に共通する人間例外主義の考えが打ち砕かれてしまうようにも思える。したがって、菜食や動物の権利は人間例外主義とぶつかるのかと問うのは意味がある。

よくあるイメージでは、動物の権利活動家というと人間と他の動物のあいだに重要な違いがないと信じる者を指すように思われているが、私はそんな風に考える倫理的菜食人を一人も知らない。むしろこの議論において重要なのは、人間というものが人間に消費される動物たちと多くの面で明瞭に区別される点である。人間は記号〔言語や身振りなど〕を用いた意思伝達を行なう独自の能力を備えていることで、法律を定め、税金を集め、吟味を重ねるなど、他の生きものにはできないであろう仕方で共同作業を進められる。

人間は記述その他の手段で発見を記録できるので世代とともに「進歩」を遂げられ、遺産を残していくことで「車輪の発明を繰り返す」などの苦労をせずに済む。人間独自のものらしい言語能力によって、希望するなら数万どころか数億もの人々と協力して物事に打ち込める。人間のこうした才やそれによってもたらされる果てしない力を否定することは誰にもできないに違いない。

しかしながら作家ヴォルテールらがいったように、「大きな力には大きな責任が伴う」[311]もので、事実上すべての宗教が道徳指針を示し、人間の果てしない力を悪い方向ではなく善い方向に導こうとしている。キリスト教とユダヤ教では、モーセの十戒《じっかい》が殺人を犯さないよう人々にさとし、他の宗教も同様の教えを説く。[312] 人間に殺人を犯す能力があるのは否定できず、その認識は聖書全編にわたって繰り返し論じられるものの、宗教の教えは自制を命じ、殺しの動機と手段があっても他者を生かすよう求める。

歴史の中で人間の力は指数級数的に伸びていった。技術が進んだのに加え、先人たちから戦争術と、共同体のために身を投じる自己犠牲の術*を受け継いだことで、今日の人間は過去の世紀になしえなかった大きな暴力を行使できるようになった。しかし他方で驚くべき善も達成できる。私たちは地球上のどんな種よりも壊す能力に秀《ひい》でている反面、（短い期間で）創る能力、命を救う能力にも秀でている。

すなわち宗教の伝統にしたがうというのは、人間がいかに特別かを理解するだけでなく、自分たちの持つ大きな可能性を正しく把握する努力が、誰よりも人間にとって、いかに重要かを理解することでもある。宗教はそれゆえ、人間賛美を求めるにとどまらず謙虚さを求める。すなわち私たちは、壊すこと

＊自爆攻撃がすぐに思い浮かぶが、いわゆる「国」のために命を賭けるという軍事組織の理念もまた同類の自己犠牲的発想に他ならない。

が創ることに比べどれだけたやすいかを思い、みずから慎むとともに、この特別な能力によって得た世界の一角に責任を持たなければならない。倫理的菜食人も同じ見方に立ち、人間は特別な才を持つと認めつつ、それだからこそその才に箍《たが》をはめること、なかんずく人間的な才を人間ほど持たない種と接する際にはそうすることを求める。

けれども宗教がそれを求めないとしたらどうか。例えばキリスト教、ユダヤ教、イスラム教は（後二者が豚肉その他、特定の畜産物を食べてはならないとしているのを除けば）動物製品全般の消費を禁じていないようにうかがえ、東洋の宗教でさえ乳製品の消費を認めるらしく、そうだとすれば第4章で論じたごとく大変な苦しみと死を牛の身におよぼしていることになる。すると倫理的菜食は世界の主要な宗教から大きく隔《へだ》たっているのだろうか。おそらく意外であろうが、答はノーである。

ユダヤ教と動物の権利

私が一番通じているのはユダヤ教なので、ここではその信仰に焦点を当てたい（ただし他の歴史ある宗教も、敬虔な信仰と倫理的菜食とをどう両立させるかについて難問を突き付ける点でユダヤ教と共通するところがある）。ユダヤ教聖書〔旧約聖書〕では全体にわたって動物を供物《くもつ》ないし食物として殺す話が出てくるので、この宗教と菜食との溝は乗り越えられないように思えるかもしれない。

したがって私は、ユダヤ教が菜食を否定しないことを示し、それによって、動物の権利概念に敵対しそうな他の宗教についても同じ理解を促したい。その意味で、ユダヤ教に注目するのは、菜食がより一般的に宗教の信仰・実践を脅かすのか否かを考えるヒントになると思う。
レビ記に詳述される動物供犠《くぎ》の決まりは、しばしばモーセ五書〔創世記、出エジプト記、レビ記、民数記、申命記の総称〕が菜食を容認するか否かの議論がなされた時に言及される。何はさておき、主のために動物を殺したり焼いたりするという考えほど動物の権利への敵対心を明確に表わすものはないではないか。神殿の供物《くもつ》とされる動物たちは当然必然に人間の財産、自分が食べるか神に捧げるための財産となるように思える。その犠牲すなわち献上は動物の死とすら受け止められず、単に動物の所有者がその動物を利用できなくなる意味しか持たないかのようである。
数ある例の一つを考えてみよう。

〔以下、神がモーセに伝えた言葉〕イスラエルの子らに語り、かく言うべし。爾《なんじ》らの内、主に供物を捧げんとする者あらば、牛群《ぎゅうぐん》、羊群《ようぐん》の獣を捧ぐべし。群れの一頭を焼燔《しょうはん》の供物にせんとならば、瑕《きず》なき雄を選《えら》み、会見の天幕の入り口に持ち来りて主に嘉納《かのう》せさせ参らすべし。又、焼燔の供物の頭に手を添え納めさせ参らさば贖《あがな》いを受く。又、主の前にて彼、雄牛を殺《あや》める後、祭司なるアロンの息子らはそが血を奉じ、会見の天幕の入り口なる祭壇《さいだん》の周囲《めぐり》にそが血を撒《ま》くべし。313

動物の利害や殺しによる死の害は完全に見えなくなっている。この節に描かれる動物は情感ある生きものというより生命のないモノのような印象を受ける。死ぬ前の動物ですら「焼燔の供物」という性格しか与えられない。

動物供犠の詳細にもまして、非菜食の信徒は人間の肉食を認める叙述を引用することもでき、次に挙げる創世記の一節もそれに当たる。

> 次いで神、ノアとその息子らを寿《ことほ》ぎのたまわく、産めよ、殖《ふ》えよ、地に満ちよ。一切の地なる獣、一切の空なる鳥、あらゆる地を這《は》う物、あらゆる海の魚《うお》らに、爾《なんじ》らへの慄《おのの》きと爾らへの畏《おそ》れあれかし。爾らが手にかの者ら下されり。生ある一切の動く物、爾らが肉たるべし[314]［…］。

こうした節を読むと、聖書と菜食人の動物に対する考え方は協調しそうにない。神ははっきりノアとその息子らに、列挙した動物たちを生存のための正当な糧《かて》とみるよう伝えている。菜食人はそれに対し、人間の前で「慄き」と「畏れ」を味わうあらゆる動物の利用と消費を拒む立場であるが、その理由はまさに動物たちが情感を持ち、恐怖を経験することにある。

これら聖書の叙述は動物を狩られるべき生きた物資とみなし、動物への暴力を賞美しているようにさえ読める。ならば敬虔なユダヤ教徒がこの動物観を批判するのは冒瀆《ぼうとく》なのだろうか。それは自分の良心を神の言葉に優先させることを意味するのだろうか。

私はそうは思わない。理由は次の文脈判断にもとづくが、どちらにせよ今挙げた節とともにそれ以外の関連箇所も読んで、聖書が他にどんなことを言っているかを検証する必要がある。敬虔なユダヤ教徒が同時に菜食人でいられることを理解するには、同じ聖典に流れる別の思想を確かめる作業が欠かせない。

聖書における暴力と憐憫

モーセ五書を読んで最初に、おそらく最も明確に伝わってくるのは、これが人間以外の動物に対する暴力と搾取を促すにとどまらず、他の人間に対するそれをも促すような教えを説いている点である。民数記を例にとると、神はユダヤ人にミデアンの民と戦争するよう命じる。戦争が終わるとモーセは兵士に次の仕事を指示する。

> されば今こそ幼き者らのうち一切の男子《おのこご》を殺《あや》め、男と寝て男を知る一切の女子《おみなご》を殺めよ。さりながら未《いま》だ男と寝ず男を知らざる女子らは、爾らがため皆生かしおくべし。[315]

要するに今や戦争は終わったので、兵士らは女も男児も含め捕虜に取った者たちを殺し、戦利品となる処女だけを残すよう命じられる。

文中、神は子供の殺害と女性の性奴隷化を大目に見るどころか命じているようにとれる。しかしこうした叙述があるにもかかわらず、私は今日に生きるユダヤ教の権威や信徒のうち、敵国から捕らえてきた子供を殺したり処女を奴隷にしたりする行ないを弁護する人間には一度も会ったことがない。

殺害と強姦を勧めるだけでなく、聖書は所々で人間奴隷制を容認してもいる。例えばレビ記にはこんな節が現われる。

　又、爾の有すべき男奴隷、女奴隷に就きては、周囲なる国より之《これ》を買うべし。且つ又、爾らに混じりて滞在せる異邦人の子ら、並びに爾らの国にて生享《う》け爾らと共にある家の者より之を選《えら》み購《あがな》えば、かれら爾らの所有とならん。又、爾らは後の子孫に之を相続し所有せしめ、そが内より終身の男奴隷を選《えら》むるを得《う》。さりながら爾らの兄弟、イスラエルの子らの内にて、一が他を酷薄《こくはく》もって統《す》ぶることなかれ。[316]

つまり聖書の文言によれば、人間の合法的身分の一つに奴隷があり、人々はかれらを資産として売買・相続の対象にできる。当時の習わしに加担しないようイスラエルの民に呼びかけるどころか、むしろ神は奴隷売買に参加するようそそのかし、買った人間を生きているあいだ主人とその家族に帰属するものとして扱うよう促しているかにみえる。ここから人間奴隷制の廃止を促す意向をわずかでも読み取るのは至難のわざであろう。

信仰を持つ読者は、私が無神論の勧めを説いているのではないかと不安をつのらせているかもしれない。でなければどうしてこんな、よく言っても悩ましい聖書の一節をわざわざ引用するのか、と。しかし私は宗教一般やユダヤ教（およびモーセ五書を尊《とうと》ぶキリスト教）に楯《たて》突《つ》きたいのではない。先の節を引いたのは——他にも沢山の節を引けようが——、敬虔な宗教信徒であっても聖典にははっきり表現されているとみえるいくつかの価値については拒否してもよいことを示すためであった。

ユダヤ教には沢山の忠実な信奉者がいるといってよいが、[317] それでいてかれらは少女少年の殺害や囚われの処女の強姦、人間奴隷の売買や相続を、人間の生と自由と尊厳に対する醜悪な侵害とみることが許される。[318] また、こうした所業が聖書の中で一見無批判な扱われ方をしている点については、たとえ神に預言者として選ばれた者たちであっても、人間は至らないところのある時代の申し子なのだから、聖なる思想を本や口承《こうしょう》の形に翻訳する際には、神の意思を純粋な形で残す代わりに人間の偏見を交えてしまうことも当然ありうると考えれば納得できる。したがってどんなに敬虔な人でも、聖典を吟味・参照する上では自己判断と自由裁量を働かせてよい。

ノーム・フェルプス〔宗教家の菜食主義団体SERVを立ち上げたアメリカの著述家〕はその著『愛の支配』の中で、[319] 長い伝統を持つ宗教を遵奉《じゅんぽう》する者にこの悩ましい要素が付きまとうことを指摘する。そして、聖書が集団殺害や強姦、人間奴隷制をよしとしている点を考えれば、読者はこれらの行為に関してだけでなく、聖書に書かれた人間以外の動物の地位に関しても批判的になってよい、とフェルプスは言う。すなわち人間の扱いについてだけでなく、人間と人間以外の動物の関係についても、神への不敬を恐れずもっと詳しく確かめる余地がある。フェルプスは述べる。


聖書を読んでいて神が動物殺しを命令ないし容認する叙述を見つけたら、同じく聖書の神が命じた人間への蛮行を思い出すべきだろう。その記録が老若男女の大虐殺や幼女の強姦を正当化するものと解されないのなら、なぜ前者については動物の収監、拷問、屠殺を正当化するものとして読まれねばならないのか。聖書の一節で神が老若男女の殺害を認めても絶対の慣例にはならないというのに、なぜ別の一節で神が動物虐待を認めればそうなってしまうのか[320]。

背景を考えながら聖典を読み直せば、そこには無限で神的な完全性を、有限で神ならぬ人間の世界経験に反映させる際に生じた過誤や混乱の名残りがあると分かる。無限なる者が有限なる者に語りかけると、翻訳において何かが抜け落ちてしまうのは避けられない。であるから、聖書などの聖典にみられるいくつかの思想が歴史の教訓や良心によって得られた知と対立すると認めても神や天の偉大さに反抗することにはならない。それは例えば人間奴隷の売買や利用に携わってはならない、虜囚《りょしゅう》の女を強姦するのは不正義である、戦闘の後に無力な市民を殺害するのは無情かつ非情である、といった認識についてもいえる。その点を認めるのと同じ良心でもって、私たちは動物の屠殺と搾取をも拒み、なおかつそうした行為を聖典が許すかにみえる宗教を奉じることができる。

動物を食べものとする供犠、屠殺、搾取を扱った聖書の文句については、もう一つの文脈判断もある。聖書は別の箇所で人間以外の動物に向けた親切と配慮の姿勢をはっきり打ち出している。もちろんそれは動物の搾取と屠殺を認める文を否定するものではない（十戒が敵捕虜の強姦と殺害をよしとする文を否定しないのと同じで）。しかし聖書が単に蛮行を肯定していると解釈するのは大変な誤読だろう。

生きものである動物を、人間が心身の求めに応じて利用・屠殺できる物資にまで貶《おとし》めるという仕打ちを、聖書は明瞭明確に擁護してはいない。同じ聖書の中には対立的なもう一つの動物観が存し、こちらははるかに調和に満ちて、人間以外の動物も含め、私たちと暮らす、かよわき者らへの思いやりを重んじる。

創世記から始めよう。動物を自然資源とするくだりは先にみたが、それに沿って創世記には有名な節があり、その言葉は神が人間に他の地球生命の支配権を授けた意味にもとられてきた。

しかして神のたまわく、わが形、わが似姿に人を創り、海なる魚《うお》、空なる鳥、牛、全地、地を這う一切の者を支配させん、と。かくして神、おのが形に人を創り成し、神の形に彼、人を創り成せる。雄性と雌性に彼、人を創り成せる。次いで神、かれらを寿《ことほ》ぎ、かれらにのたまわく、産み、殖え、地に満ち、地を統べよ。又、海なる魚、空なる鳥、地に動く一切の生ある物を支配せよ、と。[321]

これを読むと、神は被造物の頂点である人間と他の劣る動物のあいだに越えることのできない線を引き、人間を他のものすべての統治者にしているかに思える。[322] ところがこれに続く節は、これに比べまったく知られていない。

次いで神のたまわく、見よ、朕《われ》、爾《なんじ》らに全地を覆う一切の種結ぶ草本と、種結ぶ木の実のなる一切の喬木《きょうぼく》とを与えり。之、爾らがための肉たるべし。又、地なる一切の獣、空なる一切の鳥、地を這う一切の物、命宿すかれらに、朕、一切の緑葉を肉として与えり、と。かくしてしかり。[323]

この節は私たちと動物の関係を理解する上で、少なくとも二つの重要な示唆を含む。第一に、神はここで明白な言葉をもって人間を菜食へと導いている。これは聖書の他の箇所にみられる動物殺しの描写とも著《いちじる》しい対照をなし、しかも前節で他の動物に対する人間の支配権を認めた直後の言葉である点で衝撃的といえる。

言葉の意味を考えよう。他の動物に対する支配権の行使は、神が最初に人間を創った時に伝えたことながら、人間に他の動物の肉身や分泌物を消費する権限を与えるものではなかった。実際、初めのくだりでは支配を認められた人間が支配下に置いた者の肉身を食べてもいいと思い込むことが予想されているらしく、次に続く節はそれを即座に打ち消す形となっている。[324]

右二つの節から読み取れる第二の重要な点は、神がまず人間を祝福して他への支配権を与えながらも、すぐに他の動物の食べものと気づかいに話頭を転じていることである。ここから、神は人間以外の動物を気づかって直接かれらに食べものを与えようと決めたことが分かり、また、人間が餌を与えてかれらを食料とする世界、すなわち、家畜化と繁殖と畜産の世界に、かれらを引き入れなかったことが分かる。注目すべきことに神は人間以外の動物たちにも植物食を与えている。

もちろん、一部の人間以外の動物は他の動物の肉身を食べ、その道徳的な意味については前章で詳しくみた。けれどもほとんどの動物は、人間が繁殖・搾取・屠殺する種も含め、草食である。先の両節にしたがえば、最も完全で美しい世界、エデンの園《その》における生が表象する世界では、人間も人間が支配する動物も平和《へいわ》裡《り》に暮らし、他の生きものを屠殺したり無理強《むりじ》いに肥育したりせずに必要な栄養を摂ることができる。

文脈にのっとれば、神は人間に他の動物に対する力を与えつつも、その力を抑え、他の動物を一切消費することなく本性《ほんせい》にしたがった善き生を送るよう諭《さと》していると理解できる。

この文脈からすると、菜食は聖書の価値観に反するどころか、むしろ最もその本質に迫った実践であるといえよう。現に多くの敬虔なユダヤ教徒やキリスト教徒が、世界救済後の未来においてはエデンの園の平和が成就すると信じている。イザヤの預言には教えられるものがある。

又、狼は子羊と共に暮らし、豹《ひょう》は子山羊と共に伏さん。又、子牛、幼き獅子、肥れる家畜、共にありて、幼き人の子、かれらを率いん。〔…〕かれら、朕《わ》が聖なる山のいずくにても傷つけ毀《こぼ》つことなかるべし。[325]

イスラエル建国前の首席ラビ〔ユダヤ教の最高指導者〕であったラヴ・アブラハム・イッハク・ハコヘン・クークも、同じ観点から動物食の道徳問題に迫った。人間を創造した際に菜食を勧めた神が、大洪水を起こした後には動物食を認めるという対照に注目しながらラヴ・クークは論じる。「調和の世界と完全な人の生き方を計画した創造主が、数千年後にその計画の過《あやま》ちを悟るなど考えられない[326]」。

ラヴ・クークの考えではさらに、神は人間による動物の屠殺・消費に強い不興を催し、それを示そうと、ユダヤ教の規則に動物食に関わる数多くの制約や禁忌を設けた。それに比べ、植物の食べものに関するユダヤ教の掟《おきて》は少ない。敬虔な教徒が例えば林檎《りんご》を食べる際には、それが食べてよい種類のものであるかや、規則通りの正しい仕方で摘まれたものであるかを思い煩《わずら》う必要はない。

対して動物製品を消費するとなると、食事に関する多数の決まりや縛りが関わってくる。多くの動物（豚など）は一切食べてはいけない。[327] 正しい仕方で屠殺されない動物は食べてはいけない。[328] しかも正しい仕方で屠殺された食べていい動物でさえ、血[329]や臓器周りの脂肪[330]や坐骨《ざこつ》神経[331]などは食べてはいけない。

さらに、以上の条件をすべて満たしてもなお、適法食《カシェル》とされた動物製品のいくらかは、同じく適法食とされた別の動物製品と一緒に食べてはならない。[332] 肉と乳を同時に摂ってはならないという規則はその典型であり、これについては後で別の観点から考える。ラヴ・クークの信じるところでは、これらすべての動物製品にまつわる規則を通して、神がいかに植物食を好ましく思っているかが察せられる。

もう一人の聖書学者、ソロモン・エフライム・ルンキッツもユダヤ教の食事規則に関し同じ見方をする。

> 儀式的屠殺に関する万般《ばんぱん》の手続きは何のために必要なのか。自己修養である。人間は肉を一切食べない方がはるかによく、どうしても食べたいときにだけユダヤ律法がそれを許すものの、その時でさえ、欲望を満たすには苦労と不便を経なければならない。おそらく、その手続き全体のもどかしさや煩わしさが、肉を食べたがる強く抑えがたい欲望を制するのだろう。[333]

モーセ五書以外の箇所でも、神が人の捧げる動物供物を望んでいないのではないかと疑われる記述がある。例えばイザヤ書では預言者イザヤが「雄牛を殺《あや》める者は人を殺める者に等し」[334]と人々に説き、主が動物供儀を喜ばないことが暗示される。文面にしたがうなら、動物供儀もまた神による動物食の認可と同様、まことの神意の反映というより人の欲望への譲歩と解釈できる。

さらに、モーセ五書の別の箇所では動物に不要な苦しみを課すことへの具体的禁令が記される。その意義については簡単に検証するが、先に五つの例を実際にみてみよう。

一　出エジプト記二三章一二節――六日があいだは爾の仕事をなし、七日目には休みて爾が雄牛と爾が驢馬《ろば》を憩《いこ》わしめ[335]［…］。

二　申命記二二章六節――爾の行く手、木の上あるいは地の上に鳥の巣ありて子や卵載《の》り、その子その卵を温むる親鳥あらば、爾、親子を獲るなかれ。[336]

三　申命記二五章四節――脱穀《だっこく》する雄牛に口輪を嵌《は》むるなかれ。[337]

四　レビ記二二章二七節――雄牛、羊、山羊生まれたらば七日があいだは親とともに過ぐさしむべし。されど八日から後、そを焼き、主への供物とせんは可なり。[338]

五　レビ記二二章二八節――牛にまれ雌羊《めひつじ》にまれ、一日《ひとひ》の内に親子共に殺すなかれ。[339]

無論、これらの節が説く人間と他の動物の関係は、倫理的菜食人の持つ動物の権利概念に通じるようには思えない。むしろ逆に、これは正しく動物を搾取・隷従化・屠殺するための手引きとなっている。それでも今挙げた五節が、たとえ最小限であれ人間が動物に対して負う道徳的義務を認めている点は注目されてよい。これらの節は、動物が命ある存在であって休息なしに働かされれば疲労に苦しむこと、脱穀に駆り立てられながらその穀物の一粒すらも食べる自由を許されなければ空腹に悶《もだ》えること、新しく生まれた子を取り上げられれば喪失に悲しむことを、はっきりと認める。

この種の認識は現代のいわゆる「動物福祉」[340]の考え方に分類される。動物の権利を否定する動物福祉論者は、人間以外の動物の繁殖・搾取・屠殺・消費を認めた上で、ただ情感ある生きものの感情と、かれらが最低限度以下の扱いを受けた時に味わう苦痛とを考慮に入れるべきだと主張する。現代の畜産農家はほぼすべてが口先では動物福祉を重要だと言っているが[341]、この理念は根本からして、動物に権利があると考える立場（すなわち人間が他の動物を自然資源として利用・殺害・消費することを認めない立場）と衝突する。

ならばなぜ先の節をもって、聖書と動物の権利思想が合わないといわずに、合うといえるのか。

理由はすでにみた通り、敬虔な信徒でさえ自分の強い道徳的信念に背く節を聖書に見出せる点にある。矛盾を解消する一つの方法は、聖典に混入する人間の先入観や誤りの存在を認めることで、たとえ元の言行を残した人間が神がかっていたとしても、それは避けられなかったと考えればよい。口に出す出さないは別として、信仰を持つ人はこの考え方を支持しており、だからこそ征服した敵国の子供を大虐殺したり、そこの処女を強姦したり、人間奴隷を売買・利用・相続したりといった行為は、聖書が公然とそれを認めているようにみえても、崇拝する神の望みではないと結論する。

しかし動物福祉の節も聖書に含まれる人の誤りの例に過ぎないのだとすれば、なぜここでわざわざそれを引用するのか。その点についてなら、既に殺人や強姦や奴隷制を認めるくだりで確かめたではないか。動物福祉に関する節が、動物の権利肯定論を前進させる上で何の意味を持つのか。

実はこれを引用したのは別の理由による（もちろんこれらの節にも人の誤りが入っていることは考えてほしいが）。動物の利用と屠殺を完全に禁じていない不備は人間の先入観によるものとしても、今挙げた節に初歩的な形で表現された動物への敬いは、より賢明な神慮《しんりょ》の道、エデンの園の菜食の風景が暗示した道へと伸びている。

ノーム・フェルプスが自著で論じるには、聖書に記された不完全な制約は人が良心の呵責《かしゃく》なしにやってもいいことを述べているというより、おそらくは信者が時間をかけて神の正義の真の要請を悟るための手がかりを伝えている[342]。信仰を持つ人はフェルプスの唱える前向きな意見をもとに、より思いやりと敬いに満ちた、しかも聖書の価値観に沿う世界を志すことができる。

さて、今度は聖書から菜食肯定の考えが導き出される例を示したい。取り上げるのは肉と乳の混在を禁じるユダヤ教の規定である。

ユダヤ教の食事規定

肉と乳を一緒に食べてはならないという決まりは、一見したところ動物の権利思想となじみそうにない。この禁忌はむしろ、一緒はダメという代わりに肉と乳のいずれかなら食事に含まれていてよいことを前提しているかに思える。どちらかがなければ食事にならないとすら解釈できるかもしれない。

この食物観、食事観は事実に反するものの、残念ながら私が育ったところも含め、多くのアシュケナジ・ユダヤ人〔ヨーロッパ中北部のユダヤ人〕の共同体に行きわたっている。肉と乳の混在を避ける意図から、適法食《カシェル》を扱う家庭や料理店のほとんどではこの二つが別々の皿に盛《も》られる[343]。

この禁忌は何にもとづくのか。聖書中に三度現われる次の句のラビ解釈である。「母の乳が内にて子山羊を煮るなかれ」[344]。ユダヤ教の伝統によれば、ある節が繰り返し現われる時は言葉通りの意味を超えた解釈をすべきとされる。でなければ聖書は重複していることになり、神の言葉としてふさわしくない。そこでユダヤ教徒は重複する文言に、素直に読んだ時とは別の重要な意味が隠されていると考える[345]。

それにしても、ではこの節の繰り返しは何を意味するのか。伝統的解釈では、これは当の乳が山羊から採ったものだけでなく肉用とされる別の哺乳類（牛や羊など）から採ったものであってもそれと肉を一緒に消費してはならないという意味にとるか、あるいは肉とされる動物が乳を出した母山羊の子でなく別の動物の子であってもならないという意味にとるかのどちらかだった。禁忌を拡大する試みはユダヤ教の伝統にのっとっており、限定的に思える制約が何度も聖書に現われたら、元の禁忌の核心に近づくべく解釈を拡げることが可能かつ必要とされる。

つまり、この「子山羊を煮る」の部分にしても伝統的なユダヤ教徒は額面通りに受け取るのをよしとせず、これが繰り返されるのは言葉の真意に迫る、より大きな禁忌がある証拠だと捉える。この聖書解釈のしきたりにしたがい、言葉の根底にある精神や目的を探って意味を拡げようと努めてみれば、問題の節に関してはまったく違った読み方ができることに気付く。

「煮る」にあたるヘブライ語は「料理する」「煮沸《しゃふつ》する」の意味を持つ。[346] 私も禁忌の拡大には賛成だが、それはこの節が三度繰り返されるからではなく、ここに見た目以上の意味があると思うからである。「母の乳の内で子山羊を料理してはならない」という言葉は、台所や食卓で肉と乳を分けるよう求めていると解釈できるだけでなく、子供の動物を一切食べてはならないという意味にも受け取れる。そしてひいては、すべての動物を消費してはならないという教えを導き出すこともできる。

どう取ればこの節が子供動物を食べてはならないという意味になるのか。まず、母の乳の内で子山羊を料理するという言葉は、ヘブライ語にさかのぼると「いまだ母の乳を飲んでいる子山羊を料理する」の意味にもなる。言い換えると、「母の乳が内にて」は「乳の中で（煮る）」の意ではなく、「乳を飲んでいる内に（その子を煮る）」の意にもなる。そこで、この子山羊は授乳中の子を指すとの理解が成り立つ。「子」に該当するヘブライ語はティノク、ティノケトといって、文字通りには「授乳中の者」を意味する。

また、別の読み方をしても同じような結論に至る。今度は従来通り、「乳が内にて」を「乳の中で」の意味にとる。この場合、授乳中の動物は母の乳に満たされているので、もしその子を殺して人の食べものに変えるとすれば、確実にその子がそれまで飲んでいた乳の中でその子を料理することになる。乳の中で子供動物を料理するまいとすれば、子供動物の屠殺と料理を避けなければならない。

以上二つの解釈のいずれかを選んだなら、この節にはっきりした道徳的意味を見出すことができる。授乳中の子供動物を屠殺してはならないという禁忌は、子供やその母子関係への思いやりを表わしている。多くの人にとって子供動物の屠殺はとくに心を乱すものがあり、おそらくはそうした事情もあって、屠殺した動物の消費に倫理的な思いをめぐらす人のあいだでは子牛肉が特別な扱いを受ける。

もし件《くだん》の禁忌が単に健康や清浄に関するものでしかないのなら、母や子といった親子関係に言及するのはおかしく、あえてそこに触れるのは、道徳上の問題が食材の組み合わせだけでなく、屠殺・消費する相手にも関わることを強く示唆するためと解釈できる。山羊であれ羊であれ鶏であれ七面鳥であれ、子殺しは母から子を奪い、子から母を奪う。動物行動に通じている者なら誰でもこの喪失感が実在しかつ甚大であることを認めるであろうし、先に引用した鳥の親子や子育て中の動物に関する節もそれを認めている。

このように聖書の句を読むと重要な結論が導かれる。まず、今日では人間の消費用に畜産利用される動物のほとんどが成熟前に屠殺される[347]のでこの禁忌に引っかかる。肉用に飼育される鶏は人に消費される陸生動物の中では最も数が多いが、かれらは生後六週から七週で殺される[348]。七面鳥は生後一二週から二六週で[349]、豚は（そもそも適法食ではないが）[350]五カ月から六カ月で[351]、「子牛肉」用の雄牛は生後すぐから六カ月で[352]、子羊は生後六週から一年で[353]、というように、挙げればまだまだ例は続く[354]。

生殖機能めあてに搾取される雌動物はもう少し後で、「廃用」になってから屠殺されるが、それまでの数年、痛ましい出産と子の喪失を味わい続けるのは第4章でみた通りである。またその雄の子は卵も乳も生産しないので、畜産利用される動物の中でもとくに早く殺される。したがって子供殺しを禁じるとするなら、今日の人々が消費する肉その他の動物製品を生む動物については、ほぼすべて屠殺してはならない結果となる。

聖書に書かれた禁忌が子供動物の消費全体に適用されると考えるなら、今度は次の明白な一歩を進め、動物消費全体をやめられるはずで、それはエデンの園に暮らすアダムとイブが導かれたところに等しく、聖書世界の中で非暴力の模範とされる生き方である。

伝統解釈から離れたくない正統派ユダヤ教徒にとっても、乳製品の消費を制限するユダヤ法を従来通りに解釈すれば、菜食を「新しい適法食」として受け入れることができる。例えば病気の動物から採った乳を消費してはならないとする規則がある。[355] アメリカ最高のユダヤ法学者に数えられる正統派ラビのハーシェル・シャクターによると、この規則は根底の意図を探るまでもなくそのままに受け取っただけで、今日の乳製品の事実上すべてを消費対象から除外する。シャクターのみたところ、現代の乳製品は大半が乳房炎その他の病気をわずらう動物に由来するので、もはや適法食ではなく、氏自身もその理由から乳の摂取をやめたという。[356] 菜食人寄りの私の解釈だけでなく、すでに定着した考え方にのっとっても、聖書は菜食と合うばかりか時にはそれを求めさえすると結論できる。

聖書の各所に描かれた習慣の中には、当時でこそ一定の縛りのもとで認められていたものの、以後、信徒のあいだでさえ受け入れられなくなったものが多々ある。信仰を持つ人は奴隷の扱いに関し聖書が福祉的な展望を示しているところから、根本的には奴隷制の廃絶が求められているとの解釈を引き出せる。子山羊と母の乳に関する禁忌や病気の動物の乳に関する禁忌など、動物福祉の展望にしても同様に解釈できる。そのように聖書を読み解けば、信仰に忠実でいながらなおかつ、人間奴隷制や動物殺しについては聖書が一見容認しているようでもその真意はこれらの廃絶にあると考えることができよう。

宗教信徒は信仰を守りつつも、人間の誤りがどうしてもその極めて重要な道徳の教えを大なり小なりゆがめてしまうと考えることが許される。聖書が容認しているようにみえても、信徒が合法的奴隷制その他の蛮行を擁護する必要はない。信徒は代わりに奴隷に対する思いやりや気づかいの描写を聖書に見出し、真の憐れみは奴隷制の単なる制限ではなく廃絶であると認識してよい。

聖書は一つの句の中で、奴隷と動物をともに安息日には休ませるよう命じている。「六日があいだは爾の仕事をなし、七日目には休みて爾が雄牛と爾が驢馬《ろば》を憩《いこ》わしめ、爾が家に生まれし奴隷の子［…］に英気を養わしめるべし」。もちろん、奴隷は安息日に休むことを許されるだけでなく拘束から解き放たれなければならない。搾取・拷問・屠殺される動物もしかり。動物への思いやりや気づかいを説いた聖書の言葉は、菜食に始まる動物搾取の廃絶を許すどころか積極的に促すものと解釈できる。*

＊イスラム教も人間中心的な学説が主流を占め、原則として草食動物の消費を認めるものの、菜食と両立しないということはなく、自分の心が肉に向かわなければ肉を食べる必要はないとされる。また、イスラム教は動物虐待の一切を禁じ、耳を切ったり鼻に穴を開けたりすることも許さない。精神的苦痛を与えることも禁忌とされ、狭い畜舎に動物を押し込めるなどは論外である。したがってイスラム教の立場からしても、一般に流通する畜産物は事実上すべてが消費対象の要件を満たさない。

10 でも伝統民族だって動物を食べるよね?

これまでの章でみてきたように、動物の権利の政治学は単純ではない。他の政治的立場とは綺麗に重なり合わない。動物の権利に異を唱える問いは革新派からも保守派からも寄せられる。革新派は動物の権利を肯定すると中絶に反対しなければいけなくなるのかと疑う。宗教的な保守派は動物の権利が自分の信仰にどう影響するかを気にする。

革新派、進歩主義を自認する人は、倫理的菜食人の思想が、世界で最も力なく最も抑圧されている人々の生活に脅威を突き付けるのではないかと思うかもしれない。特に進歩主義の観点からすると、動物の権利擁護が伝統的な狩猟民や漁撈《ぎょろう》民に悪い評価をくだすものと思えてもおかしくない。そこで、菜食人思想は私たちのせいで既にその生活や文化に大きな破壊や荒廃の傷を負う人々をさらに追い詰めることになりそうだとの懸念から、進歩主義者はこれに慎重な態度をとることが考えられる。

伝統民族を冷酷で抑圧的なまなざしから守ろうとする姿勢は賞賛できる。私たちは力ない者を迫害してはならず、動物の権利を追求することでその迫害を招いてはならない。ある被抑圧者たちの権利を擁護しながらも、私たちは他の抑圧に気をくばり、それに加担することを避けなければいけない。この理由から私は一部の動物擁護団体が宣伝活動で性差別的な表現を用いるのを疑問に思っている[357]〔注目を集めるためにポルノ的なイメージを用いるなど〕。

多くの集団が面する逆境や人々の暮らしを成り立たせる様々な状況に無関心であってはならない、とする意見に私も同調する。この章では伝統民族をめぐる問いに様々な角度から迫ることで、菜食人が弱い立場に追いやられた人々に不当な裁きを下すのではないかという先の懸念を解消したい[358]。

感謝と謝罪の伝統

伝統民族と動物利用について考える際は、見落とされがちな次の点に目を向けるべきだろう――概して伝統民族は典型的な現代アメリカ人に比べ、動物性食品の消費量も天然資源の使用量もはるかに少ない[359]。アメリカ先住民の多くはおもに野菜や穀物を食べて暮らし、「三姉妹」と呼ばれるとうもろこし、豆類、カボチャなどを栽培・収穫する伝統に生きていた[360]。感謝祭は七面鳥の屠殺と消費を祝う日になったが、元は収穫祭であって動物食とはほとんど関係しなかった[361]。

殺したバイソンの皮・毛皮・羽毛・肉に囲まれたインディアン、という紋切り型のイメージは伝統的な先住アメリカ人の姿を正しく捉えていない[362]。一部の部族は日常的に動物を消費したけれども、他はそうではなかった[363]。また、食べる動物に向き合う先住アメリカ人の姿勢は、今日の西洋的畜産業の理念などより、動物の権利思想や菜食人思想の哲学の方にずっと近いのが普通である。

多くの人は、一部の先住アメリカ人が、人の消費用に捕殺《ほさつ》した動物に感謝や謝罪の念を表明する伝統を持つと聞いたことがあるだろう。[364] それを知った人々は時に、動物を食料源として殺す行為は、奪う命を認識して敬《うやま》いさえすれば道徳的に許容されると解釈することがある。[365] けれども私は、伝統的な感謝や謝罪の儀式をまったく別の意味、葛藤《かっとう》と悔恨《かいこん》の意味にとりたい。こうした儀式は暗に、動物殺しに伴う加害と罪悪を認識しているように思える。

殺した動物への感謝・謝罪の表明に宿る複雑な事情を理解するため、より一般的な生活場面で感謝と謝罪がどんな風に用いられるかを考えてみよう。私たちが誰かに感謝の意を表わすのは、普通、その人がみずからの厚意で何か価値あるものを差し出し、私たちの生活をゆたかにしてくれた時である。自分のものを他者と共有した時にも、その直接の結果として同様の喜びを経験する。「ありがとう」という言葉が正しい場面で発せられたら、贈り物を受け取った者の抱く嬉しい気持ちが相手にも共有されるので、贈り手（すなわち自分の持ちものを他者と共有しようと考えた人）にも喜びを与えることになる。

他方、私たちが自分の傷つけた者に謝罪する時には、自分の行為が招いた相手の被害を前に悔《く》いの念を伝えることになる。「ごめんなさい」という言葉が用いられるのは、自分の行動が相手に害を与えて罪悪感を覚えた時である。誠意ある謝罪においては、謝る者が将来は同じ行為を犯すまいという意志を持っていることが重要となる。あなたを傷つけそうな状況が再び訪れるとしたら、私のために傷つけられることを望まないあなたの気持ちを思って私は自分の衝動を抑えます、という意志を伝えるのが謝罪である。自分のしたことを本当に申し訳なく思う人間はそれを繰り返すまいとする。

このような普通の感謝表現とは対照的に、私たちの食べものとなって命を「捧げてくれた」動物に対し感謝をするというのは、場違いで直感に反する。人間以外の動物は生きたがっているのであって、自分の肉身や分泌物を人間と「共有」したいとは思わない。動物の視点に立つと、自分を消費する相手（人間）に命を差し出すという点で自主性は一切存在しない。したがってその動物に感謝するというのは、暴力犯罪の加害者が被害者に感謝する構図となる。

強盗や武力攻撃の犠牲者が犯人に「ありがとう」と言われたらどう感じるか想像してみよう。あるいは、殺人犯が自分の殺した相手に感謝を捧げる無意味さを考えてもいい。犠牲者に感謝の意を表わすのは侮辱としか映らない。この場合、実際には相手の意志に反する否応《いやおう》なしの強奪がなされたまでで、そこでの感謝はあざけりとなろう。

被害者に対する感謝に比べれば謝罪はまだいくらか分かるような気がするものの、やはり矛盾がある。殺す動物に謝りながら、動物殺しを続ける意志は今後も揺るがないとしたら、そこには普通の謝罪において求められるもの、変わろうとする努力が欠けている。むしろその謝罪は、悔いるべき加害行為におよんで罪悪感を覚えたことは認めるが、将来その行動を変える気はない、という意向の表明となる。

狩った動物への謝罪は、本来の謝罪に求められる基本要素――行動を改める意志――がないだけでなく、普通の謝罪時に存在すべき加害者と被害者の関係をもうまく築けない。犠牲者がすでに死んでいるならもはや許しはなく、殺しに先立って謝るのなら犠牲者はまだ犯されていない加害行為を前もって許すよう求められるという奇妙な立場に置かれる。

ではなぜ一部の伝統民族は消費する動物に感謝したり謝罪したりするのか。私はその儀式を、動物消費の核心にある現実を否定しかつ同時に重視するための方便と解釈する。すなわち動物消費には、私たちのために苦しみ死を迎える義理も義務もない生きものに、不当不本意な危害と死をおよぼすという本質がある。

殺した動物の亡骸《なきがら》に「ごめんなさい」あるいは「ありがとう」という言葉を投げかける時、私たちはその動物の命がかれ自身に属し、私たちのものではないことを悟る。謝罪や感謝を口にする者は、動物消費という形で自分がその動物の最も大切なものを奪い、それを自分の用途に振り向けたことを自覚する。それが罪悪感につながるのは正当な持ち主が譲ってくれたのでないものを奪うからであり、感謝になるのは分不相応な恵みを享《う》けるからである。そのような心理から、一部の伝統民族は相手の自発性によらない不当な命の譲渡を言葉で言い表わしてきたのだろう。

しかし同時に、感謝と謝罪は現実を否定するものにも思える。感謝は合意にもとづく譲渡が行なわれたことを暗示するが、殺される動物は自分の災難に合意しない。謝罪は後に行動を改める意志表示であるが、動物へのそれは今後も殺害・消費を続ける意志とともにある。したがって犠牲者への感謝や謝罪にひそむ現実否定は、他者に不当な害をおよぼした際の罪悪感をやわらげる効果があるのだろう。

私たちは動物との取引を人間同士の取引と同じように捉え、合意上の贈り物に感謝したり不当な害を与えたことを謝ったりしているつもりでいる。言い換えれば、動物を消費活動の協力者ないし参加者とみなし、私たちの奪いたいものを動物が自主的に「与えてくれる」かのごとく、また私たちの意図する加害行為を動物が「許してくれる」かのごとく錯覚したがる。

動物殺しについて伝統民族自身の語った言葉がこの解釈を支える。例えばあるエスキモーの猟師はこう述べる。

> 生における最大の危険は、人間の食すものすべてに魂が宿っていることである。我々が食すために殺害しなければならない生きもの、我々が衣服をつくるために撲殺《ぼくさつ》しなければならない生きものはみな、我々のごとく魂を宿し、それは肉体とともに息絶えぬがゆえ、肉体を奪う我々に復讐を企てることのないよう弔《とむら》わなければならない。[366]

動物学者ジェームズ・サーペルによれば、殺された動物の魂が復讐を企てかねないという畏《おそ》れの念は先住民文化にしばしばみられるという。サーペルは記す。

> 細かい点は地域によって異なるものの、底流を流れる罪の意識と、殺した動物を供養する義務とは、狩猟民族のあいだに共通してみられる。例えばアフリカのいくらかの部族では、狩人が良心の穢《けが》れを払うため清めの儀式を経なければならない。また別の部族では、狩人が恨《うら》みを買わないよう動物に許しを請う。コロンビアの先住民バラサナ人は動物殺しが精神に危険をおよぼすと考え、肉

は清めの儀式を行なうまで不浄であると信じる。［…］インドシナ半島のモイ人には狩人の殺した動物に贖《あがな》いの捧げものをする習慣があり、これは動物の守護者が人間の強奪行為に対し復讐をしかねないとの信仰に由来する。[367]

伝統民族と異なる感謝と謝罪

以上のような儀式を行なう伝統民族は多くの面で大半のアメリカ人とははなはだ性格を異にする。ただし、消費する動物に感謝ないし謝罪をして動物殺しの本質から目をそむけ、動物を搾取行為の参加者のごとくみなす点で、両者はまったく違うともいえない。

動物の肉身や分泌物を扱うレストランで、「しあわせ豚さんカフェ」「踊る豚さんバーベキュー」「しあわせ牛さん食堂」「踊る鶏屋」「鱈腹亭《たらふくてい》」などという名を冠した店が全国にあり、いずれも幸せな一時《ひととき》にある生きた動物の絵をかかげる。[368] 動物が楽しんでいるという偽《いつわ》りの氾濫《はんらん》はテレビ番組『サタデー・ナイト・ライブ』にも着想を与え、こんな諷刺《ふうし》作品ができあがった。[369]

【ファストフード店クラッキン・チキンの屋外風景】

歌　今日もやってるクラッキン・チキン。

クラッキー・チキン　［画面前に現われ］主役は僕さ！［子供たちと父親の座るテーブルへ飛ぶ］

父親　なあクラッキー、クラッキン・チキンは何でこんなクラクラにうまいんだい？

クラッキー・チキン　みんな知ってるさ。僕が直火《じかび》であぶられるからだよ！　アチャチャチャのチャア！
でもそれだけじゃない――僕は新鮮なんだ！　まず首が落とされる！［料理人、クラッキーの首を切り、食堂へ飛ばす］首が飛んだ～！［本物の鶏が内臓を抜き取られる光景が映し出され、そのわきにクラッキーの首が現われる］それから羽をむしって内臓を抜いて――僕の腸が引っぱり出されるんだ。ホントに、ここはおいしくないからね！　ウヒャア！　僕を見てよ！　割られて裂かれて胸肉も手羽先もバラバラさ！　トントンサクサク！　それが済んだら僕のピースがあぶられる。ジュージューいうのが聞こえるかい？　これが僕だよ！　摂氏二八八度！　死んでてよかった、じゃなきゃウギャアだ！　それからおいしく味付けしてできあがり！［チキンをかじって］ん～、僕っておいしい！　最後に僕がテーブルまで運ばれたら、君はかじって飲み込んで、僕をアレに変えるのさ！［トイレをのぞき込み］ジャーガラガラガラ！［親子のもとへ戻って］やあ君たち、お肉はどうだい？
子供たち　［チキンにかぶりつきながら］君はおいしいよ、クラッキー！
クラッキー・チキン　あひゃあぁぁ！　脳の酸素がなくなってきたよ！
父親　遺言《ゆいごん》はあるかい、クラッキー？
クラッキー・チキン　そりゃもちろん！［歌いだす］最高のチキンを食べたいなら、僕の首切って召し上がれ、簡単に切れるよ、だってほら…。
歌　いつでもヤッてるクラッキン・チキン！

クラッキー・チキン　死体の味って最高グッドだね！

クラッキー・チキンが笑いを誘うのは、他者の食事になって喜ぶ鶏という空想が——そこかしこに立つファストフード店の店名に現われるイメージでありながら——まったくの不条理だからである。動物が喜んで屠殺され消費されるという偽りは、肉身や分泌物めあてに畜産利用される動物たちに対し人々が抱く、不正確な固定観念にも顕《あら》われる。多くの人は牛や七面鳥や鶏がバカで自分の身に起こっていることに気付きもしないと思い、豚はおなかが減っていなくともガツガツ食べる喰いしん坊だなどと考えている。人を「牛」「鶏」「七面鳥」「山羊」あるいは「豚」と呼ぶのは侮辱であり、それは動物が拷問や屠殺すらも気にしないような間抜け者だと思われているからに他ならない。私たちにしてみれば、かつて生きていた動物が殺されることすら気にかけない奴だったと空想して罪悪感なしに肉を食べられる方がはるかに気が楽である。

動物への感謝や謝罪を表現する伝統民族は、動物が犠牲者であること、命を大切にしていてそれを奪われれば苦しむこと、動物殺しは正義の天秤を狂わせるゆえ贖《あがな》いが求められることを儀式の形で認めていたのだと思われるが、それに対して私たちの描く踊る豚、能天気な牛や鶏の姿は、動物が合意のもとに命を差し出し運命に無関心でいるという虚偽をそのまま体現する。したがって私たちの習慣は伝統民族のあいだにみられるそれとは違い、ただ現実否定の上にのみ成り立っている。伝統民族は現実否定と現実認識を併せ持つ。

してみれば一部の伝統狩猟民による儀式は、アメリカに浸透した西洋流儀よりも菜食人思想に近い精神を宿すといえるだろう。ただしここで疑問が湧く。先住アメリカ人の多くが昔から暗に動物消費の後ろめたさを感じ、また多くの部族が元は植物中心の食生活を送っていたとするなら、なぜかれらはこぞって菜食人にならなかったのか。

一つ考えられるのは、かれらも今日の大勢の人々と同じく、人間が動物製品の消費なしに生き栄えられることを知らなかったからだろう。もう一つは、採集狩猟民（という方が時系列的にみて「狩猟採集民」よりも適切）[370]である先住アメリカ人にとって、肉なしでは生存のための充分なカロリーが摂れない懸念があったからとも考えられるが、この心配は現代アメリカ人にはない。[371]食料の国際輸送が一般化する以前の時代、植物の少ない北極圏に暮らすイヌイット〔カナダ、アラスカ北部、グリーンランドのエスキモー〕などの伝統民族は、この懸念を抱いていたに違いない。[372]

つまり多くの伝統民族は必要に駆られて動物を消費した。動物の肉身や分泌物を食べるか、あるいは餓死するかという選択に迫られたら、何であれ生きる手段を選ぶのは分かる。

というわけで一部の先住アメリカ人その他の伝統民族が選択した行動は、今日の私たちが動物製品を消費することに関し、何ら正当化の理由を与えてくれるものではない。かれらと違って私たちは動物由来の食物を避けたところで飢えには襲われない。むしろ既にみたように、そうした食物の消費を選択するせいで私たちは他の人々の飢餓をつくりだしている。[373]

したがって伝統民族から何かを学びたければ、動物を殺す人々にも情感ある生きものから大切なものを奪う自覚があったという、その点に注目を向けるべきだろう。かれら伝統民族はその自覚を感謝と謝罪の儀式で形に表わし、罪のない動物への不当な加害行為を直視すると同時に隠蔽《いんぺい》した。必要があったとなれば、それ以上の大きな理想を求めることはできなかったろう。

けれども今日の先進国住人は土着の伝統に最大の敬意を払うことができる。そのためには動物が私たちの暴力から自由でいたがっている事実、情感ある存在を繁殖・屠殺すれば私たちが奪ってはいけない何かをその生きものから奪ってしまう事実、これを真正面から受け止めなければならない。私たちは菜食人として生きることが可能で、もはや動物の血と涙でわが身をやしなわなければと思う必要はない。

「高貴な狩人」

伝統民族についての問いが持ち上がり、かれらが動物を食べものとしていたことが話題になると、二つの考えが生じうる。一つはこれまで論じてきたもので、菜食人思想は侵略国家による恐ろしい不正に抑圧されてきた少数集団に暗黙の裁定を下すのではないかという懸念である。先住アメリカ人の人口を大いに減らしてかれらのかつて生き栄えた土地を奪ったヨーロッパ人入植者たちの末裔《まつえい》が、犠牲となった人々に汚点があったかのごとく語るのは侮辱ではないのか、と思われるかもしれない。

しかしながらよくみれば、先住アメリカ人その他の伝統民族が執り行なった狩猟の儀式は私たち自身の習慣とよく似通うところがあって、ゆえにそこから得られる知見は、私たち自身の行動をどう考えるかの参考にもなる。動物の肉身や分泌物の消費に疑問を呈したからといって、倫理的菜食人はとくに伝統民族に批判の矛先を集中させたりはしない。むしろかれらの伝統文化は、動物やその死への畏敬《いけい》を形にすることで、不要な殺しを避ける菜食人思想への道を築いた。

もう一つの意見は、抑圧されてきた人々を不当な非難から守る代わりに、伝統民族は私たちよりも道徳的に優れていると主張する。この見方にしたがうと、私たちがより善き人間になるには狩猟で食べものを得るなど先住民の伝統に学ぶべきだという話になる。つまり先住アメリカ人が狩りをしていたことを理由に狩猟の道徳的価値を高め、これに倣《なら》おうとする立場であり、そこでは倫理的菜食の勧めが伝統民族の優れた道徳観を尊重しない提案とみなされる。

これは一見、伝統民族を道徳の基礎に据えることでかれらの地位を高めているようにみえる。しかし歴史を振り返ってみると、例えば性別を根拠とする序列化や抑圧が強まったのは、逆説的ながら、男性が女性を道徳的により優れた者とみなし、ゆえに男性より高みにある「純潔」こそが女性にふさわしいと考えていたせいでもあった。[374] したがってある集団を持ち上げるのは、かれらを道徳的に遅れている、あるいは「未開」であるとみてさげすむのと同じくらい危険であって、両者は車の両輪にもなる。

伝統民族を敬うというのは蔑視《べっし》することでも理想化することでもない。そうではなく、かれらを他と変わらない人間として、善いところもあれば悪いところもある者として理解することである。

新しい「高貴な野蛮人」像を無批判に讃《たた》えるより、伝統民族は天使でも高い存在でもないと考える方が大事だろう。かれらは単に私たちとは違う環境に独自の仕方で適応した人間であるに過ぎない。その行ないのいくつかは賞賛にあたいする立派なもので、いくつかはそうでない。分かり切ったことだが、かれらは善も悪もなしうる点で私たちと同じ人間存在である。

単に先住アメリカ人その他の伝統民族が古くからある習慣を維持していたというだけでは、それを真似する理由にも、しない理由にもならない。伝統の知恵はただ伝統であるだけで何でも正しく善だと考える人は、万人を苦しめる人の過《あやま》ちに目を向けた方がいい。

例えば読者は、先住アメリカ人にもアフリカ系アメリカ人の奴隷を所有する者がいたと知ったら驚くのではないか。[375] 先住アメリカ人は動物殺しを控えなかったばかりか、人間奴隷の取引[376]も女性への服従強制[377]も控えなかった。しかし言うまでもなく、かれらが奴隷制や性暴力の慣習に加わっていたからといって、伝統民族がその迫害者たるヨーロッパ人よりも悪いことにはならない。事実、奴隷取引に関しては規模の面でも思想の面でもヨーロッパ人の方が先住アメリカ人よりはるかに大きな影響を振るった。そして性的服従化はヨーロッパ人が北米大陸の先住民を知るよりはるか以前からイギリスの文化だった。[378]

つまり、私たちは伝統民族とそう変わらない。私たちもかれらも人間以外の動物を搾取・屠殺し、それが各々の文化となり伝統となった。私たちもかれらも集団内のある人々を服従させ、奴隷制や性暴力を発達させた。

それとともに伝統民族は――私たち同様――動物への暴力を心理的に処理すべく現実否定の儀式を設けた。伝統狩猟民は動物が合意して差し出したのでもないものに感謝を捧げ、あるいはずっと繰り返すつもりの加害行為について謝罪を述べもした。私たちは動物の肉身や分泌物を消費しながら、その動物らが夢中になって浮かれる様子をレストランの店先に描いたり店名にしたりする。

伝統民族と私たちで違うのはおそらく、かれらの多くが今日の私たちよりずっと少数の動物しか利用し搾取してこなかったことだろう。多くの部族にとって食事の中心は植物が占め、動物を食べるのは現実に身に迫った生存の必要からであって、大半の現代人のように快楽を求めてのことではなかった。おそらくは先住アメリカ人が私たちのごとく動物の屠殺や搾取におぼれた生活をしていなかったからであろうが、かれらの儀式は現実否定であると同時に、私たちの習慣には影すらもない一粒の真実を含んでいた——動物への感謝と謝罪は、わずかなりとも動物の死を受け止めた印であるということ。先住アメリカ人と私たちを分かつこの一粒の真実をもとに、人の手による動物の苦しみと死を思う心をもって、そこから手を引く選択はできる。

菜食人になっても伝統民族を軽んずることにはならない。むしろ逆に、動物の犠牲に思いをはせるかれらの習慣を尊重するなら、その同朋《どうぼう》たる生きものたちの犠牲をこれ以上求めない生活を送るのが何よりであろう。*

*日本の伝統的習慣についても同じように考えられる。例えば、捕鯨は文化なのだから守らなければいけない、という主張はよく聞かれるが、(一) 蛋白源の獲得が困難であった時代の捕鯨と、現在行なわれている事実上の商業捕鯨とを同列に並べることはできない(むしろそれは生存手段として捕鯨を行なっていた人々の精神性を冒瀆する態度である)、(二) 伝統的な感謝や供養の儀式が真に鯨への畏敬(および捕鯨への罪悪感)を伴っていたのだとすれば、その精神は鯨を「海洋資源」とみる捕鯨肯定論者の思想よりも、動物への暴力をできるだけなくしていきたいと願う菜食人や動物保護団体の思想に近い、(三) 村八分や家父長制や障害者差別などの例を考えれば明らかなように、伝統文化の中にも悪い習慣は数多くあり、捕鯨その他の漁業や狩猟にしても、文化というだけで一概に守られるべきであるとはいえない。

11 「人道的」に育てられた動物ならどう？

本書が論じる話題に関心のある人の中には、菜食の代わりに、飼育される動物の生活改善を推す立場がある。[379] この代替案は伝統的な家族農場の多岐にわたる長所を復活させて、今日の工場式畜産場に見られるような動物の「使い捨て製品」的扱いを緩和しようと試みる。

この案には二つの種類がある。一つは工場式畜産における一部の慣行を変えて、家畜化された動物の圧倒的多数がその短い生の大部分を過ごす集中家畜飼養施設（ＣＡＦＯ）の環境を改善しようと考える。カリフォルニア州の住民投票事項2は、妊娠中の豚や肉用の子牛、卵用の鶏を段階的に大きな檻へ移し替えていって工場式畜産の残忍さを緩和しようとする法案であり、この一つ目の方法の実例となる。[380]

もう一つの介入策は直接に、動物が屠殺されるまでのあいだ野外で仲間と過ごせる形態の農場施設を応援する。

「人道的」畜産の措置

少し聞いたところだと、「人道的畜産」の案は反論の余地もないように思われるかもしれない。現在は大多数の人間が動物製品を消費する。したがって動物製品には膨大な需要があり、市場経済は膨大な供給によってこの需要に応えるが、そのために世界では毎年一〇〇〇億を超す動物が殺されている。[381] それを思えば、繁殖・屠殺される動物たちの苦しみは大きいよりも小さい方がいいという考えに非の打ちどころがあろうか。

おぞましい思考実験をしてみれば「人道的」畜産を推進する魅力がはっきりする。あなたが屠殺場の解体ラインに立つ牛を見ていたとしよう。そこへいわゆる「刺殺係《がかり》」(「血の池に血まみれで立って、およそ一〇秒ごとに牛の喉を切る」職員)[382] がやって来て、こいつの喉を切る前に目をつぶしてやろうと思うんだがどうだろう、とあなたに尋ねたとする。

あなたは「いいんじゃない、目をつぶしなよ。どうせすぐ屠殺するんだから」と答えるだろうか。それはないだろう、いくら牛がすでに苦しんでいるといっても、さらに苦しみを追加するようなことは避けたいと考えるはずである。危害を追加すればそれだけ動物への罪は加算される。したがって従来型(工場式)の畜産場にある残忍性を少しでも和らげる措置を応援したり家族経営の畜産場を応援したりするのは、少なくとも何らかの意義があることのように思える。がしかし、この考え方は煎《せん》じ詰めれば間違った前提にもとづいている。

「人道的」畜産の奨励が有効でない理由を知るには、法律が食品産業における動物の扱いを取り締まり、人々が「人道的」な動物製品を買うようになった時、どんな結果になるかを考える必要がある。繁殖・飼育・屠殺する動物の数が動かしえないものとして決まっているなら、工場式畜産場に規制をかけ、生産の一部を家族農場へ移すことで、無規制の状態よりも動物の暮らしを安楽かつ充足したものにできると期待したくなる。

個々の動物について考えると、例えば№１００７０４という豚がいたとして、需要と供給が変わらなければ彼女は屠殺されるわけだが、問題は、それまでのあいだ彼女が一年三六五日を身体的精神的苦痛の中で過ごすか、少しマシな状態で過ごすかである。もちろん、条件が同じなら苦しみは多いより少ない方がいい。したがって需要が変わらないと想定するなら、工場式畜産場を規制して「人道的」農場から動物製品を購入するという考えは合理的に思われる。

けれども現実には、規制措置が№１００７０４の生に何らかの好影響をおよぼすかどうかは定かではない。仮にこの豚がちょうど法の通過時に従来型の畜産場で生まれるとすれば、規制の反映までには時間がかかるので、その恩恵に浴せる可能性は低い[383]。また、法が通過した数年後に生まれるとしても、彼女が恐ろしい苦痛と早い死を免れるかどうかは動物製品の需要次第であって、その影響は少なくとも法律の問題と同程度、おそらくはそれよりはるかに大きい。

消費者が動物製品を求め続けるなら、従来型の畜産場も動物を繁殖し続け、屠殺し続けるだろう。非人道的な扱いを取り締まる規則があったところで日常的に違反される[384]。なぜ違反が起こるといえるのか。考えてみよう――私たちは動物を大きな囲いに住まわせ、より「人道的」に扱うよう求める時、畜産農家に何を頼んでいるのか。私たちはこう言っている。

あなたは資産の所有者であり、その資産とは、あなたが屠殺目的で育てる数多くの動物たちである（まさに畜生、「畜《ストック》の生きもの」）。ご承知の通り、これらの動物たちは恐れと痛みを感じるから、あなたにはこれこれの加害行為を差し控えるよう要望したい。ただしその他のひどい行為は仕事の一環として必要だろうから認めよう。また、幼い動物を屠殺するのも、肉の品質が一番よく保たれる形でやるなら認めよう。

実際に沢山の動物を繁殖して利用・出荷する業者にいわせれば、私たちのこの訴えは一貫性に欠ける。うちが動物を苦しめるのは全部、経済的に畜産物をつくるためなんだ、肉だって魚だって、牛乳、卵、革、羊毛、何だってそうだ、と農家なら思う。うちは虐待屋じゃない、うちのものを買うお客が虐待屋じゃないのと同じことだ、だから意味のない加害行為なんざしていない。全部意味がある――良質なものを手頃な価格で売るためだよ。

さらに農家にいわせると――あんたら取り締まり屋は、あんたらが要らんと思う加害行為をやめろとおっしゃるが、うちの商売で何が必要かも分かっていなけりゃ、一番効率の上がる経営方式を約束してくれるわけでも全然ないじゃないか。要するにだ、あんたらは動物に振るっていい暴力、いけない暴力を好き勝手に選んでいる。いいかい、あんたらの望む規制のいくつかは、実際にはあんたらが守りたがっている当の動物をもっと苦しめることにつながるんだよ、それもこれも、うちのものを買いながら動物を救って一挙両得した気になりたがっている消費者のためだってか。[385]

この非難には反論しがたい。何十億という動物を繁殖・飼育・屠殺するとなれば過密・不潔・恐怖・拷問はどうしても避けられない。人間が今の規模で動物製品の需要をつくり出すかぎり、供給業者が情感ある動物たちにおぞましく非人道的な仕打ちを加えるのは「必要」なことだといわざるをえない。したがって規制措置はその大部分が恣意《しい》的なものとなってしまい、ある残忍行為を別の残忍行為に置き換えるだけか、遵守《じゅんしゅ》されないかのどちらかに陥る。なぜなら意味のある規制をきちんと守らせれば費用がかさみ、消費者はそれに伴う価格転嫁を嫌がるからである。[386]

しかし、甘すぎるか守られないか、そのどちらともであるかの理由でうまく機能しないにしても、やはり「人道性」を求める規制を応援するのは意味があるのではないか、と思う向きはあるかもしれない。こうした規制は最悪の場合でも「意味がない」といった程度のもので、敷いた方が敷かないより悪い、ということはないように思える。ところが現実には、敷かないよりも悪いことが起こる。規制は菜食人になりえたかもしれない消費者に、畜産業の間違ったイメージを与える——規制があるから動物製品は「倫理的につくられている」と思って構わない、と。

すなわち、規制は工場式畜産場の現実を改善するのにほとんど役立たないばかりか、業界にとっては宣伝効果を果たし、動物製品の需要を逆に押し上げることとなりかねない。動物に加えられる恐ろしい残忍行為を見てショックを受けた消費者は気が楽になり、動物食をやめる判断から遠ざかってしまうかもしれない。かくして、福祉本位の規制とそれに伴う広報活動は麻酔剤となり、良心を眠らせる気休めをささやきつつ、屠殺ラインの稼働を許し続ける。

テンプル・グランディン現象

この顛末《てんまつ》の実際を理解するため、ここで「テンプル・グランディン」現象に注目しよう。テンプル・グランディンは自閉症を抱えた女性で、その困難にもかかわらず動物科学の博士となってコロラド州立大学の教授に就任した。畜産業界の顧問でもあり、牛を殺す全国の屠殺場のおよそ半分は彼女の設計になる。[387] 動物行動の著名な専門家となったグランディンは畜産業界と提携して屠殺コストの削減に取り組み、その一環として、死に向かってゆく動物の身体的抵抗をやわらげる手法に訴えた。

グランディンは自身の屠殺場改革が動物を苦しみから救うと考えており、彼女の仕事を知ったアメリカの著述家たちは比較的無批判にその見方を受け入れ褒《ほ》め称《たた》える。[388] テレビ向け映画が描き広めるグランディンは素晴らしく人道的な女性であり、自閉症ゆえの特別な才能によって動物の欲求と感情を知り、その能力を駆使することで農場の動物たちに余計な苦痛のない生死を約束する。[389] 本人がいうには、「動物はストレスの少ない生、素早く痛みのない死だけではなく、もっと多くを享受すべき存在です。動物には良き生を送って有意義なことをしてほしい。私たちはそうさせてあげる義務を負っていると思います」。[390] 動物消費については、残念だけれども人が生きる上では仕方のないことだという。[391]

グランディンはなぜ動物を食料源として殺すのが正当だと思うのか。私が調べたかぎりではこの点について彼女は説明しておらず、ただそういうものだとのみ述べている。[392] しかし動物の食用利用を是認する者ですら、この国で畜産利用される動物たちの実態を見れば、到底グランディンがかれらに与えるべきだというような穏やかな生と痛みのない死などないことが分かる。動物の生きる場、死ぬ場を訪れたことのある彼女がそれを知らないはずはない。[393] しかるにグランディンは業界を支え、おかげで工程はより収益の上がる形となり、消費者は彼女の表向きの見解に賛同して「動物は人間の残忍行為から守られるべきだ」と思いつつ、心地よく動物製品を買えるようになる。

全米公共放送のラジオ番組『フレッシュ・エア』にグランディンが登場した際、[394] 司会のテリー・グロスが尋ねたのは、どのみち動物は殺されるのに「人道的」な屠殺場をつくろうと頑張るのは何か変わったおかしなところがあるのではないか、という質問だった。人道性と食用屠殺を並列するのは矛盾じみていないか、と。

それをいうなら死を目前に控えた末期患者にモルヒネその他の鎮痛剤を投与するのも矛盾といえるでしょう、とグランディンは答えた。いずれにせよ患者は死ぬのだから苦しみを抑える努力は無意味といえるかもしれないが、自分はそうは考えない、それと同じことで、屠殺はなされるにせよ、生きているあいだ動物をなるべく快適な状態に置いておくのは意味がある、と彼女は論じる。

グランディンの答と末期患者に施す緩和ケアの譬《たと》えは、表面的にはもっともらしいものの、よく考えれば歪《ゆが》んでいると知れる。もしも末期症状の病院患者を治すことができるとすれば、モルヒネを投与して死んでいくのを見守るのは明らかにおかしい。緩和ケアが末期患者にとって有益なのは、命を救えない時に限られる。同様に、もし人間以外の動物が病気で死にかけていて癒《いや》すことが叶わないなら、苦しませる代わりに痛み止めを与えたり、ことによっては安楽殺《あんらくさつ》を施したりする判断が親切となる場合もある。

屠殺場はしかし、末期患者を抱える病院とも、死にゆく愛しいペットを安楽殺する獣医クリニックともまったく違う。屠殺場は若い動物たち、大抵は幼子《おさなご》の動物たちが喉を切られる場所である。そこの動物は不治の病で死ぬのではない。人間によって故意に殺されるのである。

屠殺に向かう若い動物を末期症状で死にゆく病院患者になぞらえるのは、動物を殺さない選択肢があることを無視した考え方という他ない。これは危険な錯覚を起こさせるもので、この思考に囚われると、畜産業の生産性や効率性を高めて業者からたっぷり報酬をもらっている人間が[395]、みごと動物たちの救世主とみられることにもなりかねない[396]。

ホロコーストを生き延びたカップルのあいだに生まれた者として、私はホロコーストの譬えには常に危うさが付きまとうことを分かっている。しかしながらヒトラーがユダヤ人に対する「最終的解決」を遂行するに当たり、どんな殺害法が最も「人道的」かと問うたのは教訓に富む[397]。毒ガスが最も人道的だろうと助言されたヒトラーは、なるほど毒ガスに違いないと答えた。明らかに彼はユダヤ人の殲滅《せんめつ》をできるかぎり「人道的」にしたいと願ったのであって、一見理解しがたいものの、それが絶滅収容所に囚われた犠牲者たちの実際の利益を守るためではなく、処分遂行者の心理的ストレスをやわらげるための努力であったとすれば、私たちにとってその意図は不可解でも何でもないだろう[398]。

ガス室にもいえるように、動物屠殺の現実にも人道的なところなど何一つない[*]。というより、どうしたら人道的になるというのだろう。屠殺の目標が最小限のコストで何万何億という罪なき者の命を奪うことである以上、その手段は何であれ、思いやりなどという概念とは結び付きようがない。だとすれば、集約畜産場の適当な残忍行為を選び出してなくそうとする努力は、動物消費から離れた人々の良心を眠らせ、業界の犠牲者を助ける代わりに業界を助ける結果となろう。

「人道的」法制度が動物製品の消費者に与える影響をわきにおいても、動物の繁殖・身体損傷・屠殺を行なう業界の「改革」を推進するということは、暗にその繁殖・身体損傷・屠殺を容認する行為に他ならない。この点は重要である。つまり、ある残酷行為が「必要」か否か、許せるか否かを論じる際には、そもそもの前提として、業界自体の存在は「必要」かつ正当であると考えられていることになる。乳牛を強制的に妊娠させて子を奪い屠殺に回すのが、牛乳やチーズ、バター、アイスクリームを経済的に生産するのに必要というのであれば、それが明らかに残忍な行為であってもなくなりはしない。

言い換えれば、（自分からみて）なくてもよさそうな残忍行為〔狭い檻への監禁など〕を廃絶しようと声を上げる人は、逆に「絶対必要」とされる残忍行為〔妊娠の強制など〕を通して動物を搾取・傷害・屠殺することに暗黙の了解を与えてしまうのである。さして生産性を上げないほんのわずかな残忍行為を拾い出して「不必要」だと指摘するのは、残忍行為自体、屠殺行為自体を認めることにつながる。それは突き詰めれば「無駄な」加害や殺害を禁じるに過ぎず、情感ある動物を営利で効率的に搾取してよい商品とみな

＊テンプル・グランディンは自身の開発した屠殺用ベルトコンベヤーを「天国への階段」と命名したが、これはナチスが絶滅収容所のガス室行き通路を「天国への道」と称したのと酷似する現象である。ナチスと屠殺産業の密接な関わりについてはチャールズ・パターソン著／戸田清訳『永遠の絶滅収容所—動物虐待とホロコースト』（緑風出版、二〇〇七年）を参照されたい。

す姿勢を一層強固に定着させることとなる。*

法学者のゲイリー・フランシオンが論じるごとく、動物福祉改革は畜産業をより効率的かつ社会的に容認しやすいものへと変え、その効率性と社会の容認は畜産業の廃絶よりも拡大に資する可能性の方が大きい。[399] ケンタッキー・フライド・チキンと違ってウェンディーズ〔アメリカの大手ハンバーガー・チェーン店〕は「平飼い」雌鶏の卵を使うから、[400] といいながらこちらの肉身や分泌物を購入して動物への加害行為を後押しするのではなく、私たちは供給業者のいかんと関係なしに動物製品の消費を拒み、屠殺産業から完全に手を引くことができるのである。

「人道的」農場、有機農場の誤り

菜食人生活に代わる「人道的畜産」第二の案は「小規模農家」現象ともいうべきもので、これを支持する消費者は、工場式畜産の生産方式を拒む農家を見つけて意識的に良い畜産物を選ぼうとする。畜産物を買うためなら労を惜しまず農家市場《いちば》へ訪れたり、動物の扱いが集約畜産以前の形に近い希少な小規模農場まで足を運んだりする。そうした農場では動物たちが野外で草をはみ、日の光のもと仲間と時を過ごしていることもあるだろう。生まれ持った本能を存分に発揮できて、汚物と汚臭にまみれた暗い地獄で死を待つような生涯は送らずに済むのかもしれない。

数少ない農場では屠殺さえも通常の工程ほど浅ましくはない可能性がある。一度に一匹ずつ、なじみの面々に囲まれて殺されるのは、屠殺ラインで見知らぬ恐い人間たちに殺されるのとは違うだろう。[401] 小規模農家から畜産物を買って応援に回れば、動物を救ったことになるのではないか、と消費者は思うかもしれない。「別に工場式畜産場のものを買ってそっちを応援してもいいのよ、動物は毎日ひどい苦痛と喪失を味わっているんだろうけど。でも私は本当に『人道的』な施設にお金を払うんだから、自分の需要を通して、工場式畜産場の担っていた役割のいくらかを、もっとやさしい農場の方へ移行する手助けをしたことになるはず、でしょ？」と。

これに答えるのは葛藤《かっとう》がある。なるほど大きい苦しみが小さい苦しみより悪いのは確かであろうし、ごく少数の農場では現に動物たちの環境も違い、絶え間ない負傷と喪失によって恐怖と絶望の全生涯を送るということはないのだろう。しかしながらそうした農場があって人々がそこから畜産物を購入するようになっても、動物を痛めつける行為への加担を減らす点では実りが期待できず、その理由は複数ある。

第一に、拷問を軽くした農場から動物製品を買うという発想は、テンプル・グランディンが動物屠殺の残忍性を和らげるのは親切であるといい、それを末期患者へのモルヒネ投与になぞらえるのと同じ考えに陥っている。それは諦《あきら》め――人の手で動物を苦しめ殺すのは仕方がないという考えである。しかしなぜお金を割いて軽い拷問を応援しなければならないのか、菜食人になれば一切の拷問から手を引ける

＊核兵器や無人爆撃機（ドローン）を「非人道的」兵器として糾弾する議論も、裏に「人道的兵器」の存在をほのめかす響きがあり、暗に戦争を必要悪とみなしているように受け取れる。拳銃であろうが戦車であろうが人道的なはずがない。重要なのは個々の兵器の廃絶を訴えることではなく、軍事活動・軍需産業の全廃を訴えることであろう。

というのに。

縞馬《しまうま》を殺すため石つぶてを浴びせるか頭を撃つか、どちらかを選べと言われたら、きっと後者を選ぶだろう。けれどもこの選択は間違いで、実際にはそもそも縞馬を殺さないという選択肢がある。銃殺が倫理的で思いやりある行為と映るのは、よりひどい行為と比べ合わせた時に限られる。

　別の譬えとして、無実の人間を処刑するなら引き裂きとギロチン、どちらがいいかを考えてみよう。これが本当に唯一の二択なら、明らかにギロチンの方がいい。けれどもこの二択か、あるいは処刑不執行かを選べるのなら、ギロチンはとても慈悲深いとはいえない。しかし無実の人間を裁く処刑方法の違いに注目していると、そもそも方法に関係なく無実の人間を裁くこと自体が不正義であるという点が見事に見落とされてしまう。

　どんな農場でも、たとえ最も「人道的」な農場でも、動物たちは麻酔なしの身体損傷と苦痛、愛する者の喪失に苦しみ、最期、すなわちかれらが生きものとして存在し続けることが農家にとって殺すより不利益になった時には、屠殺される。誰でも稼ぐ以上にお金を使っていては生きられないのだから、これは基本的に農家のせいではないものの、もし私たちがなにか勘違いして、情感ある生きものを繁殖・屠殺する施設を、動物たちが平和裡《へいわり》に暮らせる保護施設のごとく夢想することがあったなら、思い出した方がいいだろう。[402] 生産地がどんなところであろうと、動物製品を消費すれば動物への容赦ない危害と屠殺を後押しすることになる。

動物への裏切り

どんなに「人道的」な畜産場の産物であってもよくないという第二の理由は、裏切りと死に関係する。鶏も豚も牛も、相対的におだやかな生活を満喫していれば人間一般、とくに世話をしてくれる人間を信頼するようになる。かれらは自分が利用され屠殺されるために生を享《う》けたとは知らない。むしろ生活の中で、周りにいる人々を面倒見のよい友と理解し、最善の接し方を模索してくれる人、常に安楽と安全を与えてくれる人とみるだろう。

比較的よい生活を送った動物が屠殺を迎えると、周回屠殺業者が来るのであれ、屠殺場へ送られるのであれ、農場内の納屋に連れ込まれるのであれ[403]、それは動物の信頼に対する根本からの裏切りとなる。世話役を演じていた人々は殺し屋に変わる。信頼する人に付いて行ったら、待っているのは早期の死に他ならず、それというのも「しあわせ」農場でさえ、動物は老いや病で死を迎えるよりもずっと早くに屠殺されるからである。

私が数年前に参加した講演会で、『メイン・ストリート・ビーガン[404]』の著者ビクトリア・モランがかつて訪れた屠殺場のことを話した[405]。屠殺場のセキュリティが今ほど厳しくなかった時代[406]、そこを訪れたモランはまず寒さに打たれ（おそらく屠殺した動物が腐敗しだすのを防ぐためだろう）、床を満たすおびただしい血の量に驚いた。排水溝があったにもかかわらず、気づけば足首まで血の池に浸かっていた。動物たちの悲鳴、周りに立ち込める臭気に圧倒される。目の前の惨劇が感情を呑《の》み込んで動物に思いを向けることすら叶わないこの恐ろしい地獄は、ダンテの描くそれをも髣髴《ほうふつ》させた。

呆然としていたモランは、他とは様子の違う一頭の雄牛に気付いた。見たところ健康そうで、どうも比較的よい扱いを受けて育った、家族農場の牛らしい。けれどもこの屠殺場に来て彼はおびえ、出られない部屋から出たがっている。すると職員の一人がこの雄牛を見つけ、知り合いのようなしぐさをみせた。

職員は牛に目をやって、ペットの犬でも呼ぶように口笛を吹いた。そこになじみの顔を認めて雄牛は駆け寄る。と、職員は素早く牛を殺した。つい先ほどまで屠殺室から逃げ出そうとしていた雄牛は、いまや首と皮膚を取り除かれ、血にまみれた大きな肉塊《にくかい》となって鉤《かぎ》にぶら下がっている。この時とうとうモランは、あどけなく男を信頼した雄牛に涙したという。

一見まったく違う話だが、だいぶ前に話題になった事件がある。ある女性が人懐っこい猫を道ばたで見つけて手招きで呼ぶ。猫が近寄ると、女性はその体をなでた後、すくい上げてゴミ収集容器に投げ捨てた[407]。猫の飼い主はその動画をインターネットに投稿し、話はすぐに広まった[408]。動画視聴者の反応は早く、許しがたい気持ちが表われていた[409]。罪のない猫を痛めつけた人間に人々は激怒し、脅迫めいた言葉がささやかれた[410]。

この事件を分析したある興味深い意見は、ゴミ収集容器に投げ込まれた猫と「人道的」農場の共通性を突いて、どちらも人間が比較的親切に動物と接し、最後にのみ命を消耗品として扱う点で似ていると指摘した[411]。

死の時を迎えるまで動物を人道的に扱うなら屠殺も加害も構わない、という人々は、「どうせ猫よ」と語ったメアリー［猫を捨てた女性］に共感するのでしょう。何といおうと、猫は良い生活を送り［…］飼い主から大事にされていたわけです、おそらくは生まれた頃からずっと。だからメアリーを信頼したのでしょう。ところが彼女に殺害の脅しをかけたかどで、最近フェイスブックからは三万人が除名されました。メアリーが人心を煽《あお》ったことを受けて、警察は現在、彼女の家を警護しています。

明らかに［人々の怒りは］ゴミ容器に入れられる以前に猫がどう扱われていたかとは関係ありません。事件前に猫のローラが自由にあたりを歩き回れたとか（それが命取りとなりましたが）、あるいはお日さまの下で虫を追いかけられたとかの問題ではないのです。［…］メアリーはゴミ箱へ入れる前に猫をなでました。でも、それで人々の気がおさまるわけではありません。

では人々が好んで消費したがる、人道的に飼育される動物はどうでしょう。子牛や子豚は毎日農家の人になでられ、児童書に描かれるごとく緑のまきばでたわむれることを許されるのかもしれませんが、［…］それで人々はかれらが疑いもなく屠殺の場へ連れていかれるのを見て気がやわらぐのでしょうか[412]。

人々が怒ったのはメアリー・ベイルが猫の飼い主でなく、本当の飼い主に損害をおよぼしたからだ、という説明も考えられなくはない。しかし怒りが燃え上がった理由はそれだけだろうか。猫をゴミ箱に投げ入れる特権は飼い主だけのものであって他人のものではない、という考え以上の何かがそこにはあったのではないか。コメント投稿者の言葉は猫自身の恐怖を代弁しており、したがってベイルが正当な飼い主であったとしても反響はそう変わらなかったろうと思われる。[413]

「人道的」な扱いを受ける農場の動物たちは、短い生を送った後に必ず味わわされる故意の殺害を予期してもおらず、それに対する心の準備もできないので、こうした裏切りを唐突に知る。かれらはまことにごく少数の例外的農場で世話されながら、自分の生命や仲間との関係が重んじられているかのごとく、また自分が好みと恐れを持つ情感ある生きものとして内在的価値を認められているかのごとく錯覚する。ところがその後、自分が人に信頼を置いたのは誤りだったと知らされる。周りにいる人を世話役と思っていたのは間違いだった、本当のかれらは捕食者だった、しかもこの人々はライオンや狼のように見つけた獲物のほんの一部しか殺さない動物たちよりなお恐ろしかった、と。

カズオ・イシグロ〔イギリスの日系作家〕の小説『わたしを離さないで』[414]が語る世界では、臓器を求める人々のため、「提供者」と呼ばれる人間がクローン技術で生み出される。提供者はみな最後には手術台で死を迎えるか（心臓移植などの場合）、あるいは臓器提供による合併症で命を落とす。語り手の「わたし」自身も提供者でありながら、物語が始まった時点ではまだ臓器提供をしておらず、他の提供者の「介護人」として振る舞っている。

語り手の話から知られるその生い立ちは、子供の頃に温かみある親切な世話を受け、教育と芸術創作の機会を与えられるという特別待遇で、当初の彼女は自分が臓器をほしがる者のために体を譲らなければならない資源であることを知らなかった。子供たちはやがて自分の運命を知るが、噂《うわさ》によると、提供者同士が恋をしたら臓器をゆずる義務から免除され、恋愛関係を深める自由が与えられるという。

ところがこの「人道的」な育成と教育は、提供者を管理する人間のあいだで物議をかもしていた。問題視する人々は、この措置が本当は希望のない状況をあたかも希望があるかのように見せかけ、提供者本人の地位についてかれらに誤った理解を与えてしまうのではないかと憂慮《ゆうりょ》する。話を読み進めていくと、「提供者」には二種類の害がおよぼされると分かる。

一つ目の害は、ある集団の者すべてに不本意な手術、ひいては死を課し、それを手段に他者の求めを満たすこと。二つ目は裏切りで、自分は愛され尊重されていると感じる個人を育てた後、かれを資源として殺すことである。最も「人道的」な農場も同じ裏切りを犯す。

飼育される動物は飼い主に裏切られたのを理解することもしないこともありうる。けれども理解がなくとも裏切りがあることには変わらない。人を信頼しきった素直な犠牲者は殺し屋を殺し屋と悟らず、最後に自分の身に降りかかったことも分からないかもしれない。

裏切りは信頼と愛情を育てた後に、その信頼する者の命を他者の利益に資する使い捨ての商品として扱うところに発生する。看護師の腕に抱かれて静かに気持ちよく寝入る乳児がその看護師に絞め殺されたらそれは裏切りであって、乳児がそれを認識したか、理解したかは関係ない。

心地よく健《すこ》やかで楽しい生活を送った動物を殺せば、その動物が大切にしていたものを奪う。現代型畜産場のありさまを見ると、私は悲しく不愉快になるのと同時に、この尽きない苦しみと死から動物たちを救うため、せめてかれらを安楽殺《あんらくさつ》してあげられたらと感じる。屠殺が安楽殺でないのは言うまでもない[415]が、殺し方によっては、死は現代の畜産工場に生かされている動物たちにとってまだしも人道的な処方と思える[*]。

それに対し、屠殺を迎えるまで親切に育てられ世話されて農場生活を謳歌《おうか》する動物を見れば、私はかれらが生き続けてほしいと思う。動物たちが健やかで幸せなら、かれらの喉を切って体の一部を売ってくれと人に頼むことは絶対に考えない。どんな動物にとっても屠殺は害であるものの、生を満喫《まんきつ》する動物であればそれだけ一層多くを奪われるのは間違いない。もちろん、だからといって動物は残酷に扱う方が親切だと言うつもりはない。悪い世話より良い世話の方が望ましいのは確かであるが、しかし良く世話された動物を屠殺すれば、その分、より大きな喪失を味わわせることになると言いたいのである。

特産動物製品の弊害

人が肉身や分泌物を買うなら動物たちは苦しみ殺されなければならず、それは消費者がいかに「人道的」な畜産物を選んでも同じことだが、その購入には別の弊害も伴う。「人道的」畜産物を購入する行為は、動物製品の消費が幸福な生活に欠かせないという誤った考えを一層社会に定着させる。この嘘を信じた人々は、たとえ「人道的」畜産物を応援したいと思っていても、それを買うのが難しいとなったら従来型の畜産物に手を伸ばすだろう。しかもそうする中で、「人道的」畜産を——害は少なくともやはり恐ろしい暴力であると考えるのではなしに——動物にとっての積極的な親切行為、救済にも近いものと思うようになる。

おそらくさらに深刻なのは、ゆたかな人間が、いうところの親切に世話された動物の肉身や分泌物を買って、理想の食べものはこれだという実例を社会に示すと、その贅沢《ぜいたく》にお金を割けない人々が工場式畜産の肉・乳・卵をそれに一番近い代替物だと思ってしまうことである。したがって特産動物製品の消費は――その表にかかげる「人道性」の現実がどういうものであれ――むしろ工場式畜産の産物をなお魅力的かつ必要なもののように見せるおそれがある一方、ある暴力から別のもう少しおだやかそうな暴力へと需要を移行させる効果はそう期待できない。加えて、屠殺用の動物を「人道的」に育てる経営は、一匹一匹をより広い土地でより長く生かすこととなり、「標準的」畜産よりもさらに環境負荷が大きくなるので、[416] 今の動物製品需要を充分に満たせる規模では実現できない。[417]

「人道的」畜産物は正しい方向への一歩に思えるけれども重大な難点を抱え、動物の苦しみを減らすどころか今よりさらに大きくすると考えられる。飼育の現実を見れば、肉身や分泌物に付された「平飼い」「放牧」「人道的飼育」などのラベルは言葉通りの意味からかけ離れていることが多い。そうしたラベル付きの食品はほとんどが工場式畜産場にわずかな改良を加えた程度の施設でつくられ、そこに暮らす動物たちの苦しみが減っているかどうかは判然としない。苦しみを大いに軽減させた少数の農場ですら、

＊驚くべき発言に思えるがそうではない。工場式畜産場の動物たちは体の向きも変えられない檻に監禁され、自分の汚物にまみれ、あらゆる病気におかされ、たび重なる人工授精によって何度も妊娠と出産を繰り返させられ、しばしば虐待を受ける。この生き地獄に比べれば安楽死の方がマシに思えるのはむしろ当然といえる。

定番の身体損傷〔去勢、耳切りなど〕は行なうもので、同じことを伴侶動物に行なったら虐待とみなされる。また、母子はやはり引き離され、さらに重要なことに、個々の動物は天寿をまっとうするよりずっと前に殺される。

もっとも、「人道的」な動物製品を求める動きには一点の希望を見出すこともできる。この動き自体は人間が動物への暴力を忌避する方向へと進歩を遂げ、同じ星に住む情感ある生きものたちの生活を改善したいと願っている証《あかし》といえる。嗜虐《しぎゃく》趣味の横行する過去には動物や人間をいたぶる見世物に日々大衆が集まっていたことを思えば、今日、多くの人が人間以外の動物を工場式畜産の苦痛から救いたいと願っているのは人間意識の喜ぶべき進化と考えてよい。[418]

しかしながら「人道性」を求める運動が目覚ましい態度の変化を映し出す反面、それが提案する具体的な措置には失望せざるをえない。当の改革は動物への甚大な暴力を放置もしくは拡大し、ほとんど何らの改善ももたらさない一方で誤解を与え、地球の仲間のためにより良いことをしたいという人々の立派な思いをなだめすかしてしまう。私たちが消費者として、畜産利用される動物たちを助けたいと願うのなら、食べもの、衣服、その他の物品を消費する際、畜産場や屠殺場に縁のないものを選ぶのが一番である。この簡単で健康的な楽しい選択へ向かって初めて、私たちは屠殺場の廃絶に貢献し、「人道的屠殺」や「人道的畜産」といった言葉をその真実の姿、矛盾として振り返られるようになる。

⑫ みんなが菜食人になったら、農場の動物たちはいなくなっちゃうんじゃない？

この章で扱う議論は多くの形をとるが、要約すると、人間が飼育する動物たちは畜産の恩恵を受けている、という主張になる。私たちが消費するのでなければ、農家が動物を殖《ふ》やす理由もなく、動物は最終的にいなくなってしまうだろう。だから今いる飼育下の動物たちは、いかに短くつらい生を送っていても、生まれてきたことに関し消費者に恩がある。

この見方にしたがえば、畜産利用される動物を消費しないのは命を「救う」だの「奪わない」だののの選択ではなく、絶滅をもたらす行為だということになる。家畜化された動物種を消し去るのは慈《いつく》しみではない、よってかれらを生きながらえさせる選択――動物製品の消費――は、私たちがかれらのためにできる最大の親切行為なのだ、と論者たちはいう。

家畜化された動物はなぜ存在するか

この議論を唱える一つの立場は各地の固有家畜品種に重きを置き、「在来種」の豚[419]・羊[420]・七面鳥[421]などに注目する。私の高校時代の教師は、固有品種の消費をめぐって、消費しなければ品種自体が消えてしまうから、と葛藤を口にしていた。例えばある希少品種の豚は、大変おとなしく友好的な上、色々な点で他の豚とはまったく違う。教師が語るには、そうした素晴らしく賢く愛らしい動物を殖やし世話するのに特産農家が時間と労力を割くのは、一定数の消費者がその肉を食べればこそだ、ということだった。同じ思いから、『動物の解放』を著わした哲学者ピーター・シンガーもまた、動物が比較的安泰《あんたい》な生を送れるのなら、生まれてこないより生まれてくる方がいいと述べ、ゆえに「人道的」畜産物の消費は支持されるべきだろうとの考えを示す。[422]

いくらかの論者は固有品種の消費を擁護するためにのみこの主張を展開するものの、これは畜産物の消費全般を擁護する上でも同じように使える。[423] 地球に暮らす全生物種の中でも飼育・栽培用品種の生きもの（とくに飼育用の鶏品種）は進化史上最大の成功物語をいろどるという人もいるだろう。他の膨大な動物種は食物が減ったり天敵が増えたりして絶滅や減少を迎えていったが、家畜化され飼育されるようになった動物は子孫にめぐまれ世界中に広まった。それはひとえに人間がかれらやかれらの産物を食べたり着たりしたがるからに他ならない。

例えば現在、家禽化された鶏はおよそ一九〇億羽を数え、[424] 世界人口の三倍にもなる。[425] そう考えると畜産利用される動物たちは数の上で地球を支配しているのであって、これはまさに人間がかれらの肉身や分泌物を消費するおかげではないか。動物由来の製品を消費することは、畜産利用される動物たちの生命線とすらいえよう。

この議論は見事である。まず直感に反する命題――「動物の肉身・分泌物を食べるのは動物にとって利益である」――を提起し、次に論理と自然な思考に訴えて、おかしいと思えるものを否定のしようがない真実に見せかける。動物製品の食用消費を屠殺や残忍行為から切り離す議論とは違い、これは需要と供給の関係を認めた上でそれを賞賛する。私たちがベーコンと卵の盛り合わせを食べなければ、屠殺される豚と鶏は減るだろうけれども、それは生を享《う》ける豚と鶏が減るからでしかない。

家畜化された動物品種が存在するのは人間がかれらを所有・利用したがるおかげ――これはほとんど自明といえる。人間がかれらを利用したがらなくなり、農家の繁殖・屠殺事業にお金を払わなくなれば、論理的にはその品種が絶滅することになるだろう。

比較対照のために述べれば、家畜化されていない動物（いわゆる「野生」動物、「自由な」動物）の場合、人間が狩猟をやめれば生をつないでいくことができる（駆除計画がないという前提で）[426]。家畜化されていない動物は人に食物と住居を頼らない。しかし家畜化された動物は人に依存するので、地球に生きながらえる条件として、誰かがかれらを繁殖・育成する気にならなければいけない。その気を起こさせる要因として、〝食〟と〝衣〟と〝金〟より強い動機があるだろうか。

反論に先立ち、私はこの論に同意できる部分があることを認めておきたい。消費者のつくる畜産物需要が家畜化された動物の急増を引き起こしたのは確かだろう。かれらは家畜化されていない動物に比べ驚くべき数に達したが、その主たる原因が消費者にある点は否定のしようがないと思う。

したがって同じ種に属する動物が沢山いることが個々の成員にとって例外なく恩恵であるなら、動物製品の消費者は事実、毎年数十億の家畜化された動物に生の恩恵をもたらしていることになろう。そこで、動物製品の消費が動物を助けるという考えに賛同できない私は、その前提、すなわち「生を授けることは恩恵である」という思想を検証する。

仮想人物ベティとジョーンの事例

生を授けることがそれだけで生まれた者に恩恵をなすという常識は妥当かどうか、それを評価するため、ここにベティという人物がいると想定しよう。彼女は自分の排卵日をチェックしていて、今晩夫と交われば妊娠確率が一番高いことを知っている。けれども避妊なしに性交すること、しないことの是非が分からず、友達のジョーンに意見を請う。ジョーンは何と答えるべきか。

おそらくジョーンは、答える前にもっと詳しいことを聞きたいと思うだろう。ベティは子供が欲しいのか、夫はどうなのか、子育てはやっていけそうな状況なのか、等々。

ところが想像してみてほしいのは、ここでジョーンが、ベティのこともその夫のことも家庭のことも知らないままに、あなたはお腹に宿る予定のその子を出産する道徳的な義務があるわ、もし妊娠確率が一番上がる日に性交しないと決めれば、あなたは身ごもるはずだった子供から不当にも生の恩恵を奪うことになるのよ、と言った場合である。

どうだろう。説得力はないのではないか。想像上の子供を現に生む義務はベティにない。まだ子供は存在してもいないのだから、人間の生が始まる時点についてどんなに保守的な見方をしている人でも、その受精前の想像上の子供が現時点で生を享ける権利を持つとは考えない。だから私たちがジョーンの立場なら、ベティや夫の意向、二人の健康状態、経済状況など色々な点を加味して、問題があれば性交と妊娠を避けるよう気兼《きが》ねなく助言できる。

生まれうる子供は受精卵になれなければ生を失うのだから、意思決定をするベティはそのことを勘案すべきだ、という意見も大抵はあるまい。存在していない者は存在したいと願う心を持っていないのだから、失われるものは何一つない。

では次に、ベティがジョーンのもとではなくあなたのもとへ来て、今晩はやはり旦那と寝ようと思う、心臓病で苦しむ人に心臓を提供したいから、と言ったとする。わけが分からず、あなたがそれはどういう意味かと尋ねると、ベティは子供をもうけて六歳まで育て、その心臓を臓器提供が必要な人に譲りたいのだと答える。それを聞いたあなたは、六歳のわが子を殺して他の人に心臓をあげるだなんてひどい、と言う。するとベティが、六歳の誕生日まではその子を大事に育てるから安心して、と請け合ったとしよう。

さて、ここでベティは、心臓提供者とするのでなければ子供はつくらない、と付け足す。あなたが六歳児の心臓を他人にあげないよう説得しおおせると、ベティは、じゃあ夫とは寝ないし子供はつくらないわよ、と念を押し、さらに付け足して、あなたは六歳以降の人生を奪っちゃいけないなんて変なことを言いながら、私の子供から生そのもの、幸せな六年間を奪うんだわ、と言い出す。しかもそのせいで心臓が必要な人を助ける彼女の努力まであなたが妨害していると言う。

これを聞かされたあなたは、やはりベティが夫と寝て妊娠し、六歳になった子供を臓器提供者にするのがいいのだろうと納得するだろうか。それはないと思う。妊娠を避けてもお腹に宿らなかった子供を害することにはならないが、心臓を取るために六歳の子供を殺せばその子に大きな害をおよぼす。この二択は道徳的にみて比較にならない。

ではベティがあなたの助言を無視して娘をもうけ、予定通り六歳でその心臓を提供するつもりでいたとしよう。道徳判断は変わるだろうか。ベティが子供の心臓を人に提供しようと考えなければこの子は存在しえなかったということで、心臓提供の案が善く見えてくるだろうか。それもあるまい。

ベティの娘を知った人々は短いながらもその子が人生を送れるのをみて嬉しく思うかもしれないが、殺しはその子自身にとっては依然、いわれのない不当な暴力でしかない。ある存在に生を与えた者がその存在の道徳的「資本」に目を付け、かれを殺害等によって痛めつけ他者の用に供する場合、生を与える行為は当の存在にとって「恩恵」とはならない。現に私たちは、ある者に生を与えた人間がいれば、その人間にその者を守る義務を負わせるという形で人並み以上の道徳観を求めるのが普通であり、「創造主」に被造物の利益をないがしろにする特権があるとは考えない。だからこそ子を産んだ親は、出産理由のいかんにかかわらず子に対する特別の責任を負い、子を害さないというだけでなく積極的に子を世話し保護しなければならない。

ある動物が存在するのはひとえに動物製品を消費する私たちの嗜好が農家に繁殖を促したからだとすれば、私たちはその動物を気づかう義務を負うのであって、これは私たちの活動と関係なく自然界に生まれる自由な動物たちに接する時の態度とは異なる。* 動物を飼うということはしたがって、飼育下の動物に対し人間が――搾取する権限を得るのではなく――義理を負うことを意味する。

多数であることが「成功」となる場合、ならない場合

以上の議論を踏まえてもなお、鶏や牛や豚は一面で「成功」に浴したのではないかと考えたい読者はいるかもしれない。家畜化された品種も含め、多くの動物種が絶滅を迎え絶滅に近づく現在にあって、私たちが食料や衣服とする動物は数の上では繁栄しているではないか、と。

まず初めに、数が多くなれば繁栄するという考えと、個が生を享ければ恩恵に浴するという考えは、関係しているけれども切り離した方がよい。親が子を身ごもり生を授けても子に「恩恵」を与えたことにはならない一方、すでに存在する者は自分と同集団に属する沢山の他者がいればその恩恵にあずかる。人種・民族の譬《たと》えが参考になるだろう。第二次世界大戦中にヨーロッパを襲ったホロコーストの後、一部のユダヤ人は、多くの子を産んでナチスに殺された者たちの「埋め合わせ」をしなければならない

＊無論、これは飼育下の動物に対して負う義務がそのままでは自然界の動物に当てはまらないという意味に解されるべきで、自然界の動物に対し人間が何らの義務も負わないと考えるのは明らかに飛躍である。

と感じた。[427] もちろん、新しい人間を産んだからといって殺された人間の埋め合わせにはならないが、かれらはユダヤ民族がヒトラーの虐殺暴力によってだけでなく、犠牲の多さ自体によっても打撃を受けたと感じていた。ユダヤ人の数はホロコースト以前に比べはるかに少なくなっていた。この時、生き残ったユダヤ人が多くの子をもうけ集団の成員数を増やそうとしたことから考えると、集団の規模拡大はやはりその成員にとって恩恵になるのかと思えてくる。

私にとってもこの考えは強い説得力を持っており、それは私自身の家族がホロコーストで多くの親族を失ったからである。両親の祖父母も六人の叔父叔母も殺されたので、私の親戚はわずかだった。身内が大勢いたら恵まれていると感じただろう。しかしながら、この考えは以下の理由により、飼育下の動物種には当てはまらない。

畜産場の本質は繁殖・拘束・屠殺施設であり、そこに暮らす動物は同種の仲間が数多くいるからといって満足を得ることはない。むしろ数が多いということは普通かれらにとって、混み合い、共通の不自由を味わい、仲間を失うことを意味する。自集団の成員増加を自分の意志で決められる人間とは違い、動物たちは自分の生殖について何一つ決めることを許されない。

乳牛が子を産むのは「強姦枠《レイプ・ラック》」で妊娠を強いられるからであって、それは人の消費する乳の分泌を促されるに過ぎない。繰り返しの妊娠と終わりのない搾乳によって乳牛は乳房炎などの苦痛も味わえば[428]衰弱も迎え、屠殺場に運ばれてきた時には多くが「へたり」、すなわち殺される現場まで歩くこともできない体になっている。[429]

哺乳類の例にもれず乳牛もわが子とともにいることを望む。[430] しかるに畜産農家は、母牛がうなろうと泣こうと、この最も大事な同種の仲間を彼女のそばから奪う。畜産利用される母動物のほぼすべてが、一切のわが子、一切の友を屠殺場に奪われる。* 畜産利用される動物にとって同種の成員が沢山いると自覚する場面は、恐ろしい密飼いをされている時にほぼ限られる。[431]

成員数を増やして共同体を築こうとする人間は、出生率が高ければ力を得られることもあろう。しかし出産を強いられるのはまったくの別問題であり、だからこそ中絶に原則反対のアメリカ人でも大抵はレイプ被害者の中絶を禁止法の例外にしたがるのだと考えられる。[432] 家畜化された動物にとって生殖は底なしの悲しみにつながるもので、それは妊娠を強制されるから、そしてわが子も含め自分にとって大事な者をことごとく奪われ殺されるからである。

したがって家畜化された動物にとって数が多いことは恩恵ではない。多数の成員を抱える人間集団とは違い、屠殺場で死を迎える驚異的な数の成員がいることは、羊、豚、鶏、その他の動物たちにとって良い暮らしを意味しない。むしろ人間の利用目的に数十億単位で繁殖させられるせいで、かれらの生死はとてつもなく悲惨なものになっている。

*「ほぼ」すべて、とあるのは、母の方が先に殺されたり、病気をわずらった子や友が屠殺を迎えずして廃棄されたりするからであろう。

最「不適」者生存

今日畜産利用される動物にとって数の増加が「成功」でない理由を探るに当たり、個々の生きものとそのDNAは別物であることを指摘しておきたい。私たち各々の持つ身体的特徴はほとんどが遺伝子に由来する。環境や生活によって遺伝子発現が違ってくるのは無論ながら、染色体に込められた暗号が私たちの生に大きく影響する点は否定のしようがない。

自然淘汰《とうた》によってDNAは繁殖に適したものになっていく。長い歴史の中で残りやすいDNAは、同じ型のDNAを増やす形質・行動を生物に与えるものである。逆にDNAの与える形質・行動が生物の生殖を減らしたり無くしたりすれば、将来にはそのDNAが減少ないし消滅するだろう。

DNAは自己複製に有利な方へ向かっていくので、ある種が成員数において別の種を凌駕《りょうが》していれば、普通は前者の特徴がとくにその生育環境に「適している」と判断してよい。例えばある地域で緑色の蝶が白色の蝶より何倍も多ければ、そこの蝶にとっては緑色が有利で白色が不利なのだろうと推理するのが妥当と考えられる。

家畜化された動物とかれらを形成するDNAも進化の道をたどった。しかし、その道筋は通常の自然淘汰とは大きく異なる。七面鳥を例にとろう。普通、自然界の七面鳥に有利な遺伝形質は、捕食者から逃れやすい、異性に好かれやすい、自分で食料を探すのに秀《ひい》でている、などの特徴に分かれる。これらは繁殖率を上げるにとどまらず、同時に繁殖機会の妨げとなる痛みや早死《はやじ》にの回避能力を育てるので、理の当然として生活の質を高めもする。

ところが飼育される七面鳥の場合、繁殖確率を高める特徴は鳥自身の快・幸福・長寿につながる性質と一致しない。選抜される特徴はほぼ例外なく、鳥を育て殖やし殺し食す人間の好みにしたがう。その「望ましい」特徴とは、極端な急成長（早期に屠殺して飼育費用を浮かすため）、大量の肉身、それに白い皮膚と羽などをいう。[433]

結果、アメリカをはじめ世界中で飼育される七面鳥は、飛んだり木に止まったりといった本能の求める自然な行動をとれず、[434]骨が巨体を支えられないせいで歩くのも難しく、空腹が治まらないせいで食事を摂り続け、心疾患や脳卒中、[435]関節炎をわずらう。[436]さらに人為交配が生んだ身体のせいで、飼育される七面鳥は交尾ができない。家畜化された多くの種と同じく、かれらは強制的な人工授精によって交配させられ、これが飼育される七面鳥のほぼすべてにとって唯一の生殖機会となる。*

つまり飼育される七面鳥は、飛ぶ、歩く、交尾するなど、鳥にとって最も基本的な活動のいくつかが満足に行なえない体となっている。そして数は多くとも、かれらに許された生は屠殺前の短い期間のみ、大抵は生後六カ月までで、これは「有機」農場でも変わらない。[437]

卵用鶏も動物飼育にみられる「最不適者生存」の実例といえる。第4章で論じたように、飼育される鶏は沢山の卵を産む体に改変された結果、衰弱と苦痛にさいなまれることとなった。

この、人間の所有下に置かれ繁殖させられるせいで多くの数になった動物たちは、人為交配が生んだ

＊日本で消費される肉用の鶏、いわゆる「ブロイラー」も、ここに述べられたほぼすべての障害を抱えている。

苦しみと早死ににつながる性質を別にしても、自分たちの意志で生殖し数を増やした者らとはかけ離れた存在である。人間に置き換えてみると、もし前もって自分の子供がことごとく奪われ、身体を切り刻まれ、成人になる間もなく殺されると知っていたら、ほとんどの人は（選択肢があれば）子づくりを控えるのではないか。

数の多さと「成功」が一致しないのは、一七世紀後期のバルバドス〔西インド諸島の島国〕などをみても分かることで、ここでは奴隷制の廃止前、隷従させられた人の数が自由な人の数を上回っていたが[438]、だからといって奴隷は奴隷制の「恩恵」を受けていたと論じたり、奴隷は奴隷主たちより「成功」していたと語ったりする者は今日ではいないだろう。数は状況の中で考えなくてはいけない。

種の成員数が増えた時、唯一確実に「成功」したといえるのは当の種に関係するＤＮＡである。地球には飼育される鶏が常時約二〇〇億羽いるので[439]、そのＤＮＡは勝利したと形容できる。逆にある野鳥の種がもう現存しないのなら、そのＤＮＡは壊滅的な損失を被ったことになる。

しかしＤＮＡは個々の情感ある生きものと同じではない。したがってＤＮＡの成功と成功したＤＮＡを持つ個の生きものの幸福は分かれる。これは当たり前のようであるが、生きものとそのＤＮＡを分けない思考から多くの混乱が生じている。

個の生きものは――人間であれ人間以外であれ――必要なもの、欲するものを持ち、喜びと苦しみが混ざり合った経験を生きる。動物にとってはこの生と、他者との交わりこそが重要な意味を持つ。ところが別の者――とくに生きものを資源として使いたがる者――にとっては、個の生きものの経験でなく

DNAこそが最も重要な意味を持つ。私たちの法制度は動物を人の利用や利益に供する資源とみるので、かれらの個性よりもDNAに主眼をおく。アメリカの絶滅危惧種保護法（ESA）[440]はその典型といえる。

少し見たところでは、ESAは絶滅危惧種（ないし絶滅危機種〔近いうち絶滅危惧種となるおそれがある種〕）に属する動物の殺害を禁止ないし制限するので、動物の権利保護を進める法律であるかと思われる。[441]しかしよく調べるとこの連邦法は個の動物を真に守るものではなく、DNAの随伴《ずいはん》者として守るに過ぎない。個の生きものは生命や健康が脅かされればいつでも「危機」に陥り「危惧」されるべきなのに対し、ある生物種のDNAは種の成員数が減って人間が懸念を抱いた時にのみ危機にあると認識され危惧の対象となる。DNAの標本を確保しようとするESAは個の動物に降りかかる境遇には関心を寄せない。

種のDNAを「保全」しようという考え方が伝播《でんぱ》している影響で、普通なら日に何マイルも移動する野生動物を檻に捕獲・監禁する行為が、人々のあいだで何かしらその動物に「恩恵」を与えるかのごとく思われている。[442]動物園の動物は同じところをぐるぐる回ったり常同行動*を顕《あら》わしたりと重度の精神異常を来《きた》すが、[443]動物の幽閉はDNAの存続を確かなものとするのには役立ちうる。人間はDNAから利益を引き出し、幽閉された動物の生活の質や寿命は気にしなくてよい。すなわちDNA本位の考え方は生

*不適切環境のストレスから起こる反復性の異常行動。檻の中を回り続けるのも常同行動に数えられ、他に、口を動かし続ける、物をなめ続ける、首を振り続けるなどの例がある。動物園が動物にとって幸せな環境でないことは常同行動によって証明されているといってよい。また、身動きのできない檻に入れられた豚が柵をかじり続けるなど、畜産場での常同行動も数多くのものが知られている。

物種の利用に最もよくなじみ、反面、その種に属する個々の生きものの権利や利益を守り重んじる姿勢にはなじまない。

ある生物種が役に立つから保存したい、と考えるのなら、私たちは動物のDNAに注目し、飼育用の鶏を「成功」例に数えるだろう（鶏肉と卵を食べたがる私たちの貪欲《どんよく》に照らして）。しかし生きた個の動物やその快・安全・友情・生を大事にしたいというのなら、結論は大きく変わってきて、飼育用の鶏は疑いようもなく地球で成功できなかった生きものということになるだろう。

多くの場合、個としての「目的」とDNAの運び手としての「目的」は重なり合う。私たちは個として快を求め、他者と親しい関係を結び、充分な食べものを得て、安全に過ごし、家族の面倒をみたいと思う。私たちのDNAは自己複製という「目的」を持ち、これは普通、個による快・結束・安全・家族愛の追求と重なる。

傷つくと痛みを覚えるので私たちはその痛みを起こす状況から離れようと努め、それによって早期死亡とDNA複製（つまり生殖）の頓挫《とんざ》を避ける。他方、私たちは性交に快感を覚えるので、このDNA複製につながりうる行為を求める。つまり苦痛を避けて快楽を求める傾向は遺伝子を伝えていく確率を上げる。したがって個の願望追求はDNA複製の向上とよく対応する。

ところが人間は昔、遺伝子の増殖と個の利益追求を切り離すすべを見出した。例えば避妊行為はDNA複製を伴わない性交による快楽の追求を可能とする。人々が避妊を行なうのは、個の幸福向上（出生を抑えることも含まれうる）とDNAコピーの増殖（出生を増やすことによる）が同じでないことを証明している。

予防接種や投薬によって、出産可能年齢を過ぎた人の健康や生命を維持するのもその例に数えられる。そうした医療措置は生殖を行なう人の人口比率を下げる。しかしこうした例やその他多くの場面で、私たちは個にとっての都合をＤＮＡ複製にとっての都合よりも優先させる。

すでにみてきたように、動物飼育を通して人間は動物にとっての都合とその動物のＤＮＡにとっての都合を大きく分断してしまった。飼育される七面鳥の場合、人間の選抜が有利に立たせたＤＮＡは、骨が支えられず交尾もできない巨体をつくった。卵用鶏のために人間が選び出したＤＮＡは、大量の無精卵を産んで幼いうちに重度の骨粗鬆症《こつそそうしょう》をわずらう鳥をつくった。[444]

羊毛産業による羊の選抜交配も、動物の都合と遺伝子の都合を引き裂いた例に数えられる。卵用鶏と同じく、羊もその体が生む資源のために生を与えられる（つまり羊毛《ウール》）。家畜化された羊は祖先らとは違い、放っておくと毛が抜け替わらない。[445]そして最後にはやはり卵用鶏と同じく、羊毛生産に使われる羊は屠殺され肉製品に変えられる。

こうして人間の選抜が有利に立たせたＤＮＡは、自然な毛の抜け替わりがなく、しかも羊毛産出量を増やすための余分な皮膚をまとう羊をつくった。そのせいで羊は蠅《はえ》の襲撃、すなわち蠅蛆症《ようそしょう》といって、余分な皮膚や体毛の折れ重なった部分に蠅の卵を植え付けられる身となった。蠅蛆症を防ぐために羊毛農家はミュールジングなる手術を行なうが、これは羊の後部にある皮膚の折れ重なり部分を切り取る措置で、普通は麻酔も術後のケアも施されない。[446]さらに毛刈り自体が羊に怪我とトラウマをおよぼすもので、一般人が誤解しているような散髪に似た行為などではない。[447]

畜産利用される動物たちが決まって味わう身体損傷を別にしても、人間が故意に増やしたDNAは動物たちに苦痛と障害を負わせる（その特性が動物の肉身と分泌物を人間消費者好みのものとするので）。したがって遺伝子が数の上で「成功」していることをもって、畜産利用される動物が幸福を得ていると考えるのは間違いである。

動物飼育の消滅

ある著名な法学院の教授からかつて、もしも動物利用がなくなったら、動物の権利支持者は家畜たちをどうしたいのか、と尋ねられたことがある。私たちはどんな展望を抱くのか。人によって思い描く未来像は違うだろうが、おおよそ以下に述べるようなところが倫理的菜食人の共通の願いに近いのではないかと思う。それは時間をかけて菜食人が増え、人間以外の動物を人間の消費用に繁殖・屠殺する企業や個人から人々が手を引いていくというシナリオである。

そうなったら事業者らは大量の家畜化した動物を繁殖して搾取・屠殺することから利益を見込めなくなるので、世界で畜産利用される動物の数は着実に減っていくだろう。とすると動物の権利論は必然的に、飼育される鶏、七面鳥、豚など、人間に依存する生きものがやがて減少ないし消滅する未来を思い描くことになる。

動物の権利を守るといいながらその絶滅を求めるのは矛盾に思えるかもしれないが、それは生きる権利や搾取されない権利を持つ個の存在と、何世代もの後に失われるその存在のDNAとを混同するからである。さらに、絶滅を種の成員にとっての害とみるにしても、家畜化された動物種を絶滅させないため動物の権利論に反対するという姿勢は合理性を欠く。

その立場は畜産が家畜化されていない野生動物におよぼす影響を考えていない。畜産利用される動物がいなければ多くの多様な野生動物（家畜化された動物の近縁種も）が繁栄できる。ところが合衆国農務省の野生生物局は「鳥獣被害管理[448]」という一見おだやかそうな名目をかかげて、畜産場に生き屠殺場で殺される飼育下の動物を捕食しようとする数多くの野生動物を殺害している[449]。要するに政府は飼育される動物の繁殖を支援するため、近くに住む野生動物を撲滅するのである。

かれら情感ある野生動物の直接的殺害に加え、畜産業は土地確保のために森を皆伐し、家畜化した動物たち自身をそこへ住まわせたり、おそらく規模の点でより深刻な問題として、数十億の動物に与える飼料作物を植えたりする[450]。この森林破壊は森の動物たちを死に追いやり、結果としてその子孫、森に暮らせるはずだった動物たちを絶やす[451]。

牧場経営者やその提携者は、牧草飼育する牛にあてがうのは他に用途のない土地だと主張するものの[452]、事実は逆で、使っていなければ土地は肥沃《ひよく》さを取り戻す[453]。逆に農家が牧場経営を始めると数年で土地は不毛と化してしまう[454]。

この非効率を別にしたところで、屠殺する動物の飼養・維持に土地を用いれば、家畜化されていない沢山の動物をやしなえたであろう一帯が失われることに変わりはない。家畜化された動物の消費は、家畜化されていない動物の死と絶滅に大きく関わる。

したがって動物製品を消費することが貴重な種の「保全」を支えると考えるのは、どう甘くみても誤解というしかない。これは、屠殺向けに選抜した種のＤＮＡを増やすことが個の情感ある生きものにとって「成功」を意味しない、という事実に目をつむってもそういう結論になる。

さらに重要なこととして、肉身や分泌物をむさぼる目的から動物に生を与えるのは暴力に他ならない。暴力が最も際立つのは、かれらの日常生活そのもの、それに恐ろしい屠殺を味わう前の苦痛に満ちた身体損傷と喪失においてである。のみならず品種改変もまた、生きるに適した動物の代わりに人の食欲に合わせた不適切な体の動物をつくりだす計り知れない暴力を内に含む。

自分たちの消費する動物を世に存在させることは、人間がかれらに与える恩恵だろうか、という哲学的問い[455]をもっと分かりやすくするため、次のような空想を働かせてみよう[456]。別の惑星からやって来た異星人があなたのもとを訪れる。この地球外生命体はあなたと同じ言葉を話し、あなたと同じ道徳能力を持つ。

異星人が言うには、自分は人間奴隷を連れて故郷の銀河へ帰りたいのだが、今この地球に住む「野生」の人間を使う気は一切ない。代わりにあなたの頬を軽く綿棒でなでるだけ。その綿棒を持って帰って、あなたのクローンを量産し、自分の銀河にある無数の星を人間で満たしたい、とのことである。

クローンをつくったら何兆という人間が地球だけでなく宇宙に散らばる。しかもクローンがいれば人間は（太陽が燃え尽きるかそれより前に）絶滅するのを回避できる。なお、クローンのＤＮＡは少しずつ遺伝子改変して、異星人側の要求に合うよう人間の特性を変えていく。
最後に、この奴隷人間は皆あなたのクローンなのだから、あなたは地球を超えて多くの星に自分と同一の無限ともいえる遺伝子遺産を残せてうれしいだろう、と異星人はいう。これを聞いてどう思うか。
私からするとこんなクローン化は恐ろしいし、それは、量産されるのが私とよく似た人間であっても、というより、そうだからこそ怖いのである。宇宙一帯で自分が「増殖」するのを喜ぶどころか、私は異星人の奴隷制が生む苦しみを重い罪と考える。犠牲の人間が多ければ多いだけ私の怒りはつのるだろう。選択権があるなら私は頬の細胞を採《と》らさない。

　無数の人間がつくられて隷従を強いられるくらいなら、私は自分の遺伝子が二度と生を享《う》けないことを望む。もし異星人が否応なしに私のＤＮＡを採取して無数のクローンをつくったのだとしたら、私は奴隷化目的で人間に生を与えた最初の行為を悪とみなすだろうし、つくってしまったのだから実際に奴隷化するのが正しい、などとは考えない。つまり隷従させることを目的に人間をつくり出す異星人の行為は不道徳であって親切ではない。それでも人間をつくり出してしまったのなら、異星人の義務は、その人間の必要を満たすこと（「家畜化された」人間がよその星で自分の必要を満たせない場合）、そして奴隷化計画そのものをやめることだろう。この計画が実行に移された場合、人間奴隷は数が増えて大成功に浴したのだから異星人に感謝すべきである、などというのはおかしい。

　畜産利用される動物として存在することが、いっそ存在しないことに比べ好ましいかどうかは、分かりようもないし、問う意味もない。分かりようもないというのは、自分が存在しない状態を知る個というものが存さず、様々な生活の場に存在する個と比べようにも無益だからである。[457] したがってある動物の存在する状態としない状態を比較する試みは、その動物がいないよりもいてほしいと考える他者の視点があって初めて意味をなす。それだから夫婦は、自分たちの子供がいる世界をいない世界より好いと思い、子を産むことにする。けれども先にみたように、夫婦が子供をつくらない、あるいは限られた数しか産まないと決めたところで、存在できなかった無数の子供たちに対し不徳を犯すことにはならない。

存在すること自体が存在者にとって一つの利益であると考えてみても、生きものを存在させた私たちがその生きものを傷つけていいという結論にはならず、それはその生きものを存在させた理由のいかんにかかわらない。先に想像したベティのような、狂った、悪魔的な人間でなければ、後に臓器提供者とする目的だけで子供を存在させる者などいない。

おそらくその目的がなければベティは子供を産まなかった。彼女の子供は「目的用」であり、前章で触れた『わたしを離さないで』に登場する「提供者」の子供とそう変わらない。しかし、産んだ理由が何であれ、ベティが最終的に子供を臓器提供者として利用すれば非難されるのは当然であって、彼女が子供に生を与えた人物であることは、私たちの怒りをなだめるどころかなお燃え立たせるだろう。たとえ子供自身が生を享けたことを喜び、短い生涯をありがたがっているとしても、ベティが計画を遂行すればそれは咎めるべき行動とみなされる。逆に子供を産まなければ、ベティは存在しない子供に対し罪を犯さない。

以上の議論を踏まえると、人間は畜産利用する動物に恩恵を与えているといって繁殖と屠殺を擁護することはできない。人間は第一に、動物の健康や長寿を損なう性質を選抜することでかれらを害する。第二に、苦痛を与え人間の消費用に屠殺することでかれらを害する。

人々の動物製品消費が基《もと》となって生まれてきた現在の数十億という動物たちに対し、私たちはその他の動物に対して負う以上の義務を持つ。かれらは他者に依存する身であり、私たちはかれらを思いやって安泰に一生を送れるよう配慮しなくてはいけない。家畜化された動物たちは人間に対し恩も命の借りもなく、したがって人間は貸し手の権利、すなわちかれらの命を奪ったり、かれらを人間の目的用に好きにしたりする権利を持たない。

⑬ 完璧な菜食人にはなれないんだから、こだわらなくてもいいんじゃない？

私が心底がっかりしたのは、どんなに意識的な菜食人でも、まったく動物製品と無縁な生活は送れないと知った時である。けれどもこれは悲しい現実で、もし菜食人というものを動物由来の成分から一〇〇パーセント切り離された人間と定義するなら、菜食人といってよい人はほとんど一人もいないことになる。動物の肉身と分泌物を大量生産するこの非菜食の世界では、膨大な屠殺場副産物が生み出され、それは安価で流通した後、道路、自動車のタイヤ、医薬品、有機肥料、そして家壁の多くに使われる合板など、実に様々な製品の素材に使われる[458]。

本来、こうした製品をつくるのに動物成分は必要ではない。ただものすごい数の動物が直接消費用に屠殺・加工され、その副産物が安くて手に入れやすいので利用されるに過ぎない。人々が屠殺を伴う動物由来の製品――肉・魚・乳・卵・皮革・羊毛など――を大量に求めるかぎり、動物性の副産物は形を変えて事実上あらゆる製品に混入する。車や自転車で道を走ったり、野菜や果物や豆や穀物を食べたりすれば、間接的にはどうしても何らかの動物由来成分と関わってしまう。

いたるところに含まれる屠殺場の産物を消費してしまうのに加え、もう一つ、菜食人と非菜食の人がともに動物への暴力に加担している例がある。現代農業は作物の収穫時に畑の動物を殺害する。例えばコンバインがネズミその他の小動物を殺すようなもので、他の農業機械にも同じことがいえる。[459] とうもろこしや小麦を消費したら、私たちは多くの情感ある生きものに死をもたらす仕事を後押しすることになる。なので菜食人になっても動物への暴力から完全に距離を置くことはできない。

そうした現状があるから、懐疑的な立場からは菜食人になることに何の意味があるのかとの問いが発されてきた。[460] 動物の糞で土地を肥やしてコンバインで収穫作業を行なう農家からとうもろこしを買うのと、農家や店から牛乳アイスクリームやチーズを買うのとでは、実質的に何も変わらないのではないか、と。[461] どんな選択行為も、動物殺しを後押しする点では同じなのだろうか。

こうした疑問が寄せられるのは、人々の目に菜食人が、独善的で裁判官くさく人の楽しみをぶち壊す人間、周囲の動物利用者どもより自分の方が道徳的に偉いと思っている奴、と映るせいかもしれない。菜食人は上から目線の怒りっぽい人間として描かれることが多く、その通りだとすればこう言いたくなるのも分からなくはない――「あなただって結局は動物製品を使っているんだから同罪でしょ、菜食人だからって偉そうにしないでよ！」と。

私としては、本当に裁判官のごとく振る舞う倫理的菜食人はごく少数だと思っているが、現にそういう人物がいたら偽善者のそしりを受けても不思議ではない。人に裁かれると、私たちは逆にその人を裁きたくなる。男女交際のスキャンダルで取り沙汰される人物が、かつてそうした行為を公然と批難していたその人本人であることが多いのは偶然ではないだろう。

裁判官めいた人物が偽善者であった場合、周囲はその人に道徳を語る資格なしと判断して、その主張をしりぞけることが容易になる。これはその人物が正しい主張をしている時には非常に残念なことで、それというのも、批判する人々は相手の主張内容そのものから目をそらし、不備のあるその主張者の人物像だけを見てしまうからである。

菜食を広めたい気持ちから他者を咎《とが》めたり罵《ののし》ったりする人は、この世界で動物を一切傷つけずに暮らすことはできないという事実を意識した方がいいだろう。私たちは誰ひとりとして罪を免れず、その意味では誰もが——菜食人も非菜食の人も——カゴの鳥といえる。幸い、ほとんどの倫理的菜食人は道徳で人の上に立ちたくて菜食をしているのでも、人を裁きたくて菜食をしているのでもない。菜食は多くの人にとって、同じ世界に住む弱く無防備な情感ある生きものに対する暴力から袂《たもと》を分かつ旅であり、他のあらゆる生涯の長旅と同じく、それ自体が到達点ではなく、歩み続ける道程なのである。

私は生まれつき菜食人だったわけではなく、長年の付き合いで親友になった他の倫理的菜食人たちも初めからそうだったのではない。皆、今まで知らなかった真実を学んでいった（酪農業に屠殺が付きまとう事実などはまさにその一つ）。そして皆、今まで気付かなかった動物たちの実情に気付くようになり、動物が広く、しかも見えない形で、生活のあらゆる面に利用されていることを自覚するようになった。[462]学んだことから、私たちは一人一人、それぞれの時期に、頭と心でその知識を吸収し、それぞれの旅を始めた。

菜食人が独善的に人を裁きたくなったら、その裁きの目を過去の自分に向けなければならないだろう。自分への気付きから他者への謙遜《けんそん》・共感・理解を育て、かつ旅の途上にある自分自身へのそれを育てる方が、よほど実りが多く美しい。忘れてはならないが、私たちの多くは、動物の肉身と分泌物を消費するか否かをめぐり選択というものをしたことがなく、場合によってはそもそも選択肢すら与えられていなかった。

人を裁く態度は状況次第では人心を遠のかせ煙たがられるだけでなく、広く当然とされている習慣から手を引くのに必要な、自主性を否定することにもつながる。私たちを菜食人にしてくれた人々は私たちの自主性に働きかけてくれたのであり、逆に、うまく輪を広げていける真っ当な方法はそれしかない。

結局、何が正解なのか。動物虐待由来の成分・素材から完全に距離を置くことがこの現在の社会では困難だというのなら、半端な菜食人生活を送ろうと頑張る意味はあるのだろうか。もうこの辺で、鼻をへし折るべき独善的な人物を想定するのはやめにして、ここではあなたを菜食人にしたいと考える良き友人と向かい合っているように想像してみてほしい。あなたは友人に尋ねる。「動物由来のものを完全に避けるのは無理なんだから、諦めて好きなことをした方がいいんじゃないかな。そしたらはっきりした目標もなしに無駄な骨折りなんかしなくてもよくなるんだし」。

この疑問は二つの相互に関係する問いに分解するとよく分かる。第一は、今日の世界では菜食人でさえ動物製品から完全に距離を置くことができないというのに、それでも動物搾取から手を引こうと努力することには何か意味があるのか、という問い。第二は、菜食人が動物製品に頼るのは、非菜食の人がそうするのと何か実質的な違いがあるのか、という問いである。いずれの回答も否であるなら、なるほど菜食人生活が倫理的に好ましいとはいいがたいかもしれない。

完璧でないことが問題にならない理由

第一の、努力に意味があるのかという問いは、菜食人生活や動物の権利運動に限らず、道徳的な活動一般に対し異議を突き付ける。その本質は、完璧な目標達成が現状で叶わない場合、人はその目標へ向け努力する価値があるのか、という疑問に集約される。そう解釈すると、これに対し「否、価値はない」と答えるのは道徳的な絶望となる。もしそうなら、私たちは自分の価値観に完全に沿った生活は送れないのだから、自分や周りの人々のために世界を良くしようと努力する意味はない。

「意味があるのか」という疑問は、私たちが何かをする・しないによって他者の生活を改善ないし悪化させる状況であれば、どこでも唱えられる。多くの人は慈善団体にお金を寄付したり、苦しむ者を助けようと時間を割いたりする。一台の車を複数人で共有したり、店の紙袋やビニール袋を使わないよう自分用の買い物袋を携帯したりして、環境負荷を減らそうとする人々もいる。愛する者や見知らぬ者に対し、私たちは親切かつ寛容であろうと努める。

これらすべての例において、私たちはほぼ常に、至らないところがあるのを自覚する。慈善事業にはもっと多くのお金や時間を割けるかもしれないし、買い物はもっと控えられるかもしれず、車はもっと乗り控え、他者にはもっと親切になれるかもしれない、などなど。ではそれによって私たちの行動や自制は無価値となるのだろうか。そんなことはない。改善の余地があるからといって何もしない方がいいということにはならない。

ユダヤ教の口伝《くでん》律法ミシュナに「父祖の教訓《ピルケ・アボス》」というものがあって、[463]そこにはユダヤ教の核となる（また他の宗教にも共通するであろう）道徳の教えが含まれている。その第二章二一節は、ここで扱っている質問にこう答える――「務めを全うすることは求められずとも、あなたは務めから逃れてはならない」。[464]自分の限界を知ることが諦めることの言い訳にはならない。

子供を持つ私は、我慢しておとなしくしておいた方が子供たちにとっていいと思う場面でも、時々自分が抑えられずカッとなってしまうことがある。それを悟ったので、子供に腹立ったのを自覚したら、怒りの感情を温かみや許しに変えていこうとするようになった。ではおかげで私はいつでも子供たちに優しく温かく接することができるようになったのかというと、そうではない。

今でも時には短気になってしまう。けれども意識的に我慢を育てようと決める以前よりはそういう時が少なくなった。もっと優しい母親になれるのは間違いないことで、だから私は完璧にはなれずともその方向を目指している。

別の道としては、どうせ完璧は無理なのだから怒りと苛立《いらだ》ちに身を任せることも考えられる。ただそれは私にとっていいこととは思えず、まして子供たちにとってはいいことのはずがない。それがもたらす結果は、完璧でないというだけでなくマイナスである。

菜食人になるというのは、私にとって意識的に子供への我慢を育てるのに似ている。それは無自覚に吸収した習慣を意識的に選択した習慣へと切り替える継続的な努力で、痛みは伴わないまま、生活を以前よりずっと自分の理想に近い形へと導く。たしかに現状ではすべての動物製品を生活から排除することはできないものの、ほとんどは排除できる。そして菜食人生活を続けていれば、かつては避けられないと思っていたものも排除できるようになるだろう。私は自分が完璧にはなれないと分かっていても、できることまでやめてしまおうとは思わない。

動物製品の選択が問題になる理由

完璧な菜食人生活は無理という点に関する第二の疑問は、道徳一般ではなく、とくに菜食に焦点をしぼる。そこでは、動物由来の製品に依存するあり方が菜食人と非菜食の人のあいだで違うカテゴリーに属すのかが問われている。この指摘が重要なのは、不完全にしか履行できない倫理選択の中でもとくに菜食を問題として、これが非菜食の消費活動に代わる善き選択肢なのか否かを問うからである。

完璧は無理でも改善を心掛けるのは良いこととして、では菜食人になる選択はそもそも本当に自己と動物の生活を改善する方法なのか、と思う人もいるだろう。もし菜食人が非菜食の人とは違う種類の害を動物におよぼしているだけなら、菜食人になる選択の不毛さは牛肉をやめて牛乳を多く摂る選択、あるいは鶏肉をやめて卵を多く摂る選択と変わらない——つまり弁護士が時々言及する「無用の区別立て」となる。

この問いに答えるには、なぜ今日では意識的な菜食人ですら完全に動物製品を避けられないのかを考える必要がある。動物製品が人の生存に不可欠だからではない――これはすでに確認した。また、人の喜びの中核をなす快楽が動物製品と切っても切れない関係にあるからでもない――これもう確認した。私たちは健康に良くておいしい植物食で体をやしない、情感ある生きものの体毛・皮膚・繊維がなくとも温かくて気持ちいい服を着ることができる。菜食人が動物製品を避けられないのは、動物性の副産物が惰性《だせい》的に不必要に、ほぼすべてのものの原料とされているからでしかない。

似たような事例をアメリカ史から引いてみよう。かつてアメリカの綿花はほぼすべてが奴隷労働によって栽培されていた。[465] もちろん綿花を育てるのに奴隷は要らない。けれども奴隷制廃止論者のクエーカー教徒が売っていたものを除き、[466] 奴隷制が敷かれていた頃のアメリカの綿製品はほとんどどれもこの忌まわしい習慣の産物だったので、その購入者らは必ずしも加担の意識を持たずして奴隷制の加担者になっていた。[467]

綿と人間奴隷制との関わりとは対照に、ある種の製品はその本質からして、不可避的に、動物の苦痛と屠殺から生み出される。肉・乳・卵を買う人は、かつて生きていた動物の肉身ないし分泌物を買う気でいる。綿は必ずしも奴隷労働の産物である必要がないのに対し、これらの動物製品は本質が動物の産物であり、現在行なわれている屠殺と残忍行為の圧倒的大部分は消費者が動物製品を買い求めることに起因する。[468] 畜産業者が動物を繁殖して利用と屠殺に徹する理由はただ一つ、消費者が肉・魚・乳・卵・皮革・羊毛といった製品の購入を通し、明確な形でその利用と屠殺を要望するからに他ならない。

もし誰もそうした製品を消費しないとなったら、何十億という動物を繁殖・屠殺するのは経済的にみて意味がなくなる。つまり、単に道路やタイヤ、合板などをつくるために、まず植物を育て、それからその植物を動物に与えて肉身に変え、それを諸々《もろもろ》の原料に加工する、というのは効率的ではない。道路等々はいずれも植物素材や合成素材でつくれるものであって、動物素材は必要でなく、それが使われているのは屠殺場から副産物が排出され、使わなければゴミにしかならないからである。

肥料にも同じことがいえる。植物を育てるのに動物の糞を使う必要はない。[469] 現在は動物堆肥《たいひ》を使わない農場が数多く存在し、[470] そこでは植物性の肥料〔枯れ葉など〕だけで果物や野菜が育てられている。そのような農場は今のところ少数であるものの、動物を食用や衣服用に飼うことが儲からなくなったあかつきには、ぐっと数を増やすに違いない。

代わりの選択肢があるなら、ただ糞や血や骨を肥料とするためだけに毎年何百万頭もの牛を囲って育てたりはしないだろう。[471] 動物からのみつくられる製品の需要を減らし、なくせば、同時におよそあらゆる消費財に含まれる畜産・屠殺副産物もまた、代えのきくものは無用となっていく。

事故死を減らす

工業機械が畑の小動物を殺すことについては、問題の焦点が少し変わってくる。というのも農家は意図的に動物を殺すわけではないからで、人間の消費用に生を与えられ殺される牛とは違い、コンバインに殺されるねずみは戦争用語でいう「巻き添え被害者」に分類される。すなわち農家の目的は作物を収穫することにあり、ねずみその他、畑の小動物の死は意図せざる結果ということになる。

その違いがなぜ重要なのか。同じく動物を殺す場合、意図的か否かでどういう違いがあるのだろう。一つは一般論として、意図的でない暴力と意図的な暴力とでは、課される道徳的な咎《とが》の大きさが違うということが指摘できる。私たちの社会では故意に人を殺せば「殺人」の罪を課されるが、[472]誤って人の死を招いてしまった際は過失致死[473]などの軽い罪で済まされるか、ことによっては無罪となる。[474]

消費・生産から生じる暴力の議論にもっと近いところでは、現在生産され利用されている数多くの商品や技術が一定数の人間に確実に死をもたらしている事実を挙げてもよい。医師による投薬その他の医療措置は、生命を脅かす病気に対抗するものでなくとも、一定割合の患者に死をもたらすことが前もって分かっている。[475]自動車メーカーのつくる車は多くの歩行者や運転手を傷害・殺害することが分かっている。[476]酒類販売業者は自分の売る酒がアルコール関連の死因となることを初めから承知している。[477]けれども、他の面では道理にかなったこうした合法的な活動が、予測はできても意図してはいない死を招いた際、私たちは業者らに法的責任を課そうとしない。行為者の道徳性を評価する際には意図が大事であると私たちは考える。

ではコンバインで収穫した穀物を食べる人はどうだろう。車が人（と人以外の動物）を殺すように、コンバインはおそらく収穫時に一定数の動物を殺す。しかしどちらの場合も殺しは非意図的なものである。穀物を収穫する際に一匹の動物すら殺さなかったとしても、それを理由に品質の劣る品を買わされたといって怒る消費者はいない。したがって収穫時の暴力は事故とみなせる。

ただし、意図されたものでないといっても、それはその暴力が重要でないことを意味するわけではない。動物の権利を支持する人は、植物農業によって命を失う畑のねずみや他の罪なき情感ある生きものの不幸を憐《あわ》れまずにはいない。私も自分が動物の死に加担していると思うと耐えがたい気持ちになり、その感情は私自身もコンバインの運転手も含め誰ひとりとして動物を殺そうと意図したわけでなくとも変わらない。

そこで、人間の消費用に家畜を育てる過程が、こちらもやはり意図せずして動物（および人間）を犠牲にすることを思い出そう。第8章で論じたように、アメリカその他で栽培される作物の大部分は、人が利用し屠殺する動物を「肥育」するのに費やされるが、裏を返せば、菜食は情感ある飼育下の動物の意図的な屠殺を減らすだけでなく、畑にいる小動物の非意図的な殺害も減らすことにつながる。[478]

畜産物の消費は非効率なゆえに、作物栽培がらみの意図せざる暴力をも大いに増やす。それもそのはずで、畜産利用される何百億という動物をやしなうには、はるかに少ない数の人間を直接やしなうよりも多くの作物が要されるからである。したがって菜食人生活は雑食生活や卵乳菜食主義生活よりも「殺し率」が小さく済み、これは動物の飼育・屠殺に関わる意図的な暴力以外の要因を含めても覆《くつがえ》らない。[479]

菜食人生活への移行は別の面でも動物の事故死を減らしうる。現在のタイヤに屠殺場の副産物が使われている問題は、屠殺場の主産物に対する需要を減らせば簡単に解消できると述べたが、それと同様に、暴力を伴わない商品への需要は、作物収穫の面でも代替法を生み出すものと期待できる。農家は故意に畑の動物を殺しているのではないから、収穫方法を変えれば多くの死は防ぎうる。

無論、屠殺する動物向けにとうもろこしや大豆を育てる農家が、一方でねずみの命を救う農法を優先的に選ぶなどということは到底考えられない。けれども菜食人の消費者が増えれば非暴力的な商品への需要が高まって、小動物を殺さない農業機械の開発・普及を後押しすることになるだろう。

一人が菜食人になると決めれば、その決心は動物製品への需要を減らし、動物製品と不可分の活動——動物の拘束・利用・屠殺（および屠殺後の副産物利用）——への需要を減らす。さらには農地をより効率的に使い、より普遍的な動物保護精神を市場に吹き込むことで、意図せざる動物殺しも抑えられる。すなわち、動物成分やコンバインを使う農場（現在の大多数を占める農場）から野菜を買い、公共道路で車を走らせ、合板に動物成分を使った家に住んでいても、肉・魚・乳・卵・皮革・羊毛などの消費を拒めば、確実に動物への暴力を減らしていくことができる。

菜食人への転身は相乗効果もある。人間は社会性の強い動物であり、動物消費を断つのに不安を覚える人が多いのもそのせいと考えられる。楽しい菜食人生活を送っていれば——それが現時点では不完全な形でしか成り立たずとも——、各人は周囲の人々に、同じ選択をしてみたいという気を起こさせることができる。

私も初めて菜食人に出会うまで、自分がその一人になるとは思ってもいなかった。知り合いの菜食人らも同じようなことを言っている。本物の菜食人に会ったりその経験を本で読んだりするまでは、人はなかなか快適な殻の外へ出ようという気にはなれない。自分の暮らしを変えるには他者に啓発されることが必要で、新しく誕生した菜食人はみな、周りの人々を啓発する——そして、動物たちが人間の残忍と暴力を受けず平和裡《へいわり》に暮らし、人間は健康で幸福な食生活を送れる、そんな世界をつくる手助けができる。

砂糖の問題

菜食人になると決めても、まだ倫理的選択を迫られる問題がある。精製糖入りの食品は食べてもいいのだろうか。特に断りがない場合、砂糖きびを精製する際には骨炭《こったん》といって、屠殺場で出る動物の骨を炭化させた成分を使うことがある[480]。

砂糖そのものが骨を含有しているのではなくとも、その生産工程には動物成分が使われる。動物成分〔骨炭〕を使って濾過《ろか》・清澄《せいちょう》した酒は飲んでいいのだろうか。こちらもやはり酒の中に、動物成分が含まれるわけではないが、生産工程にそれが使われている可能性が否めない。

また、蜂蜜はどうだろう。蜂その他の昆虫は哺乳類や鳥類、魚類と並んで倫理的配慮の対象になるのだろうか。もしそうなら、蜂が繁殖・「管理」されて各地へ運ばれ[481]、蜂蜜生産だけでなく食用作物の受粉にも利用されている事実についてはどう考えればいいのか。ナッツもメロンもクランベリーも野菜も林檎《りんご》も南瓜《かぼちゃ》も向日葵《ひまわり》も、栽培には蜂の受粉が必要で[482]、今日の規模の農業を支えるには野生の蜜蜂だけでは足りない[483]。

こうした種々雑多な問題については菜食人によって考え方が異なる。まず骨炭で精製する砂糖から考えよう。人が生きるのに精製糖は必要ない、という点は措《お》いても、菜食人には様々な甘味料があり、未精製きび砂糖（黒砂糖）や骨炭不使用の精製糖なども売られている。[484] なので骨炭で精製した砂糖を避けるのはきわめてたやすい。砂糖入りの加工食品を食べたい場合は少し注意が必要になるものの、菜食商品は砂糖入りのものも含め、その点をラベル表示するようになってきているので、ジャンクフードの領域でも選択は簡単になりつつある。

さらにまた、骨炭で精製した砂糖を買っても動物の繁殖・屠殺には影響しないと論じることも可能で、なんとなれば肉・乳・卵の市場さえ消滅すれば、他に砂糖の精製法がある中、わざわざ骨炭を得るだけのために、家畜化した動物を繁殖・飼養・屠殺するのは経済的ではなくなるからである。道路や自動車タイヤや合板に動物性副産物が使われるのと同様、製糖に骨炭が使われる理由も、屠殺場からそれが出て、使わなければゴミになるからに過ぎない。

同じ議論は酒類にも当てはまる。濾過や清澄に動物成分は本来不要なのだから菜食人向けの商品を探すのは容易であるのに加え、[485] 生産工程で動物性のものを使った酒を消費しても、それが動物の繁殖・搾取・屠殺を促す大きな要因になることはない。献身的な菜食人のあいだでもこれらの問題への対処は分かれる。私個人としては、これらは簡単に別のもので代用できるので避けたいと考えているが、それを選ぶ選ばないが菜食人生活の本質に関わるとは思わない。

蜂の問題

蜂についてはもっと厄介な話になる。蜂蜜を避けるのは簡単なことで、今ではそれなしでやっていけないという人のために蜂蜜と同じ味・香り・粘り気を楽しめる「蜂蜜もどき（Just-Like-Honey）」という商品まである。他方、蜂は主体としての経験を生き、巣に対する攻撃に怒るらしいという事実があって、養蜂家が採蜜の際に防護服を着なくてはいけないのもそのためだといわれる。[486]

蜂が蜜をつくるのは人間ではなく蜂の子をやしなうためなのだから、私としては必要もないのにそれを盗むようなことには加担したくないと思う。蜂蜜の消費はさして重要とも思えず、さらに、菜食人である私が蜂蜜を食べたがっているようでは、現時点でチーズを食べたがっている人と菜食について語り合う上で余計な支障を来してしまうのではないかとも感じる。

ところで、農業に利用される蜜蜂は野生の蜜蜂や「野生化」した蜜蜂と違い、蜂蜜をつくるのが主な仕事ではなく、先述したように作物の栽培がその役目である。野生の蜂にとっては受粉は任意であるから、かれらの受粉によってできた果物や野菜を私たちが食べても蜂を痛めつけることにはならない。けれども今日の作物栽培はその規模ゆえに、商業搾取する「働き手」の蜂たちをあちこちに運搬し、売買し操作する。[487]

何を隠そう、人間による蜂の操作と搾取は、蜂の群れが突然消え去ってしまう「蜂群崩壊症候群《ほうぐんほうかいしょうこうぐん》（CCD）」の一因と考えられている。[488*] しかも営利の養蜂業者は定期的に刺激剤を撒《ま》いて女王蜂を殺す。[489] 菜食人ともあろう者が、どうしたら蜂を搾取してつくった果物・野菜等の植物を気兼ねなく消費できるというのか。

この問いが悩ましいのは、もはや話の対象が蜂蜜などと違い、不必要なものでも容易に代替できるものでもないからである。蜂を気にして植物も食べないとなると、菜食人が食べられるものはほとんど何も残らない。逆にいえば、果物、野菜、豆類、穀物を食べるのは生きるために必要ということになる。蜂を搾取するか食を断つか、どちらかを選ばなければならないとなったら、前者を選ぶのは理解できる。

ゲイリー・フランシオンは譬え話として、もし生命や健康が懸かった状況で人が動物製品を食べたとすれば、それは「正しい」というより「許される」行為であると言い、なんとなれば仮に私たちが何かを必要としていても、普通、私たちは他者からその必要物を強引に奪う権利など持たないからだと説明する。[490] ある行為が「許される」というのは、それが「正しい」あるいは良い行為であるとは認めず、しかしその上で行為者の置かれた状況や困難を考慮し、道義上の責任を問わない、もしくは軽くすることを意味する。商業利用される蜂の受粉がつくった植物を食べるのが正しい行為なのか許される行為なのかは別として、「倫理に準じ死ぬか病気になるかせよ」というのは、「倫理に準じ健全で有益な自己刷新をせよと」いうのとはまったく違う。菜食人になる選択は後者であって前者ではない。

菜食人も何かは食べなければいけない、だから植物を（それが「管理された」蜂によってつくられたものであったとしても）食べるのだというと、じゃあ肉や乳を飲食するのと何が違うのかという声が聞

＊蜂群崩壊症候群の原因は直接的な蜂の酷使の他にネオニコチノイド系農薬の影響もあるとされる。ネオニコチノイドは強力な毒性によって生態系攪乱を引き起こすほか、人間（とくに小児）の神経系にも悪影響をおよぼし、学習能力の低下などを招く疑いがあるにもかかわらず、日本では規制が皆無にひとしく、残留基準値はヨーロッパの数十倍から一〇〇倍、単位面積当たりの使用量では中国の一〇〇倍にもなる。

こえてきそうである。つまり、どんな食であっても動物への加害と搾取を伴うのなら、蜂の直接搾取によってつくられた林檎を食べるのと、牛の直接搾取によってつくられたアイスクリーム・サンデーを食べるのとで、何の違いがあるのか。これは菜食の核心に迫る重要な問いである。もしすべての食の選択が同等の害を伴うのなら、菜食を他の食事より好ましいとする根拠はなくなる。

しかしながら食の選択肢を比べてみると、すべてが同等ではないと分かる。もし植物食も含め、事実上すべての食が現時点では動物搾取を伴うとしても、人々が動物食をやめて植物食を選ぶようにすれば、その搾取は劇的に減るといえる。なぜなら既に述べたように、植物を育てて動物に与え、その動物を人間が殺して食べるという過程ははなはだしく非効率だからである。

考えてほしいが、牛を妊娠させ搾乳し、最後は肉とすべく屠殺するために、その牛の食料となるアルファルファを育てるとなると、人が直接食べる植物を育てるよりもはるかに多くの蜂が必要になる。したがって人が植物のみを消費することに決めれば、蜂の搾取への加担度は大いに減る。動物食に比べ、植物食は蜂への害もはるかに小さい。それに、もしすべての人が菜食人になれば、野生化した蜜蜂の助けだけで充分量の作物をつくれる希望も出てくる。

もちろん、菜食の主眼は蜂を保護することではない。蜂への害を減らす効果とは別に、脊椎動物への残忍行為に加担しないという点が独自の重要性を持つ。脊椎動物は傷つけられたり家族から引き離されたり殺されたりすれば――殺されるのは畜産場の動物すべてであるが――私たちと同様に苦しむといえる証拠が揃《そろ》っており、この点が昆虫と違う。[491]

哺乳類（豚、牛、羊、山羊など）、鳥類（鶏、七面鳥、鴨《かも》、鵞鳥《がちょう》など）、魚類（ます、まぐろ、鮭《さけ》、金魚など）は、人間に酷似した生理学的・化学的プロセスを介して痛みに反応する。[492] かれらは人間と同じく、体内で鎮痛物質をつくり、その受容体も具えている。[493] また不安を表わすところから、かれらが認知的・生理的に痛みを経験していることが知られる。[494] すなわちかれらは情感を持っている。

対して昆虫は人間からかけ離れ、苦しみを覚えるかどうか疑問を呈する余地がある。[495] 負傷に対し虫は苦しんでいるともいないとも思える矛盾した行動をとることがある。例えばある昆虫は他の虫に捕食されながら食事を摂り続けたりもする。[496] もっとも、確かなことはいえないし、虫に情感があるという証拠も提出されている。[497]

動物行動学者のジョナサン・バルコームは、情感の有無で生きものに線引きをしろと言われたら、自分はどこで線を引くにせよ、ペンではなく鉛筆で引きたい〔訂正の余地を残しておきたい〕と語っている。[498] 私の場合、虫を害さない代替物・代替法があるのなら、虫の情感云々はさておき、その代替物・代替法を選びたいと思う――それが蜂蜜不使用の甘味料であれ、非致死性の除虫法であれ。虫が苦しむかどうかは分からずとも、苦しむかもしれないと考えてかれらのために最善を尽くすのは間違っていないだろう。

ただし明らかに情感がある動物を念頭に置くなら、虫をめぐる問題は余談程度にしかならない。虫の命を一切そこなわないのは不可能であるからといって、それが屠殺場の産物を消費する理由にはならない。屠殺場の動物は恐ろしく容赦ない苦しみにさいなまれ、そこで働く者、その光景を目にする者ですらトラウマをわずらうほどなのだから。[499]

三つの難点

まとめると、菜食人になる上では三つの代表的な難点に悩まされる——いたるところに屠殺場副産物が使われていること、ほとんどの畑で小動物が非意図的に殺されること、そして現在の作物栽培は蜜蜂の直接的な搾取を伴うこと、である。

第一の難点——屠殺場副産物の使用——は菜食に反対する議論にはならない。というのも動物を必然的に害する商品（肉・魚・乳・卵・皮革・羊毛など）の需要さえなくなれば、畜産利用する動物を殖《ふ》やす理由もなくなるからである。屠殺した牛の肉身や子牛から奪った乳液を求める消費者がいなければ、ただ接着剤をつくるためだけに牛を繁殖・飼養・屠殺しようとする者はいない。

第二の難点——植物栽培に伴う意図せざる小動物殺し——はたしかに無視できないが、これは畜産利用する動物を故意に直接に害するのとは重要な点で違う。まず、私たちは故意の殺害を過失の殺害よりも悪いと評価する。次に、人の消費用に屠殺する家畜の飼料を育てる農業に比べれば、人が直接食べる植物を育てる農業の方がはるかに動物の犠牲が少なくて済む。最後に、菜食人の輪が広がれば、消費者の需要を通して、農家に畑のねずみ等々を殺さない農法を促せる見込みが大きくなる。

第三の難点——作物栽培での蜜蜂利用——も、やはり菜食を否定する理由にはならない。まず、人の消費用とする何百億という動物をやしなうための飼料栽培をやめて、私たちが直接植物を食べるようにすれば、蜂の商業搾取は必要性が薄れ、最終的には不要となることも考えられる。次に、動物製品の消費は情感を持つことが明らかな動物に暴力をおよぼし、かれらの心身に苦痛と不安をもたらすのに対し、蜜蜂を使って栽培した植物の消費は、情感の有無が不確かな昆虫に規模の小さい害をおよぼすのにとどまる。どんな食にも難点は付きまとうにせよ、私たちは何かを食べなくてはいけないのだから、動物を食べるべきか植物を食べるべきかで悩む余地はない。

菜食人はみな違うので、動物への暴力で満たされたこの世界において日々どんな選択をするかは人によって異なる。時々、私は菜食人の孤島へ旅立ちたいと思うことがある――動物の死体やホルモン分泌物が食卓に並べられるのを見ずに済み、蜂蜜商品もなく、道路は植物素材と合成素材でつくられた、そんな孤島へと。

けれども思えば、たった七年前には私はそこへ入る資格を持たなかったのだし、もしすべての菜食人がその島に暮らしていたのなら、私が菜食人になる機会や特権を得ることもなかっただろう。菜食人の孤島から離れたところに暮らしていれば嫌な悩みもある。薬を処方されればそれは動物実験を経たものであろうし、薬の結合剤が動物成分であることも考えられる。それは嫌なことだし、こうでなかったら、と思う。

ただ一方で、私は動物への暴力を促す最大の要因を自分の中から払い去れて大きな満足を感じもする――必要なのは植物食の消費へと移行することだった。自分が完璧であるというつもりはないけれど、菜食人になったことで、私の生活はたった七年前よりもずっと平和なものになった。

まとめ

この本は非菜食の読者を念頭に置いて書いた。結果、各章の質問には自分の経験と、情報と論理で答えることになった。しかし読者の中にはすでに菜食人の方もいるだろうし、その場合は自分が同じ質問に遭《あ》ったら何を言うか（あるいは言わないか）を考える手助けとして本書をお読みになったかもしれない。

なぜ人々は菜食人にこうも多くの質問をするのか

菜食人になったばかりの人は、友人や家族、さらには赤の他人からさえ質問を寄せられて、そこに不《ぶ》躾《しつけ》な様子や横柄な態度を読み取り、心の内で大きな疑問を抱くかもしれない。どうして非菜食の人たちは菜食について、こんなに面倒な道徳やら哲学やら栄養やらに関する質問をしてくるのか。どうして私は自分の価値観に沿った生き方をすることで自己弁護に立たされるのか――。このまとめでは、菜食人になりたての人も、なって久しい人も等しく抱く、この疑問の根底にある不安について考えたい。私は非菜食の人から質問を寄せられたら、それを動物の権利論と菜食の未来に資する貴重な機会と捉えるのが一番ではないかと思う。

七年近く前に菜食人になった私は早速色々な人から、どうしてそんな決心をしたのかと訊かれ始めた。レストランで食事を注文すると、同席した人は私が牛肉や鶏肉だけでなく、魚も乳も卵も避けていることに気が付く。私が菜食人になったことは、口に出さずとも見れば明らかだった。

大抵まず訊かれるのは、健康を気にして菜食人になったのか、倫理を気にしてなったのか、という質問だった。倫理からだと答えるとさらなる質問が来る。植物なら食べてもいいのはなぜか、ステーキやベーコンが恋しくはないか、動物が互いを捕食することについてはどう思うのか、乳や卵の問題は何か、食べる動物に感謝する先住アメリカ人を立派だとは思わないのか…。

最初のうち、質問された私は自己防衛的になった。どうして私が動物製品を食べまいと決めたことを他人の前でわざわざ正当化しなくちゃいけないのか、訊いた方は気持ちよく椅子にくつろいで、自分が動物製品を食べる理由なんて説明するどころか考えようとすらしないというのに、と。ある時、三歳になった私の娘が先手を打って、友達のお母さんに「どうしておばちゃんはお肉と卵を食べるの？」と尋ねたことがあったが、当のお母さんはうろたえた顔をした後、笑顔をつくってこう答えた――「菜食人じゃないから、かしら」。

聞いていた私は、「それは答になっていません、循環論法です。『どうして菜食人じゃないのか』と訊かれて『菜食人じゃないから』と答えただけです」と言いたいのを必死でこらえた。私は同じ仕方で自分の友人に「どうして動物製品を食べるのか」と反対尋問する気はないけれども、この幼い子供の率直な問いに対して聡明なおとなが何も答えられない事実に驚いた。とともに、礼儀にかなった会話の場でこの質問が提起されることがいかに少ないかを思い知った。

多くの新米《しんまい》菜食人と同じく、私は頻繁に飛び出す突然の質問に驚いたり、時にはイライラしたりした。「答えられなかったらどうなるのか」という不安もあった。友人を菜食へといざなうチャンスがこれきりだとしたら、うまくいかなかった場合、失敗ということになるのだろうか。つねに追及への備えをしておくべきなのか、と。

しかしやがて、この厄介な質問群は重荷というより贈り物に思えてきた。人が菜食について尋ねてくるのは、周りと違う私の行動にその人が気付いて、なぜ、どのようないきさつからそうなったのかを知りたい気持ちになるからである。一緒に食事をする人とは色々な面で趣味が合うのが普通なので、菜食人をはっきり他から分かつもの――つまりメニューを注文する際の思考――は自然と目立ち、議論を誘う。

「ステレオタイプの脅威」

本書で取り上げたような質問を受けて菜食人が苛立《いらだ》つとしたら、それは質問に答えなければならないからというだけではない。質問者は菜食人についてどんな悪いイメージを持っているかも分からないから、訊かれた方はその固定観念をぬぐわなければいけないと感じる。社会心理学者のクロード・スティールは、その魅力的な名著『ヴィヴァルディの口笛』の中で[500]、自集団に向けられた固定観念を自分が立証してしまいかねない不安（「固定観念《ステレオタイプ》の脅威」）に襲われると、私たちの注意は散漫になり、必要とされる思考を存分に働かせることができなくなってしまうと説く。自分は「怒りっぽい菜食人」「独善的な菜食人」「自分を否定する禁欲主義の菜食人」「人間嫌いの菜食人」とは見られたくない、という思いに引きずられていると、質問に対し事実にもとづく穴のない回答をするのに必要な注意力がそがれてしまう。

菜食人がこの固定観念の脅威に襲われた時は、多くの人が菜食人については何も知らないこと、相手は新しいことを知りたくて質問していることを思い出すのがいいだろう。菜食人に対しては悪い固定観念もあるけれども、それもおそらくはすでに崩れ始めている。というのも何のことはない、菜食人は一枚岩でなくそれぞれの個性にしたがって友好的にオープンに振る舞っているし、周りの人は私たちが菜食人であると知る以前から、そういう性格の人物としてこちらを見てくれているのだから。

非菜食の人は、一緒に食事をしている相手が菜食人であると知るとまごつくこともあるだろう。例えば、どこから見ても「自分たちと同じ」ような雰囲気に見える夕食の相手が、実は未知の文化圏、ことによると悪印象の文化圏から来ていたと知るのに似ていて、身近な人間が菜食人であると知ったら、その異質な習慣がどんなものか尋ねてみたくなるのも分からなくはない。これは非菜食の人からすれば、「菜食人について何でも訊けるけれども質問するのが怖い」瞬間といえる。しかし質問は人とつながり通じ合う機会となる。そう捉えてみると、敵対的な追及とも思えたこちらへの問いが、実は相手とつながるためのきっかけであり、自分の少数意見を友と共有して親密な関係を築き上げるための一歩になる、と考えることもできるだろう。

確かに菜食人の方から非菜食の友人に「どうして動物製品を食べるのか」と訊くことは滅多にない。けれども非菜食の人からすると、菜食人が単に動物素材不使用の食事を注文しているというだけで、口に出す通りの疑問が頭の中に浮かんでくる。菜食人が植物性の料理だけを頼んでその素性を表に出すと、非菜食の人はステーキやオムレツ、マカロニ＆チーズを頼む行為が動物製品の消費であることに気付かされる。

すると、嗜好だけにもとづく何気ない選択と思っていた行動が、別のもの、道徳的な意味合いを持つものに変わって、これが時に拒否感や困惑を生む。菜食人が料理を注文するのを見て、非菜食の人は自己防衛的になるかもしれない——問いを受けた菜食人のように。だからまずは決まって、菜食という選択が健康上の理由によるのか倫理によるのかを確かめたくなるのだろう。倫理にもとづく選択である場合、それは暗に菜食でない選択の倫理性を問うことになる。

すなわち、「私の行動は倫理にもとづくものだ」と言ったら、聞き手は自分が評価されているのではないかと思い、自己防衛的になる。評価されている不安は、第5章の「チーズバーガー、食べてもいいかな？」という質問にも表われていよう。そう尋ねることで、質問者は普段レストランで食べるものを注文しても同席の相手が不快になったり怒ったりしないかを確かめようとする。

そうしたい気持ちは、菜食と倫理の結び付きを考えれば理解できる。これに対して、例えば食事の相手に、「あなた、レンズ豆スープを頼んだのよね。私がそれの代わりにガスパチョ〔冷やした野菜スープ〕を頼んだりしたら、怒る？」などと訊くことはないだろう。動物製品を注文することに菜食人が反対するかどうかを確かめるのは、菜食という選択が特別で、ガスパチョよりレンズ豆スープを好んだり、中華料理よりインド料理を好んだり、バニラよりチョコレートを好んだりするのとは一緒にできないとその人が感じるからである。それで、「頼んでもいいかな」という、多くの菜食人にとってきちんと答えるのが非常に難しい質問が飛び出す。

貴重な機会

自己防衛という面もあるにせよ、非菜食の人が発する問いは純粋な好奇心によるものが多い。疑心や自己防衛をわきへ置いて、その好奇心に焦点を合わせられれば対話は有意義なものになる。動物の権利や菜食についてあまり本腰を入れて考えたことのない人は、動物性蛋白質の健康面での役割や、牛乳とカルシウムと骨粗鬆症との関わりについて、菜食人がどんな風に考えているのかをぜひ知りたいと思うだろう。

私たちは大抵――菜食人もそうでない人も――牛乳を飲んだり魚を食べたりするのが「大切」で好ましいことだと教わるから、それらを避ける人間に会ったら、なぜ避けるのか、どうすれば避けられるのかと不思議に思うのが自然である。その問いは菜食人からすれば、栄養に関する貴重な情報を相手に伝える契機《けいき》となる。

健康についての疑問を抱くのと並行して、動物製品を食べ慣れている人々は、菜食人になったら人生の大きな喜びが「奪われる」ように思うこともある。つまりは、食の楽しみを失いたくない。世間では肉・乳・卵が食の快楽の三大要素とされているので、非菜食の人には、何百万という菜食人が多彩で風味ゆたかな植物料理を心の底から堪能しているとは想像できない。「信じられない、これが菜食だなんて！」というのは、無数にあるおいしい菜食料理の一つを食べてみた時に非菜食の人がよく口にする驚きの感想である。つまらないのではないか、動物製品が恋しくなるのではないかといった質問があれば、植物料理が風味と満足に劣る禁欲的な食べものであるという、無理はないけれども間違った不安に答えることができる。

もちろん、質問の中には倫理に切り込むものもあり、これらはともすると敵対的な意見のように感じられる。しかし必ずしもそうではない。菜食人は蛋白質やカルシウムをどこから摂るのか、と思うのと同じ好奇心から、菜食人は周りの価値観とどう折り合いをつけるのか、という疑問が生じることもある。その価値観には宗教や被造物の序列といった考えも含まれようし、中絶や植物の消費といった他の合法的殺害に関する見方も含まれよう。また、ライオンがガゼルを狩ったり、きつねがうさぎを殺《あや》めたりするような、「自然」と思える行動についての捉え方も関わってくる。さらに、多様な文化に関心と配慮が向けられだした現在ではもう一つ、大事な共通の価値観が問題になる——伝統民族の文化には狩猟その他、動物の殺害と消費に関わる長い確固たる習慣と儀式があり、私たちはそれを尊重しなければならない、という点である。

菜食人は神の定めた人間優位についても、中絶や他の動物の自然行動についても、また伝統民族の狩猟についても、質問を予想し、歓迎することができる。これらの質問が上がるのは絶好の機会であって、菜食人は自分の倫理的世界観が大局において周りの人々のそれと変わらず、とくにいま向かい合っている相手の世界観とよく通じ合うことを示せる。つまり菜食人は、社会が大事にしている一切を拒否するような必要はないと、相手に請け合うことができる。菜食人になっても信仰を持つ持たないは自由に決めることができるし、中絶には賛成でも反対でもよく、ライオンや虎を憎まない自然愛好家でいてよく、文化に気を配る者として伝統民族の生き方に敬意を払っていてよい。

すなわち、問いを投げかけられた菜食人は自分の立場を守るだけでなく、皆の生活に意味を与えてくれる社会共通の思考や関心を否定しないままに首尾一貫した議論を展開できる。

他の質問は動物食をめぐる誤った理解から直感的に出てくる反応といえる。「どうせ動物はもう死んでいるでしょ?」という問いは市場の性格をよく表わしていて、そこでは消費者が生産の過程ときわめて限られた接点しか持たず、ゆえに自分がどう行動しても、その需要によって動物の身に何らかの影響をおよぼすとは想像できない。ハンバーガーや牛乳チーズを使ったピザや目玉焼きを食べても暴力に加担した「気にならない」のは、食べる時点で暴力は済んだことのように思えるからである。

政治学者ティモシー・パキラットは、屠殺場の今を追った魅力的な告発書『十二秒ごとに』の中で、屠殺場が存続しているのはその実体が消費者から視覚・言語・感情の面で隠蔽《いんぺい》されているためだと論じる。*(二八一頁) その隠蔽があるからこそ、牛肉パックその他、あらゆる動物製品はラズベリーと同じくらい非暴力的な商品にみえる。質問を受けた菜食人は隠蔽を明るみに出し、聞き手が他の方面においては理解している需要と供給の関係について説き起こすことができる。

同じ心理的な隠蔽から、人々は、「人道的飼育」に浴し「人道的屠殺」を経た動物や動物製品が存在すると考えたくなる。この時「人道的」という言葉は、屠殺される動物の叫びと呻《うめ》きを覆い隠す働きをする。作家ジェフリー・マッソン博士〔本書「まえがき」の執筆者〕は楽しいビデオ・クリップ[501]の中でアリス・ウォーターズ〔有機食材レストラン「シェパニーズ」を創設したアメリカの著名な料理人〕の主張に反論する。かつてアリスが、自分のレストランで提供するのは、子羊も含め、みんな幸せな生を送った動物たちだと語っていたことに対し、マッソンは答える。

「ちょい待った、アリス。そりゃク〇ッタレな嘘じゃないか。［…］数週間しか生きられなかった動物がどうして幸せな生を送ったなんて言えるんだ」[502]。誤った倫理をぬぐい去った信頼できる友と対話を始めれば、自分でもそれを問い、拒むことがずっと容易になる。

菜食主義者《ベジタリアン》でなく菜食人《ビーガン》になるのはなぜか、という問いに答える際もまた、肝心でありながらあまり知られていない情報が必要となる。多くの人にとって「中庸《ちゅうよう》」の態度はおのずと良いものにみえる。私たちはどういう方向であれ「極端」にはなりたくなく、したがって穏健な方へ流れたがる。この心理は普通は賢明なもので、「ゴルディロックス」の原則を思い起こさせる。すなわち、人は「熱すぎる」「冷たすぎる」あるいは「固すぎる」「柔らかすぎる」よりも「ちょうどいい」を選ぶべきだという考え方である〔イギリスの童話『三匹のくま』より。ゴルディロックスは主人公の少女の名前〕。

しかしながら両極端の一方に人間行動を形づくる大きな規範が含まれている場合には問題が生じる。ゴルディロックスの譬《たと》えでいうと、目の前に三つの皿があって、一つ目の皿には摂氏一八〇度のおかゆが盛られ、二つ目の皿には一三〇度のおかゆが、三つ目の皿には七〇度のおかゆが盛られていたとする。[503]ここでは「最も冷たい」はずの皿が「ちょうどよく」、「真ん中をとる」選択は舌をやけどする結果になるだろう。

乳製品の生産過程をよく知らない人にとっては、肉を避ける一方で乳製品を消費するのが「ちょうどいい」選択、両極端の中間にある妥当な地点と映るかもしれない。いかにうまく隠蔽されても、肉製品をつくるとなれば情感ある生きものを殺さなければならないことは明らかであるが、対して乳製品や卵は暴力を伴わない無害な商品に思える。

非菜食の人から、なぜ乳や卵まで避けるのかと訊かれたら、菜食人は改めて、乳と卵が肉と違うカテゴリーに属すように思えること、ゆえに菜食主義者になる選択が妥当に思えることを意識する。大抵の菜食人に菜食主義者だった過去があるのは道理で、それというのも動物から得た食物と動物自身だった食物とでは明確な違いがあるように感じられるからである。

けれどもその印象に逆らって、倫理的菜食人は異なる動物製品のあいだに線を引きたくなる直感が現

＊（二七九頁）屠殺場の実体が消費者から視覚的に隠されているのは説明を要さない事実であろう。言語の面で隠蔽されているというのは、例えば「屠殺」を「と畜」「食肉処理」といった隠語で置き換え、字面から動物殺しのニュアンスを消し去ることを指すと考えられる。また、例えば「肉」という言葉で「料理（ないし食品）の一種」を表わし、それが殺された動物の死体である事実を隠すことも言語面での隠蔽に含まれよう。そして、そうしたごまかしによって消費者が屠殺や動物食に付きまとう後ろめたさを表面上ぬぐい去ることが感情面での隠蔽となる。

実には無意味な区分を設けることになるゆえんを説明できる。すなわち、出所《でどころ》が工場式畜産場であろうと小さな家族農場であろうと、乳や卵を購入・消費する行為は、牛・鶏の身体損傷と屠殺を要し促す点で、牛肉や鶏肉を消費する行為に等しい。それどころか乳製品を消費すれば、出産のたびに涙する母牛から子を奪うという、追加の残忍行為まで後押しする。

この事実を知れば、乳卵菜食主義は牛・鶏を傷つけ殺す点で何も変わらない二種の事業のあいだに想像上の線引きをしているだけであると分かる。そしてそれが分かったら、非菜食の人は菜食主義を「穏健」ないし「ちょうどいい」倫理的選択とみるのが妥当とされない理由を納得できる。

別の類例として、女性の権利の話題、性暴力に対する戦いの進展を考えてみよう。ほんの数十年前まで、女性の生活について真剣に考えていた人の多くは、強姦に対する禁止と懲罰《ちょうばつ》を強く推しながら、その強姦の定義に、結婚した夫婦間の合意なき性交渉を含めていなかった。[504]

つまりかれらは「穏健」と思える立場をとったわけで、女性と性交渉をする立場にない人間による「悪い強姦」を禁じつつ、法にしたがって妻と結婚した夫による「許せる強姦」をよしとした。今ではどんな強姦も許されないが、それは「犯す資格を持たない男」が「犯してはいけない女」を犯すからではなく、望まない性交渉を拒む絶対の権利が万人に与えられているからである。

肉の消費に反対しつつ乳や卵の消費を容赦・容認する態度はいくらかの理論家にも見られるが、[505]つまるところ、それは見知らぬ者への強姦に反対しつつ夫婦間の強姦を容認するような恣意《しい》的な考え方といわざるをえない。問題が暴力と侵犯にあるのなら、解決は平和と尊重によるのであって、別の犠牲者に対する別種の暴力と侵犯へ向かってはならない。

残る質問は、対極的な二つのシナリオを提起する——第一に、もし菜食が普及すれば、飼育される動物たちは最終的にいなくなってしまうのだから、かれらにとってはむしろ不利益なのではないか。第二に、「完璧な菜食人」には誰もなれないのだから、菜食人生活を送るくわだては無意味かつ失敗に終わるのではないか。

この二つの問いは色々な点で互いに対立し合う関係にある。質問者のシナリオ通り、もし菜食人になっても搾取や屠殺を減らせないというのなら、飼育される動物が消滅してしまうのではないかと気に病む必要はない。逆にもし飼育される動物が本当に消滅へ向かうのなら、地球上すべての人間が「完璧」な菜食人を志向することははるかに容易になるだろう。現在、屠殺場の副産物は車のタイヤから公共の乗り物のシートまで、あらゆるものに含まれているが、世界が菜食へ向かうのならそれを避けることも難しくなくなる。

というわけで二つの問いは前提が矛盾しているものの、それはそれとして、私は両者の根底にある考えを説明し分析することでこれらに回答しようと試みた。

生を与えることをやめれば、私たちは家畜化された動物を「害する」結果になるのではないか、との問いに対しては、快苦や死を経験するのは個の動物であってDNAではないと指摘した。絶えるのはDNAである。家畜化された動物は人間の様々な用途に合わせた形で改変されているが、かれらの具える形質は人間にとってどれほど好ましくとも、かれら自身が幸せに生きる上では適さない。今いる動物に対しては面倒を見て加害を差し控えるのが人間の務めであろうけれども、かれらの子孫を殖やすことは人間の義務ではなく、まして産まれてきた子供たちが大変な苦痛を味わい、かれらを愛する仲間たちも苦しみ、あまつさえ人間と競ってかれらを捕食しかねない野生動物まで苦しむとなればなおさらである。人に頼る家畜を「守る」行ないが、土地を飼料畑や牧場へと変え、そこに住んでいた野生の動物たちを殺し、時には根絶やしにしてきた。また、個の生存と繁栄を種のそれと混同してはならない。個の生は個自身からみて「良く」も「悪く」もなる一方、種は成員数が増えても悲惨な境遇に陥る場合があり、家畜化された動物のように、誕生したら苦しみにさいなまれながら育成され、おとなになる前に屠殺される存在はまさにその例となる。

完璧は無理なのだからこだわらなくていいのではないか、との問いに対しては、人生の何事においても人間は完璧を達成できないけれども、それが諦める理由にはならないと答えた。菜食とはつまるところ前向きな人生への扉であり、社会の中で生きて積極的な役割を果たそう、精一杯それに取り組みながら、同時に、むさぼりよりも思いやりを大事にすべく、最も直接的かつ最も広汎に行きわたった動物への暴力に加担することをやめよう、という意志がその扉へと通じる。

扉をくぐった一人一人はその実践によって周りの人々を触発し、今まで気付かなかった、あるいは当然と思っていた物事について考えをめぐらすよう促す。すると人々は「家畜」飼育がはらむ動物の苦痛と屠殺をおのずから需要しなくなっていく。こうなれば「好循環」が形づくられ、市場の変化とともに、誰にとっても菜食人生活が容易なものとなるだろう。過去に生きた先人たちがもしも個人の選択の持つ力を信じず、意識を高めて平和と思いやりへの道を歩みだすことがなかったとしたら、奴隷制廃止運動も人道主義運動も市民権運動も、牽引力を持たなかったに違いない。

菜食人ならご承知の通り、「〇〇なのにどうして菜食なんかするのか」という形の質問すべてに答えることは、私にもできない。私に、そしてすべての倫理的菜食人にできるのは、自身の経験を話すこと、自分もついこのあいだまでは非菜食だったけれど、ある重要な真実を学んだおかげで人生が見違えるほど改まったという、その経験を語ることである。人は人生の中で自分を一新できる、と、そう信じられるのは、私たち自身がそれを経験したからであり、私たちは他の人より「優れている」のでも「意志が強い」のでも「正しい」のでもない。

ただ菜食人になるよりずっと前から抱いていた価値観、生あり情ある存在を思いやる道徳に最善の形を与えるには、自分のキッチン、たんす、人生から、できるかぎりの暴力を消し去ることが必要だと私たちは悟った。これからも学ぶことはやめないし、学ぶにしたがって少しずつ行動を改めていくこともやめないだろう。私は菜食について最もよく聞かれる質問を取り上げ、それに対する私の考えと答をここに記した——本書を手引きに、他の菜食人、そしてこれから菜食人になる人々が、地球の平和を育てるそれぞれの旅程を歩んで行ってくれたらと願いつつ。

謝辞

数多くの参考意見、指摘、構成上の提案をお寄せくださったマイケル・C・ドルフ、テイミー・ブライアント、ジョナサン・バルコーム、ハロルド・ブラウン、デビッド・カッスート、メラニー・ジョイ、ジェフリー・マッソン、アラン・シェラー・ウルフ、スティーブン・H・シフリン、ロナルド・K・L・コリンズ、ルイス・キエーザの各氏に深謝したい。コーネル大学法学院の図書館利用補助担当マシュー・M・モリソン氏、および本書作成のため大変な労力を割いて慎重な調査と構成上の提案をしてくださった調査アシスタントのサラー・ハック、アントニオ・ハイネス、ダニー・フィッシュラー、メガン・バウマン、イアン・ブレッケ、テミダヨ・アガンガ・ウィリアムズ、J・R・ロススタイン、ジューダ・ドラック、ディヴィヤ・ラオ、アーロン・フレージャー、ルカス・マクナマラ、メリッサ・キャブレラ、ロバート・ジェリー、L・シェルドン・クラークの各氏にもお礼申し上げる。最後になったが、編集者の方々――専門の立場からご指摘を寄せてくださったランタン・ブックスのウェンディ・リー氏、本書をランタン・ブックスの一冊に加えてくださったナンシー・ローゼンフェルド氏、表紙作成を手伝ってくださったランタン・ブックスのカラ・デイビス氏ならびにエリック・チャールズ・リンドストローム氏に、一方ならぬ感謝の意を申し添えたい。

499 *See* Eisnitz, *supra* note 210, at 273; James McWilliams, *PTSD in the Slaughterhouse*, Texas Observer, Feb. 7, 2012, http://www.texasobserver.org/eat-your-words/item/18297-ptsd-in-the-slaughterhouse.

500 Claude Steel, Whistling Vivaldi (2010).

501 *See* Jeffrey Masson, *Does "Humane Meat" Exist?*, YouTube (Dec. 2, 2011), http://www.youtube.com/watch?v=D4GvVmoJlwk.

502 *See id.* at 2:20.

503 水の沸点は摂氏100度。

504 *See,* Michael D.A. Freeman, *"But If You Can't Rape Your Wife, Who[m] Can You Rape?": The Marital Rape Exemption Re-examined*, 15 Fam. L.Q. 1, 9–10 (1981) (citing Matthew Hale, Historia Placitorum Coronae 636 (1736)); Joanne Schulman, *State-by-State Information on Marital Rape Exemption Laws, in* Diana E.H. Russell, Rape in Marriage 375, 375–81 (1982).

505 *See, e.g.*, Foer, *supra* note 170, at 241; Catherine Clyne, *Singer Says: The* Satya *Interview with Peter Singer*, Satya, Oct. 2006, *available at* http://www.satyamag.com/oct06/singer.html; Jean Kazez, Animalkind: What We Owe to Animals 178–80 (2010).

(2007), http://www.vrg.org/journal/vj2007issue4/2007_issue4_sugar.php.

481 *See, e.g.*, Eric C. Mussen, *Impact of Honey Bees on the California Environment*, Univ. Cal. Bee Briefs, Feb. 2, 2002, *available at* http://ucanr.org/sites/entomology/files/147620.pdf.

482 *See* Alexei Barrionuevo, *Honeybees Vanish, Leaving Keepers in Peril*, N.Y. Times, Feb. 27, 2007, *available at* http://www.nytimes.com/2007/02/27/business/27bees.html?pagewanted=all.

483 *See, e.g.*, Ingrid H. Williams, *Insect Pollination and Crop Production: A European Perspective*, *in* Pollinating Bees: The Conservation Link Between Agriculture and Nature 36 (Peter G. Kevan & Vera L. Imperatriz-Fonseca eds., 2002), *available at* http://www.webbee.org.br/bpi/pdfs/livro_02_willians.pdf.

484 *See* Dennis Craven, *Vegan Sweeteners*, SlashFood (Aug. 25, 2006, 6:10 PM), http://www.slashfood.com/2006/08/25/vegan-sweeteners/.

485 *See* Searchable Vegan Beer, Wine and Liquor Guide, Barnivore, http://www.barnivore.com/liquor?vfilter=Vegan# (last visited Oct. 2, 2012).

486 *See Honey Bee Basics: Bee Senses*, Sonoma Cnty. Beekeepers' Ass'n, http://www.sonomabees.org/html/honey_bee_basics.html (last visited Oct. 2, 2012).

487 *See, e.g.*, Singeli Agnew, *The Almond and the Bee*, S.F. Chronicle, Oct. 12, 2007, *available at* http://www.sfgate.com/cgi-bin/article.cgi?f=/c/a/2007/10/14/CM2SS2SNO.DTL.

488 *See Pesticide Issues in the Works: Honeybee Colony Collapse Disorder*, EPA, May 15, 2012, http://www.epa.gov/pesticides/about/intheworks/honeybee.htm.

489 *See Re-Queening*, The Bee Works, http://www.beeworks.com/informationcentre/requeening.html (last visited Oct. 2, 2012).

490 *See* Gary L. Francione, *Commentary #4: Follow-Up to "Pets" Commentary: Non-Vegan Cats*, Animal Rights: The Abolitionist Approach (Aug. 17, 2009), http://www.abolitionistapproach.com/follow-up-to-pets-commentary-non-vegan-cats/.

491 *See* Francione, *supra* note 21, at 175–76; Dana Goodyear, *Eating Bugs to Save the Planet*, The New Yorker, Aug. 15, 2011, at 38.

492 *See supra* note 22, and accompanying text.

493 *See* Howard H. Erickson, *Animal Pain*, 56 J. Applied Physiology 1135 (1984).

494 *See* David DeGrazia & Andrew Rowan, *Pain, Suffering, and Anxiety in Animals and Humans*, 12 Theoretical Med. & Bioethics 193 (1991).

495 *See* Alan Dawrst, *Can Insects Feel Pain?*, Utilitarian-Essays.com (July 2012), http://www.utilitarian-essays.com/insect-pain.html.

496 *See, e.g.*, Debbie Hadley, *Do Insects Feel Pain?*, About.com, http://insects.about.com/od/insects101/f/Do-Insects-Feel-Pain.htm (last visited Oct. 2, 2012).

497 *See, e.g.*, Douglas Fox, *Consciousness in a Cockroach*, Discover Magazine, Jan. 10, 2007, http://discovermagazine.com/2007/jan/cockroach-consciousness-neuron-similarity.

498 *See* Jonathan Balcombe, The Exultant Ark: A Pictorial Tour of Animal Pleasure 13 (2011).

466 *See* 1 A. Glenn Crothers, *Free Produce Movement, in* ENCYCLOPEDIA OF ANTISLAVERY AND ABOLITION 266–68 (Peter Hinks & John McKivigan eds., 2007); Margaret Hope Bacon, *By Moral Force Alone: The Antislavery Women and Nonresistance, in* THE ABOLITIONIST SISTERHOOD: WOMEN'S POLITICAL CULTURE IN ANTEBELLUM AMERICA 275, 278–79 (Jean Fagan Yellin & John C. Van Horne eds., 1994). 一部のクエーカー教徒は奴隷制を支持せず、一切の綿製品を購入しないようにした。*See* MARGARET H. BACON, THE QUIET REBELS: THE STORY OF THE QUAKERS IN AMERICA 100–01, 105 (1969).

467 *See generally* ANNE FARROW ET AL., COMPLICITY: HOW THE NORTH PROMOTED, PROLONGED, AND PROFITED FROM SLAVERY (2005).

468 *See* FARM FOUNDATION, THE FUTURE OF ANIMAL AGRICULTURE IN NORTH AMERICA 7 (Nov. 2004), http://www.farmfoundation.org/projects/documents/Initial-WhitePaperNovember04.pdf.

469 *See* JENNY HALL & IAIN TOLHURST, GROWING GREEN: ORGANIC TECHNIQUES FOR A SUSTAINABLE FUTURE 2–3 (2006).

470 VEGANIC AGRICULTURE NETWORK, http://www.goveganic.net/ (last visited Sept. 28, 2012).

471 *See Veganic Fertility: Growing Plants from Plants*, VEGANIC AGRICULTURE NETWORK (Aug. 25, 2012), http://www.goveganic.net/spip.php?article205.

472 *See, e.g.*, MODEL PENAL CODE § 210.1 (1985); *Murder: An Overview*, LEGAL INFORMATION INSTITUTE (Aug. 19, 2010, 5:20 PM), http://www.law.cornell.edu/wex/murder#model_penal_code.

473 *See* MODEL PENAL CODE § 210.3 (1985); *Manslaughter*, LEGAL INFORMATION INSTITUTE (Aug. 19, 2010, 5:19 PM), http://www.law.cornell.edu/wex/manslaughter.

474 *See, e.g.*, CAL. PENAL CODE § 195 (2011), *available at* http://www.leginfo.ca.gov/cgi-bin/displaycode?section=pen&group=00001-01000&file=187-199.

475 *See, e.g.*, GARY NULL ET AL., DEATH BY MEDICINE (2011), *available at* http://www.lef.org/magazine/mag2004/mar2004_awsi_death_01.htm; 3 Gilbert Lau, *Iatrogenic Injury: A Forensic Perspective, in* FORENSIC PATHOLOGY REVIEWS 351, 353 (Michael Tsokos ed., 2005).

476 *See* NATIONAL CENTER FOR STATISTICS AND ANALYSIS, NATIONAL HIGHWAY TRAFFIC SAFETY ADMINISTRATION, FATALITY ANALYSIS REPORTING SYSTEM ENCYCLOPEDIA, http://www-fars.nhtsa.dot.gov/Main/index.aspx (last visited Oct. 2, 2012).

477 *See generally* CDC, ALCOHOL AND PUBLIC HEALTH, http://www.cdc.gov/alcohol/ (last updated Sept. 14, 2012).

478 *See* COLLEEN PATRICK-GOUDREAU, THE 30-DAY VEGAN CHALLENGE: THE ULTIMATE GUIDE TO EATING CLEANER, GETTING LEANER, AND LIVING COMPASSIONATELY 8–9 (2011).

479 Gaverick Matheny, *Least Harm: A Defense of Vegetarianism From Steven Davis's Omnivorous Proposal*, 16 J. OF AGRIC. & ENVTL. ETHICS 505, 506 (2003), rebutting Steven L. Davis, *The Least Harm Principle May Require That Humans Consume a Diet Containing Large Herbivores, Not a Vegan Diet*, 16 J. OF AGRIC. & ENVTL. ETHICS 387, 388 (2003).

480 *See* Jeanne Yacoubou, *Is Your Sugar Vegan?*, THE VEGETARIAN RES. GROUP

ogist.org/blogs_and_comments/commentators/other_comments/269443/fallow_and_fertile.html; Levente Czeglédi & Andrea Radácsi, *Overutilization of Pastures by Livestock*, 3 GYEPGAZDÁLKODÁSI KÖZLEMÉNYEK 29, 34 (2005), *available at* http://www.agr.unideb.hu/kiadvany/gyep/2005-03/06Czegledi.pdf.

454 *See* OPPENLANDER, *supra* note 282, at 28–32; World Wildlife Fund, *Environmental Impact of Beef: Habitat Conversion*, WWF GLOBAL, http://wwf.panda.org/what_we_do/footprint/agriculture/beef/environmental_impacts/habitat_conversion/ (last visited Apr. 29, 2012).

455 *See* Ori Herstein, *Why 'Nonexistent People' Do Not Have Zero Well-Being but No Well-Being at All* 12 (Cornell Law School, Working Paper No. 95, 2012), *available at* http://scholarship.law.cornell.edu/clsops_papers/95.

456 この仮想シナリオはマイケル・C・ドルフ氏と対談した際にご提示いただいた。

457 *See* Herstein, *supra* note 455, at 3.

458 *See* Steve Graham, *Animal Ingredients in Home Improvement Products*, NETWORX (July 26, 2011), http://www.networx.com/article/animal-ingredients-in-home-improvement-p.

459 Andy Lamey, *Food Fight! Davis versus Regan on the Ethics of Eating Beef*, 38 J. SOC. PHIL. 331 (2007), *available at* http://animalrights.aresistance.net/readings/Andy%20Lamey%20-%20Food%20Fight!%20Davis%20versus%20Regan%20on%20the%20Ethics%20of%20Eating%20Beef.pdf; Stephanie Ernst, *Are Vegans Responsible for More Deaths in the Fields? No Way*, CHANGE.ORG (Oct. 31, 2009), *reprinted at* http://www. all-creatures.org/articles/ar-field.html. 特定種の作物収穫が動物の生存に欠かせない生息地を破壊する点については以下を参照。ELLIE BROWN & MICHAEL F. JACOBSON, CENTER FOR SCIENCE IN THE PUBLIC INTEREST, CRUEL OIL: HOW PALM OIL HARMS HEALTH, RAINFOREST & WILDLIFE (2005), *available at* http://www.cspinet. org/palm/PalmOilReport.pdf.

460 *See, e.g.*, *No Such Thing as a Vegan*, WE KNOW MEMES (Mar. 2, 2012), http://weknowmemes.com/2012/03/there-is-no-such-thing-as-vegan/.

461 *See, e.g.*, Annie B. Bond, *Top 10 Eco-Friendly Reasons to Buy Organic Meat & Dairy*, CARE2, http://www.care2.com/greenliving/why-buy-organic-dairy-meat.html (last visited Oct. 9, 2012).

462 *See* CAROL J. ADAMS, THE SEXUAL POLITICS OF MEAT: A FEMINIST-VEGETARIAN CRITICAL THEORY 40 (1990); JOY, *supra* note 39, at 21.

463 *See* PIRKEI AVOS, ETHICS OF THE FATHERS: A NEW TRANSLATION WITH A CONCISE COMMENTARY ANTHOLOGIZED FROM THE CLASSICAL RABBINIC SOURCES 6 (Mesorah Publications, 1984).

464 *Id.* at 23.

465 *See* JAMES OLIVER HORTON & LOIS E. HORTON, SLAVERY AND THE MAKING OF AMERICA 83 (2005); 2 JOHN ASHWORTH, SLAVERY, CAPITALISM, AND POLITICS IN THE ANTEBELLUM REPUBLIC: THE COMING OF THE AMERICAN CIVIL WAR 1850–1861, 162 (2007).

439 *See Global Livestock Counts: Counting Chickens*, *supra* note 425.

440 Endangered Species Act of 1973, 16 U.S.C. §§ 1531–1544 (2006).

441 *See* 16 U.S.C. § 1538(a)(1)(B).

442 *See* Ian Sample, *Wide Roaming Animals Fare Worst in Zoo Enclosures*, THE GUARDIAN, Oct. 2, 2003, http://www.guardian.co.uk/uk/2003/oct/02/environment.science; Ros Clubb & Georgia Mason, *Animal Welfare: Captivity Effects on Wide-ranging Carnivores*, 425 NATURE 473 (2003).

443 *See* Georgia J. Mason, *Stereotypies: A Critical Review*, 41 ANIM. BEHAV. 1015 (1991).

444 *See* P.H. Cransberg et al., *Sequential Studies of Skeletal Calcium Reserves and Structural Bone Volume in a Commercial Layer Flock*, 42 BRITISH POULTRY SCI. 260, 263 (2001); J. S. Rennie et al., *Studies on Effects of Nutritional Factors on Bone Structure and Osteoporosis in Laying Hens*, 38 BRITISH POULTRY SCI. 417, 421 (1997) ("[T]he modern hybrid laying hen is highly susceptible to osteoporosis.").

445 *See* C.M. Dwyer, *Environment and the Sheep*, *in* THE WELFARE OF SHEEP 41, 52 (Cathy M. Dwyer ed., 2008).

446 *See* CLIVE PHILLIPS, THE WELFARE OF ANIMALS: THE SILENT MAJORITY 125 (2009).

447 *See Sheep*, ANIMAL LIBERATION VICTORIA, http://www.alv.org.au/issues/sheep.php (last visited Mar. 17, 2012).

448 *See* U.S. Dep't of Agric., Animal and Plant Health Inspection Serv., *Wildlife Damage Management*, USDA: APHIS, http://www.aphis.usda.gov/wildlife_damage/ (last visited Mar. 11, 2012).

449 2010年に野生生物局がどれだけの動物を殺害・安楽殺したかは以下のデータを参照。WILDLIFE SERVICES' PROGRAM DATA REPORTS, ANNUAL TABLES FY 2010: TABLE G. ANIMALS TAKEN BY WILDLIFE SERVICES—FY 2010 (2011), *available at* http://www.aphis.usda.gov/wildlife_damage/prog_data/2010_prog_data/PDR_G/Basic_Tables_PDR_G/ Table%20G_ShortReport.pdf.

450 *See* OPPENLANDER, *supra* note 282, at 27–28.

451 *See* WORLD WILDLIFE FUND, SOY EXPANSION—LOSING FORESTS TO FIELDS 2 (2003), *available at* http://awsassets.panda.org/downloads/wwfsoyexpansion.pdf; JASON CLAY, WORLD AGRICULTURE AND THE ENVIRONMENT: A COMMODITY-BY-COMMODITY GUIDE TO IMPACTS AND PRACTICES 475 (2004); World Wildlife Fund, *Environmental Impact of Beef: Habitat Conversion*, WWF GLOBAL, http://wwf.panda.org/what_we_do/footprint/agriculture/beef/environmental_impacts/habitat_conversion/ (last visited Apr. 29, 2012).

452 *See, e.g.*, CATTLEMEN'S BEEF BOARD, FACT SHEET: THE ENVIRONMENT AND CATTLE PRODUCTION, MYBEEFCHECKOFF.COM, http://www.beefboard.org/news/files/factsheets/The-Environment-And-Cattle-Producation.pdf (last updated Oct. 2007); AMERICAN MEAT INSTITUTE, AMI FACT SHEET: CLIMATE CHANGE AND ANIMAL AGRICULTURE 2 (2009), *available at* http://www.meatami.com/ht/a/GetDocumentAction/i/52379.

453 Ed Hamer, *Fallow and Fertile*, ECOLOGIST (June 20, 2008), http://www.theecol-

(2012年１月12日アクセス).

425 *See Global Livestock Counts: Counting Chickens*, The Economist: Graphic Detail (July 27, 2011, 2:56 P.M.), http://www.economist.com/blogs/dailychart/2011/07/global-livestock-counts (citing Food and Agriculture Organization of the United Nations).

426 *See, e.g.*, Bryan Hodgson, *Buffalo: Back Home on the Range*, Nat'l Geographic, Nov. 1994, at 64, 69–71.

427 Aaron Hass, In the Shadow of the Holocaust: The Second Generation 12 (1996); William B. Helmreich, Against All Odds: Holocaust Survivors and the Successful Lives They Made in America 128 (1992).

428 *See* Jeff W. Tyler & James S. Cullor, *Mammary Gland Health and Disorders, in* Large Animal Internal Medicine 1019 (Bradford P. Smith ed., 3d ed. 2002) (citing William M. Sischo et al., *Economics of Disease Occurrence and Prevention on California Dairy Farms: A Report and Evaluation of Data Collected for the National Animal Health Monitoring System, 1986–1987*, 8 Preventive Vet. Med. 141 (1990)).

429 *See* Carolyn L. Stull et al., *A Review of the Causes, Prevention, and Welfare of Nonambulatory Cattle*, J. Am. Vet. Med. Ass'n. 227, 232 (2007).

430 *See* Hudson &. Mullord, *supra* note 139, at 271, 275.

431 *See* Food & Water Watch, Factory Farm Nation: How America Turned Its Livestock Farms into Factories, v (2010).

432 *See* Lydia Saad, *Plenty of Common Ground Found in Abortion Debate*, Gallup (Aug. 8, 2011), http://www.gallup.com/poll/148880/Plenty-Common-Ground-Found-Abortion-Debate.aspx.

433 Patrick Martins, Op-Ed., *About a Bird*, N.Y. Times, Nov. 24, 2003, at A23, *available at* http://www.nytimes.com/2003/11/24/opinion/about-a-bird.html?src=pm.

434 *See* Press Release, Farm Sanctuary, Farm Sanctuary's "Turkey Whisperer" Shares 10 Fascinating Facts about Turkeys (Nov. 23, 2011), *available at* http://www.adoptaturkey.org/aat/media_center/pr_2011_turkey_facts.html.

435 *See* Colin C. Whitehead et al., *Skeletal Problems Associated with Selection for Increased Production, in* Poultry Genetics, Breeding and Biotechnology 29, 47 (William M. Muir & Samuel E. Aggrey eds., 2003); Martins, *supra* note 433, at A23; Sabri Ben-Achour, *The Evolution of the Thanksgiving Turkey*, American University Radio News (Nov. 23, 2011), http://wamu.org/news/11/11/23/the_evolution_of_the_thanksgiving_turkey (quoting Julie Long, poultry researcher at the U.S. Dep't of Agric.'s Agric. Research Center).

436 *See* Farm Sanctuary, *supra* note 434.

437 *See* Humane Soc'y of the U.S., An HSUS Report: The Welfare of Animals in the Turkey Industry 3 (2009); *Heidi's Hens®—The Certified Organic, Range Grown Turkey*, Diestel Turkey Ranch, http://www.diestelturkey.com/products_the_hh.htm (last visited Feb. 19, 2012).

438 *See* Matthew Mulcahy, Hurricanes and Society in the British Greater Caribbean, 1624–1783, 96–97 (2006); David Patrick Greggus, Haitian Revolutionary Studies 56 (2002).

The Monthly (Dec. 2009–Jan. 2010), *available at* http://www.themonthly.com.au/books-peter-singer-cold-turkey-jonathan-safran-foer-s-eating-animals-2173.

407 *See* Laura M. Holson, *The New Court of Shame is Online*, N.Y. Times, Dec. 23 2010, at ST2, *available at* http://www.nytimes.com/2010/12/26/fashion/26shaming.html?pagewanted=all.

408 *See id.*; CBS, *Woman Who Throws Cat In Trash: 'It's Just a Cat,'* YouTube (Aug. 25, 2010), http://www.youtube.com/watch?v=Bb0Ebo8BeYI.

409 *See* Holson, *supra* note 407.

410 *See, e.g.*, Megan Gibson, *Top 10 Animal Stories: 3. Lady Throws Cat in Dumpster, Unleashes the Rage of the Internet,* Time Specials (Dec. 9, 2010), *available at* http://www.time.com/time/specials/packages/article/0,28804,2035319_2034893_2034901,00.html.

411 Catherine Burt, *Cats in Trash Bins—The Humane Myth in Action*, In-A-Gadda-Da-Vegan (Aug. 26, 2010), http://blogs.standard.net/in-a-gadda-da-vegan/2010/08/26/cats-in-trash-bins-the-humane-myth-in-action/.

412 *Id.*

413 この話題に関係した記事への書き込みの内、猫の所有者に対する損害を論じた者は少なく、代わりに猫ローラと社会への懸念を示す意見が多数を占めた。*See, e.g.*, Cryostatic, Comment to *Woman Who Dumped Cat in Trash: 'I Thought It Would Be Funny*,' The Huffington Post (Aug. 27, 2010, 12:31 PM), http://www.huffingtonpost.com/2010/08/25/mary-bale-cat-in-trash_n_693933.html.

414 *See generally* Kazuo Ishiguro, Never Let Me Go (2005).

415 *See* Am. Vet. Med. Ass'n, AVMA Guidelines on Euthanasia 18 (June 2007), *available at* https://www.avma.org/KB/Policies/Documents/euthanasia.pdf.

416 *See, e.g.*, Oppenlander, *supra* note 282, at 122-23.

417 *See id.* at 124, 125, 129–30.

418 *See* Steven Pinker, The Better Angels of Our Nature: Why Violence Has Declined 188 (2011). ただしピンカーは動物製品の消費に対し非暴力の実践が持つ意味を充分に評価できていない。*See* Sherry F. Colb, *A Clash of Justice and Nonviolence*, Dorf On Law (Nov. 30, 2011, 6:30 AM), http://www.dorfonlaw.org/2011/11/clash-of-justice-and-nonviolence.html.

419 *See supra* note 402.

420 *See More than Four Hundred Years Ago . . .* , Navajo-Churro Sheep Ass'n, http://navajo-churrosheep.com/ (last visited Jan. 11, 2012).

421 *See A Traditional Taste of the Past: Carrying the History of Standard-Bred Poultry into the Future*, Good Shepherd Poultry Ranch, http://www.goodshepherdpoultryranch.com/ (last visited Jan. 5, 2012).

422 *See* Peter Singer, Animal Liberation 228 (2d ed. 1990); Peter Singer, Practical Ethics 108 (3d ed. 2011).

423 *See, e.g.*, 1 Leslie Stephen, *Ethics and the Struggle for Existence, in* Social Rights and Duties: Addresses to Ethical Societies 221, 236 (1896).

424 国連食糧農業機関は2010年の世界における鶏飼養数を190億羽超としている。*FAOSTAT: Live Animals*, FAOSTAT, http://faostat.fao.org/site/573/default.aspx#ancor

we-salute-temple-grandin-a-hero-for-animals/; Glenn Whipp, *A Walk in Her Boots*, L.A. Times, Aug. 5, 2010, at S12.

389 *See, e.g.*, Alessandra Stanley, *Peering into a Mind That's 'Different, but Not Less,'* N.Y. Times, Feb. 4, 2010, at C1.

390 *Id.* at 307.

391 Temple Grandin & Catherine Johnson, Animals in Translation: Using the Mysteries of Autism to Decode Animal Behavior 180 (2005).

392 *See Temple Grandin Interview*, GreenMuze (July 29, 2009), http://www.greenmuze.com/reviews/interviews/1357-temple-grandin-interview.html.

393 *See* Temple Grandin, Corporations Can be Agents of Great Improvements in Animal Welfare and Food Safety and the Need for Minimum Decent Standards, Nat'l Inst. Anim. Agric. (Apr. 4, 2001), *available at* http://www.grandin.com/welfare/corporation.agents.html.

394 *Fresh Air: Temple Grandin On 'The Best Life for Animals,'* National Public Radio (Jan. 5, 2009), *available at* http://www.npr.org/templates/transcript/transcript.php?storyId=99009110.

395 *See* Bari Weiss, *The Weekend Interview with Temple Grandin: Life Among the 'Yakkity Yaks,'* Wall St. J., Feb. 20, 2010, at A11.

396 *See* Temple Grandin, Professional Resume, Colo. State Univ., http://lamar.colostate.edu/~grandin/professional.resume.html (last visited Oct. 6, 2012).

397 *See* Charles Patterson, Eternal Treblinka: Our Treatment of Animals and the Holocaust 132 (2002).

398 *Id.* at 132–133.

399 *See, e.g.*, Francione, *supra* note 386, at 69–70.

400 *See e.g.*, Kim Severson, *Suddenly, the Hunt is on for Cage-Free Eggs*, N.Y. Times, Aug. 12, 2007, at A1.「平飼い」雌鶏の映像と物語は Peaceful Prairie Sanctuary より入手可。http://peacefulprairie.org/freerange1.html（2012年10月 6 日アクセス）.

401 *See, e.g.*, Jeffrey Davis, *Niman Ranch Raises Meat So Naturally That Even Vegetarians May Want a Taste,* Mother Nature Network (Jan. 18, 2010, 12:14 PM), http://www.mnn.com/your-home/organic-farming-gardening/stories/niman-ranch-raises-meat-so-naturally-that-even-vegetaria.

402 *See, e.g.*, Aaron Kagan, *A Little Slice of Pork Heaven; Upstate New York Business Thrives Raising Heirloom Pigs*, Boston Globe, Oct. 19, 2011, at 24; Cornell Sun Video, *The Piggery Owners Talk Farming and Pigs*, YouTube (Nov. 9, 2011), http://www.youtube.com/watch?v=fNVt3zDJ7pM.

403 *See, e.g.*, U.S. Office of Mgmt & Budget, *Mobile Slaughter Unit Compliance* Guide (May 24, 2010), *available at* http://www.fsis.usda.gov/PDF/Compliance_Guide_Mobile_Slaughter.pdf; Foer, *supra* note 170, at 115.

404 Victoria Moran, Main Street Vegan (2012).

405 Victoria Moran, Plenary Address at Vegetarian Summerfest: Your Mission, if You Choose to Accept It (July 11, 2010).

406 *See, e.g.*, Peter Singer, *Cold Turkey: Jonathan Safran Foer's* Eating Animals,

1865, SLAVERYINAMERICA.ORG, *archived at* http://web.archive.org/web/20040804001522/http://www.slaveryinamerica.org/history/hs_es_indians_slavery.htm.

377 *See* KAREN ANDERSON, CHAIN HER BY ONE FOOT: THE SUBJUGATION OF NATIVE WOMEN IN SEVENTEENTH-CENTURY NEW FRANCE 207-216 (1993). 現在の法制度が先住アメリカ人女性を性暴力から充分に守っていないとの議論については以下を参照。Sarah Deer, *Sovereignty of the Soul: Exploring the Intersection of Rape Law Reform and Federal Indian Law*, 38 SUFFOLK U.L. REV. 455, 464 (2005).

378 *See, e.g.*, Jill Elaine Hasday, *Contest and Consent: A Legal History of Marital Rape*, 88 CALIF. L. REV. 1373, 1375 (2000).

379 *See generally* NICOLETTE HAHN NIMAN, RIGHTEOUS PORKCHOP: FINDING A LIFE AND GOOD FOOD BEYOND FACTORY FARMS (2009); JOEL SALATIN, FOLKS, THIS AIN'T NORMAL: A FARMER'S ADVICE FOR HAPPIER HENS, HEALTHIER PEOPLE, AND A BETTER WORLD (2011).

380 *See, e.g.*, Ariz. Rev. Stat. § 13-2910.07 (2011) ("Proposition 204"); Prevention of Farm Animal Cruelty Act ("Proposition 2"), CAL. HEALTH & SAFETY CODE, § 25990 (2012); COLO. REV. STATE. § 35-50.5-102(a), (b) (2011); FLA. CONST. ART. X, § 21 (2012) ("Pregnant Pig Amendment"); OR. REV. STAT. § 600.150 (2009).

381 *See* A. MOOD & P. BROOKE, ESTIMATING THE NUMBER OF FARMED FISH KILLED IN GLOBAL AQUACULTURE EACH YEAR 19, Table 9 (2012), *available at* http://fishcount.org.uk/published/std/fishcountstudy2.pdf（陸生動物とともに水生動物の屠殺数も含む）.

382 ERIC SCHLOSSER, FAST FOOD NATION: THE DARK SIDE OF THE ALL-AMERICAN MEAL 171 (2002).

383 例えばアリゾナ州の有権者らは人道的な家畜取り扱いを促す住民投票事項204を2006年に承認したものの、同規則は2012年12月31日まで施行されなかった。*See* ARIZ. REV. STAT. § 13-2910.07 (2011). 同様の規則を定めたカリフォルニア州の住民投票事項２は2008年11月４日に可決されながら、2015年１月１日まで施行されなかった。*See* CAL. HEALTH & SAFETY CODE, § 25990 (2012). フロリダ州の通称「妊娠豚修正条項」が施行されたのは有権者による承認から６年後のことだった。FLA. CONST. ART. X, § 21 (2012).

384 *See* U.S. GOV'T GEN. ACCOUNTABILITY OFFICE, GAO-04-247, HUMANE METHODS OF SLAUGHTER ACT: USDA HAS ADDRESSED SOME PROBLEMS BUT STILL FACES ENFORCEMENT CHALLENGES 4, 5 (2004).

385 *See* Gary L. Francione, *Abolition of Animal Exploitation: The Journey Will Not Begin While we are Walking Backwards*, ANIMAL EQUALITY (2006), http://www.animalequality.net/articles/francione/abolition-of-animal-exploitation.

386 *See generally* GARY L. FRANCIONE, ANIMALS AS PERSONS: ESSAYS ON THE ABOLITION OF ANIMAL EXPLOITATION (2008).

387 *See* Dwight Garner, *The Joys and Pains of Being an Animal*, N.Y. TIMES, Jan. 20, 2009, at C1.

388 *See, e.g.*, OLIVER SACKS, AN ANTHROPOLOGIST ON MARS: SEVEN PARADOXICAL TALES 244 (1996); *We Salute Temple Grandin, A Hero for Animals*, ENCYCLOPEDIA BRITANNICA BLOG (Aug. 3, 2009), http://advocacy.britannica.com/blog/advocacy/2009/08/

212, 213 (Everett R. Rhoades ed., 2000).

360 *See* Marcia Eames-Sheavly, The Three Sisters: Exploring an Iroquois Garden 7 (1993).

361 *See, e.g.*, Linda Murray Berzok, American Indian Food 19, 20 (2005); Colleen Patrick-Goudreau, *Thanksgiving for the Turkeys*, The Compassionate Cook Food for Thought Blog (Nov. 13, 2007), http://www.compassionatecook.com/writings/food-for-thought-writing/thanksgiving-for-the-turkeys.

362 *See, e.g.*, Rita Laws, *Native Americans and Vegetarianism*, Vegetarian J. (Vegetarian Res. Grp. Sept. 1994), *available at* http://www.vrg.org/journal/94sep.htm#native; Berzok, *supra* note 361, at xv.

363 *See, e.g.*, *id.*; Berzok, *supra* note 361, at 172–73.

364 *See* Jordan Paper, Native North American Religious Traditions: Dancing for Life 29 (2007).

365 *See, e.g.*, Atticus, Posting to *Questions from Non-Vegans: "We Have Great Respect for the Animals We Kill,"* The Vegan Forum (Sept. 23, 2005, 5:39 AM), http://www.veganforum.com/forums/archive/index.php/t-5614.html; Susan Bergerstein, *Avatar Will Upset Animal Rights Activists*, Examiner.com (Dec. 19, 2009), http://www.examiner.com/celebrity-headlines-in-indianapolis/avatar-will-upset-animal-rights-activists.

366 Jim Mason, An Unnatural Order: Why We Are Destroying the Planet and Each Other 109 (2005)（文中の引用符は削除した）. ジム・メイソンが伝統民族の言葉を引用していると教えてくれたジェフリー・マッソン氏にお礼申し上げる。

367 *Id.* at 111.

368 *See, e.g.*, Happy Pig Café, http://www.thehappypig.com/, Dancing Pig BBQ, http://www.dancingpigbbq.com/; Angus Taylor, Animals & Ethics: An Overview of the Philosophical Debate 97 (3d ed. 2009); *See also* Suicide Food, http://suicidefood.blogspot.com/.

369 *Saturday Night Live: Cluckin' Chicken* (NBC television broadcast Nov. 21, 1992), *available at* http://www.hulu.com/watch/2317/saturday-night-live-cluckin-chicken.

370 *See* Mason, supra note 366, at 52.

371 *See* USDA Economic Research Service, Obesity (July 30, 2012), *available at* http://www.ers.usda.gov/topics/food-choices-health/obesity.aspx.

372 *See* Patricia Gadsby, *The Inuit Paradox*, Discover Magazine (Oct. 1, 2004), *available at* http://discovermagazine.com/2004/oct/inuit-paradox.

373 *See, e.g.*, Colin Tudge, Feeding People is Easy 54 (2007).

374 *See* Dothard v. Rawlinson, 433 U.S. 321, 345 (1977) (Marshall, J., dissenting). *See generally* Michelle J. Anderson, *From Chastity Requirement to Sexuality License: Sexual Consent and a New Rape Shield Law*, 70 Geo. Wash. L. Rev. 51 (2002).

375 *See* Celia E. Naylor, African Cherokees in Indian Territory: From Chattel to Citizens 2 (2008).

376 Circe Sturm, *Blood Politics, Racial Classification, and Cherokee National Identity: The Trials and Tribulations of the Cherokee Freedmen*, 22 Am. Indian Q. 230, 232 (1998); Tony Seybert, *Slavery and Native Americans in British North America and the United States: 1600 to*

Times Dot Earth Blog (Feb. 2, 2012, 5:38 PM), http://dotearth.blogs.nytimes.com/2012/02/02/the-troubling-path-from-pig-to-pork-chops.

342 *See* Phelps, *supra* note 319, at 18; *see also* Isaac Bashevis Singer, *The Letter Writer, in* The Collected Stories of Isaac Bashevis Singer 250, 271 (1982).

343 *See Meat, Dairy and Pareve*, OK Kosher Certification, http://www.ok.org/Content.asp?ID=63 (last visited June 30, 2012).

344 出エジプト記 23:19 (Jewish Publication Society); 出エジプト記 34:26 (Jewish Publication Society); 申命記 14:21 (Jewish Publication Society).

345 *See* Frederick E. Greenspahn, *What is the Hebrew Bible?, in* The Wiley-Blackwell History of Jews and Judaism 15, 21 (Alan T. Levenson ed., 2012).

346 *See* Strong's Concordance 2102, *available at* http://concordances.org/hebrew/2102.htm.

347 *See, e.g.*, Janzen Family Farms, http://www.janzenfamilyfarms.com/beef.html (last visited Sept. 28, 2012); *Get the Facts: The Destructive Dairy Industry*, Born Free USA, http://www.bornfreeusa.org/facts.php?more=1&p=373 (last visited Sept. 28, 2012).

348 *See, e.g.*, Foer, *supra* note 170, at 113.

349 *See Turkey for Thanksgiving?*, Soc'y for the Advancement of Animal Wellbeing, http://www.saawinternational.org/turkey.htm (last visited Jun. 30, 2012).

350 *See, e.g.*, *Deuteronomy* 14:8 (King James).

351 *See Pig Farming - Here's Your Bacon!*, Soc'y for the Advancement of Animal Wellbeing, http://animalwelfaretaiwan.webs.com/pigs.htm (last visited Jun. 30, 2012).

352 *See Cows*, Soc'y for the Advancement of Animal Wellbeing, http://animalwelfaretaiwan.webs.com/cows.htm (last visited Jun. 30, 2012).

353 *See, e.g.*, Peggy Trowbridge Filippone, *US Lamb Grades: American Lamb is Mild in Flavor*, About.com, http://homecooking.about.com/od/lamb/a/lambgrades.htm (last visited Sept. 28, 2012).

354 例えばフォアグラ生産に利用されない鴨や鵞鳥はわずか生後7週で屠殺される。*See Ducks and Geese*, Soc'y for the Advancement of Animal Wellbeing, http://animalwelfaretaiwan.webs.com/geeseandducks.htm（2012年6月30日アクセス）。

355 *See* Shmuly Yanklowitz, *How Kosher is Your Milk?*, JewishJournal.com (June 7, 2012, 5:16 AM), http://www.jewishjournal.com/socialjusticerav/item/rabbi_herschel_schachters_chumra_on_milk_abuse_in_the_dairy_industry_201206/; Mishneh Torah, *Sefer Kedushah*: *Shechitah* at Chapter 10, Halacha 9 (Eliyahu Touger trans.), *available at* http://www.chabad.org/library/article_cdo/aid/971836/jewish/Chapter-10.htm.

356 *See* Yanklowitz, *supra* note 355.

357 *See, e.g.*, Philip Caulfield, *PETA Hopes to Launch Pornography Site, PETA.XXX, to Promote Veganism*, N.Y. Daily News, Sept. 20, 2011, *available at* http://articles.nydailynews.com/2011-09-20/news/30202195_1_peta-lindsay-rajt-graphic-images.

358 本章を書くに当たり、アメリカ先住民アニシナーベ人の祖母を持つ私の友人ハロルド・ブラウン氏の助力・激励・教示を得たことに感謝したい。

359 *See* Mary Story et al., *Nutritional Health and Diet-Related Conditions, in* American Indian Health: Innovations in Health Care, Promotion, and Policy 201,

317 *See* Ner LeElef, *World Jewish Population*, Judaism Online, http://www.simpletoremember.com/vitals/world-jewish-population.htm#_Toc26172077 (last viewed June 20, 2012).

318 *See, e.g.*, Eliezer Berkovits, Not in Heaven: The Nature and Function of Halakhah 74 (1983).

319 Norm Phelps, The Dominion of Love: Animal Rights According to the Bible (2002).

320 *Id.* at 15.

321 創世記 1:26-28 (Jewish Publication Society).

322 *See, e.g.*, Rod Preece & David Fraser, *The Status of Animals in Biblical and Christian Thought: A Study in Colliding Values*, 8 Soc'y & Animals 245, 246 (2000).

323 創世記 1:29-30 (Jewish Publication Society).

324 ノーム・フェルプスもこの話の運びから同様の結論を出している。*See* Phelps, *supra* note 319, at 55.

325 イザヤ書 11:6, 9 (Jewish Publication Society).

326 Richard Schwartz, *The Vegetarian Teachings of Rav Kook*, Jewish Virtual Library, http://www.jewishvirtuallibrary.org/jsource/Judaism/ravkook_veg.html (last visited June 27, 2012) (citing Philip Pick, *The Source of Our Inspiration* 2 (Jewish Vegetarian Society, Paper) (quoting Rav Kook)).

327 *See Leviticus* 11:1-8 (Jewish Publication Society); *Leviticus* 11:9-12 (Jewish Publication Society).

328 *See, e.g.*, *Deuteronomy* 12:21; *Leviticus* 17:10.

329 *See Leviticus* 7:26—27 (Jewish Publication Society); *Leviticus* 17:10—14 (Jewish Publication Society); Mishneh Torah, *Sefer Kedushah*: *MaAchalot Assurot*, at Chapter 6, Halacha 1 (Eliyahu Touger trans.), *available at* http://www.chabad.org/library/article_cdo/aid/968262/jewish/Chapter-6.htm.

330 *MaAchalot Assurot*, at Chapter 6, Halacha 10—11, *available at* http://www.chabad.org/library/article_cdo/aid/968263/jewish/Chapter-7.htm.

331 *Genesis* 32:33 (Jewish Publication Society).

332 *See Exodus* 23:19 (Jewish Publication Society); *MaAchalot Assurot*, at Chapter 9, Halacha 1, *available at* http://www.chabad.org/library/article_cdo/aid/968265/jewish/Chapter-9.htm.

333 Abraham Chill, The Mitzvot: The Commandments and their Rationale 400 (2000) (quoting Efraim Lunchitz, author of Keli Yakar).

334 イザヤ書 66:3 (Jewish Publication Sociegy).

335 出エジプト記 23:12 (Jewish Publication Society).

336 申命記 22:6 (Jewish Publication Society).

337 申命記 25:4 (Jewish Publication Society).

338 レビ記 22:27 (Jewish Publication Society).

339 レビ記 22:28 (Jewish Publication Society).

340 *See* Francione, *supra* note 21, at xxxiii.

341 *See, e.g.*, Andrew C. Revkin, *The Troubling Path from Pig to Pork* Chop, N.Y.

Aggressors Without Denying Their Innocence, *in* CRIMINAL LAW CONVERSATIONS 375 (Paul H. Robinson, Stephen P. Garvey & Kimberly Kessler Ferzan eds., 2009).

298 EAGLEMAN, *supra* note 167, at 208.

299 Tennessee v. Garner, 471 U.S. 1, 3 (1985).

300 *See* Sherry F. Colb, *Why Is Torture "Different" and How "Different" Is it?*, 30 CARDOZO L. REV. 1411, 1458 (2009).

301 Regina v. Dudley & Stephen [1884] 14 Q.B.D. 273 (U.K.); *see* ALLAN C. HUTCHINSON, IS EATING PEOPLE WRONG? : GREAT LEGAL CASES AND HOW THEY SHAPED THE WORLD 19 (2011).

302 *See* OPPENLANDER, *supra* note 282, at 27–28.

303 *See generally* OPPENLANDER, *supra* note 282; HENNING STEINFELD ET AL., LIVESTOCK'S LONG SHADOW: ENVIRONMENTAL ISSUES AND OPTIONS (2006).

304 *See* MAARTEN J. CHRISPEELS & DAVID E. SADAVA, PLANTS, GENES, AND AGRICULTURE 25–57 (1994); STEINFELD, *supra* note 303, at 23-32.

305 David Pimentel & Marcia Pimentel, *Sustainability of Meat-based and Plant-based Diets and the Environment*, 78 AM. J. CLINICAL NUTRITION 660S, 662S (2003).

306 *Soy Benefits*, NAT'L SOYBEAN RES. LABORATORY, http://www.nsrl.uiuc.edu/soy_benefits.html (last visited Oct. 3, 2011).

307 OPPENLANDER, *supra* note 282, at 36–37.

308 *See Genesis* 1:26–1:31; *Qu'ran* 6:165; Paul W. Taylor, *Are Humans Superior to Animals and Plants?*, 6 ENVTL. ETHICS 149 (1984) (citing PADMANABH S. JAINI, THE JAINA PATH OF PURIFICATION 106–110 (1979)).

309 *See generally* SAM HARRIS, THE MORAL LANDSCAPE: HOW SCIENCE CAN DETERMINE HUMAN VALUES (2010).

310 *See, e.g.*, Jewish Vegetarians of North America, http://jewishveg.com/torah.html; The Christian Vegetarian Association, http://www.all-creatures.org/cva/default.htm; Zamir Elhai, *Islam and Vegetarianism*, http://www.godsdirectcontact.org.tw/eng/news/178/vg_53.htm (last visited Jun. 27, 2012); L.T. Ho-Pham et al., *Veganism, Bone Mineral Density, and Body Composition: A Study in Buddhist Nuns*, 20 OSTEOPOROSIS INTERNATIONAL 2087, 2088 (2009); Sarah Soifer, Note, *Vegan Discrimination: An Emerging and Difficult Issue*, 36 LOY. L.A. L. REV. 1709, 1711 (2003); Jain Vegans, http://groups.yahoo.com/group/JainVegans/ (last visited Jun. 27, 2012).

311 *See* Françoise-Marie Arouet de Voltaire, *Œuvres de Voltaire 1829, in* ŒUVRES DE VOLTAIRE 48, (Adrien Jean-Quentin Beuchot and Pierre-Auguste-Marie Miger eds., Lefèvre, Paris 1832).

312 *See* QUR'AN, *Sura* 17:33; *Tipitaka* AN 8.39, *Abhisdana Sutta: Rewards*, (Thanissaro Bhikkhu trans.), *available at* http://www.accesstoinsight.org/tipitaka/an/an08/an08.039.than.html.

313 レビ記 1:2-5 (Jewish Publication Society).

314 創世記 9:1-3 (Jewish Publication Society).

315 民数記 31:17-18 (Jewish Publication Society).

316 レビ記 25:44-46 (Jesish Publication Society).

279 *See* Mills, *supra* note 58.

280 *See* Press Release, World Cancer Research Fund, Most Authoritative Ever Report on Bowel Cancer and Diet: Links with Meat and Fibre Confirmed (May 23, 2011) (on file with author), *available at* http://www.wcrf-uk.org/audience/media/press_release.php?recid=153; James Meikle, *Study Suggests Link Between Eating Red Meat and Crohn's Disease*, GUARDIAN, July 15, 2005, http://www.guardian.co.uk/society/2005/jul/16/health.food.

281 *See U.S. Could Feed 800 million People with Grain that Livestock Eat, Cornell Ecologist Advises Animal Scientists Future Water and Energy Shortages Predicted to Change Face of American Agriculture*, CORNELL UNIVERSITY SCIENCE NEWS, Aug. 7, 1997, http://www.news.cornell.edu/releases/Aug97/livestock.hrs.html.

282 *See* RICHARD A. OPPENLANDER, COMFORTABLY UNAWARE xi–xii (2011); Joyce D'Silva, *Introduction* to THE MEAT BUSINESS: DEVOURING A HUNGRY PLANET xv (Geoff Tansey & Joyce D'Silva eds. 1999).

283 *See* Mary Beckman, *Crime, Culpability, and the Adolescent Brain*, 305 SCIENCE 596–599 (2004).

284 *See, e.g.*, Matthew S. Stanford et al., *Impulsiveness and Risk-taking Behavior: Comparison of High-school and College Students Using the Barratt Impulsiveness Scale*, 21 PERSONALITY AND INDIVIDUAL DIFFERENCES 1073, 1075 (1996).

285 *See* EAGLEMAN, *supra* note 167, at 158.

286 TOM REGAN, THE CASE FOR ANIMAL RIGHTS 279 (2d ed. 2004); Thomas McPherson, *The Moral Patient*, 59 PHILOSOPHY 171–72 (1984).

287 Mary Midgley, *Duties Concerning Islands*, LX ENCOUNTER 36 (1983).

288 *Id.* at 36, 42-43.

289 *See, The Cornwall Declaration on Environmental Stewardship,* THE CORNWALL ALLIANCE(Oct. 1999), http://www.cornwallalliance.org/docs/the-cornwall-declaration-on-environmental-stewardship.pdf.

290 *See* REGAN, *supra* note 286, at 153.

291 *See, e.g.*, Insanity Defense Reform Act of 1984, 18 U.S.C. § 17(a) (2006).

292 BALCOMBE, *supra* note 51, at 137; *see also* Inbal Ben-Ami Bartal et al., *Empathy and Pro-Social Behavior in Rats*, 334 SCIENCE 1427, 1430 (2011).

293 *See* BEKOFF, *supra* note 19, at 13; DALE PETERSON, THE MORAL LIVES OF ANIMALS (2011).

294 Christian the lion—Full ending, YOUTUBE(July 28, 2008), 6:06, posted by "bornfreefoundation," http://www.youtube.com/watch?v=cvCjyWp3rEk.

295 JENNIFER S. HOLLAND, UNLIKELY FRIENDSHIPS: 47 REMARKABLE STORIES FROM THE ANIMAL KINGDOM 69–72 (2011).

296 *See* James Barron, *Polar Bears Kill a Child at Prospect Park Zoo*, N.Y. TIMES, May 20, 1987, http://www.nytimes.com/1987/05/20/nyregion/polar-bears-kill-a-child-at-prospect-park-zoo.html.

297 *See* George P. Fletcher & Luis E. Chiesa, *Self-Defense and the Psychotic Aggressor*, *in* CRIMINAL LAW CONVERSATIONS 365, 372 (Paul H. Robinson, Stephen P. Garvey & Kimberly Kessler Ferzan eds., 2009); Sherry F. Colb, *Justifying Homicide Against Innocent*

258 *See, e.g.*, *ConAgra Lawsuit: Cooking Oil Giant Sued Over Fishy 'All-Natural' Claims*, HUFFINGTON POST, Aug. 25, 2011, http://www.huffingtonpost.com/2011/08/25/conagra-lawsuit_n_936157.html.

259 *See, e.g.*, Heather Timmons & Nikhila Gill, *India's Health Minister Calls Homosexuality Unnatural*, N.Y. TIMES, July 5, 2011, http://www.nytimes.com/2011/07/06/world/asia/06india.html.

260 *See* CHARLES ZASTROW & KAREN K. KIRST-ASHMAN, UNDERSTANDING HUMAN BEHAVIOR AND THE SOCIAL ENVIRONMENT 497 (7th ed. 2007).

261 Frans B.M. de Waal, *Bonobo Sex and Society*, SCIENTIFIC AMERICAN, Mar. 1995, at 88.

262 *See* GEORGES H. WESTBEAU, LITTLE TYKE: THE TRUE STORY OF A GENTLE VEGETARIAN LIONESS (1986); Adrian Blomfield, *Lioness Who Lay Down with the Antelope*, Telegraph, Jan. 8, 2002, http://www.telegraph.co.uk/news/worldnews/africaandindianocean/kenya/1380783/Lioness-who-lay-down-with-the-antelope.html.

263 Mills, *supra* note 58.

264 *Id.*

265 *Id.*

266 *See* Craig T. Palmer, *Rape in Nonhuman Animal Species: Definitions, Evidence, and Implications*, 26 J. SEX RES. 355, 360–67 (1989).

267 *See* RANDY THORNHILL & CRAIG T. PALMER, A NATURAL HISTORY OF RAPE: BIOLOGICAL BASES OF SEXUAL COERCION 80 (2000).

268 *See* Sarah Blaffer Hrdy, *Infanticide as a Primate Reproductive Strategy*, 65 American Scientist 40, 43–44 (1977); Anne E. Pusey & Craig Packer, *Infanticide in Lions: Consequences and Counterstrategies*, *in* INFANTICIDE AND PARENTAL CARE 279 (Stefano Parmigiani & Frederick S. vom Saal eds., 1994).

269 *See* DEAN BUONOMANO, BRAIN BUGS: HOW THE BRAIN'S FLAWS SHAPE OUR LIVES 134 (2011).

270 *See id.*

271 *See generally* CULTURAL DIVIDES: UNDERSTANDING AND OVERCOMING GROUP CONFLICT (Deborah A. Prentice & Dale T. Miller eds., 1999).

272 *See* BUONOMANO, *supra* note 269, at 134.

273 *See, e.g.*, Adam Rutland, *The Development of National Prejudice, In-group Favouritism, and Self-stereotypes in British Children*, 38 Brit. J. Soc. Psych. 55, 61 (1999); Jenny Hsin-Chun Tsai, *Xenophobia, Ethnic Community, and Immigrant Youths' Friendship Network Formation*, 41 ADOLESCENCE 285, 287 (2006).

274 *See, e.g.*, VIVIAN GUSSIN PALEY, YOU CAN'T SAY YOU CAN'T PLAY 93–134 (1992).

275 *See* Mills, *supra* note 58.

276 *See id.*

277 *See id.*

278 *See* Andy Lagomarsino, *Food Poisoning Cases Increase During Thanksgiving*, NEW JERSEY NEWSROOM, Nov. 25, 2009, http://www.newjerseynewsroom.com/healthquest/food-poisoning-cases-increase-during-thanksgiving.

§§ 28-3,102 to 28-3,111 (2010).

243 *See, e.g.*, P.L 193-2011, H.E.A. No. 1210, 117th Gen. Assemb., Reg. Sess. (Ind. 2011).

244 Gonzales v. Carhart, 550 U.S. 124, 125 (2007).

245 *Id.* at 138–39.

246 *See* Restatement (Second) of Torts: Duty to Act for Protection of Others § 314 (1965).

247 *Risk of Pregnancy: What is my risk of getting pregnant if I have sex without using contraception or my birth control fails?*, The Emergency Contraception Website (June 14, 2012 2:42 PM), http://ec.princeton.edu/questions/risk.html.

248 *See, e.g., Birth Control Pills*, Planned Parenthood, http://www.plannedparenthood.org/health-topics/birth-control/birth-control-pill-4228.htm (last visited July 25, 2012).

249 *See, e.g.*, The Peta Files, *Vegans Save 198 Animals a Year,* Peta.org (Dec. 13, 2010), *available at* http://www.peta.org/b/thepetafiles/archive/2010/12/13/vegans-save-185-animals-a-year.aspx.

250 *See, e.g.*, Mayo Clinic Staff, *Pregnancy Weight Gain: What's healthy?*, MayoClinic.com, *available at* http://www.mayoclinic.com/health/pregnancy-weight-gain/PR00111; Mayo Clinic Staff, *Third Trimester Pregnancy: What to Expect*, MayoClinic.com, *available at* http://www.mayoclinic.com/health/pregnancy/PR00009.

251 *See, e.g.*, Peaceful Prairie Sanctuary, http://peacefulprairie.org/; Woodstock Farm Animal Sanctuary, http://woodstocksanctuary.org/; Catskill Animal Sanctuary, http://casanctuary.org/; For The Animals Sanctuary, http://fortheanimalssanctuary.org/; Farm Sanctuary, http://farmsanctuary.org/. 合衆国の畜産動物保護施設一覧は *National Shelter List*, http://farmanimalshelters.org/links.htm.

252 Gary Francione & Robert Garner, The Animal Rights Debate: Abolition of Regulation? (2000).

253 *See* Guttmacher Institute, Facts on Induced Abortion in the United States (Aug. 2011), *available at* http://www.guttmacher.org/pubs/fb_induced_abortion.html.

254 *See, e.g.*, Plato, Crito 52a (Cathal Woods & Ryan Pack trans., 2007), *available at* http://ssrn.com/abstract=1023145 or http://dx.doi.org/10.2139/ssrn.1023145; Thomas Hobbes, Leviathan 88 (J.C.A. Gaskin ed. 1998) (1651); John Locke, Two Treatises of Government, Second Treatise § 95, at 348–49 (Peter Laslett ed., 1960) (1689). *But see* Tom Regan, The Case for Animal Rights 274 (1983).

255 *See, e.g.*, Craig Howard Kinsley and Kelly G. Lambert, *The Maternal Brain*, Scientific American, January 2006, at 72.

256 *See Female Bomber's Mother Speaks Out*, BBC News, Jan. 30, 2002, http://news.bbc.co.uk/2/hi/1791800.stm; *An Interview with the Mother of a Suicide Bomber*, Middle East Media Research Institute (MEMRI) (Special Dispatch No.391), June 19, 2002, http://www.memri.org/report/en/0/0/0/0/0/0/683.htm.

257 Paul Rozin, *Preference for Natural: Instrumental and Ideational/Moral Motivations, and the Contrast Between Foods and Medicines*, 43 Appetite 147 (2004).

233 *See, e.g.*, Abortion Pictures, ProLifeAmerica.com, http://www.prolifeamerica.com/Abortion_Pictures.cfm (last visited Aug. 17, 2009).

234 *See* Guttmacher Institute, State Policies in Brief: Requirements for Ultrasound (Aug. 1, 2011), http://www.guttmacher.org/statecenter/spibs/spib_RFU.pdf.

235 *See* Carol Sanger, Seeing and Believing: Mandatory Ultrasound and the Path to a Protected Choice, 56 UCLA L. REV. 351, 393–94 (2008).

236 *See, e.g.*, Naomi Wolf, *Our Bodies, Our Souls*, The New Republic, Oct. 16, 1995, at 32; In re Jane Doe, 19 S.W.3d 346, 361 (Tex. 2000).

237 *See* Amy J. Fitzgerald, A Social History of the Slaughterhouse: From Inception to Contemporary Implications, 71 Human Ecology Rev. 64 (2010); Lance A. Compa, Blood, Sweat, and Fear: Workers' Rights in U.S Meat and Poultry Plants, Human Rights Watch (2004 Report), *available at* http://www.hrw.org/en/node/11869/section/1.「動物屠殺・加工産業」の最新の労働・雇用状況については以下を参照。U.S. Dept of Labor, Occupational Employment Statistics, May 2011 National Industry-Specific Occupational Employment and Wage Estimates, NAICS 311600 – Animal Slaughtering and Processing, http://www.bls.gov/oes/current/naics4_311600.htm.

238 動物屠殺の映像を取り締まる措置としては、例えば以下を参照。Animal Enterprise Terrorism Act, 18 U.S.C. § 43 (2006); H.F 589, 84th Gen. Assemb., Reg. Sess. (Ia. 2011); H.F. 1369, 87th Leg. Sess. (Mn. 2011).

中絶の映像を取り締まる措置としては、医療施設や中絶を検討している女性のそばで音声放送や視覚映像を流してはならないとする「緩衝」地帯法・「保護」区域法(buffer/bubble zone laws)の例が挙げられる。Madsen v. Women's Health Centher, 512 U.S. 753 (1994); Shenck v. Pro-Choice Network of Western New York, 519 U.S. 357 (1997).

239 *See* Lydia Saad, Americans Still Split Along "Pro-Choice," "Pro-Life" Lines, Gallup.com, http://www.gallup.com/poll/147734/americans-split-along-pro-choice-pro-life-lines.aspx; Rich Karlgaard, Rise Up, Vegan Republicans!, HuffingtonPost.com (March 4, 2010), http://www.huffingtonpost.com/rich-karlgaard/rise-up-vegan-republicans_b_485906.html.

240 *See, e.g.*, Rich Deem, The Bible and Abortion: The Biblical Basis for a Pro-life Position, GodandScience.org, http://www.godandscience.org/doctrine/prolife.html#human; Steven Ertelt, The Triumph of Peter Singer's Values: Animal Rights More Important Than Human Rights, LifeNews.com, July 28, 2008, *available at* http://www.lifenews.com/2008/07/28/bio-2518/.

241 *See* Susan J. Lee et al., Fetal Pain: A Systematic Multidisciplinary Review of the Evidence, 294:8 JAMA 947, 952 (2005); Royal College of Obstetricians and Gynecologists, Feetal Awareness: Review of Research and Recommendations for Practice 11, March 2010, *available at* http://www.rcog.org.uk/files/rcog-corp/RCOGFetalAwarenessWPR0610.pdf.

242 *See, e.g.*, Nebraska Pain-Capable Unborn Child Protection Act, Neb. Rev. Stat.

the Subcomm. on Crime of the H. Comm. on the Judiciary, 106th Cong. 126 (1999)).

217 United States v. Stevens, 533 F.3d 218, 220–21 (3d. Cir.2008).

218 United States v. Stevens, No. 04-cr-00051 (W.D. Pa., November 10, 2004), *available at* Petition for Writ of Certiorari at 71a, United States v. Stevens, 130 S.Ct. 1577 (2010) (No. 08-769).

219 John Schwartz, Child Pornography, and an Issue of Restitution, N. Y. Times, Feb. 2, 2010, http://www.nytimes.com/2010/02/03/us/03offender.html; Jonathan Turley, Pay Misty for Me: Courts Mull Over Restitution Payments to Victims of Child Pornography From Possessors, JonathanTurley.org.Blog (Feb. 3, 2010), http://jonathanturley.org/2010/02/03/pay-misty-for-me-courts-mull-over-restitution-payments-to-victims-of-child-pornography-from-possessors/.

220 *See, e.g.,* 18 U.S.C. § 2252(a)(2), (a)(2)(A), (b)(1) (2006).

221 「食肉処理」施設で鶏が味わう苦痛を記したものとして、以下を参照。Eisnitz, *supra* note 210, at 165-67および Factory Farming: Poultry, FARM SANCTUARY, http://www.farmsanctuary.org/issues/factoryfarming/poultry/（2011年７月11日アクセス）.

222 *See* Gwynne Dyer, War: The Lethal Custom 57 (2006); Stephen Evans, How Soldiers Deal with the Job of Killing, BBC News World, June 11, 2011, http://www.bbc.co.uk/news/world-13687796.

223 *See* Ginny Sprang, Post-Disaster Stress Following the Oklahoma City Bombing: An Examination of Three Community Groups, 14 J. Interpersonal Violence 169, 179–81 (1999).

224 Dave Grossman, Teaching Kids to Kill, NAT'L F., Sept. 2000, at 12; Dave Grossman, On Killing: The Psychological Cost of Learning to Kill in War and Society 13 (1995).

225 *See* Grossman, *supra* note 224, at 18–37, 82.

226 A.C. Iverson et al., Risk Factors for Post-Traumatic Stress Disorder Among UK Armed Forces Personnel, 38 Psychological Medicine 511, 516 (2008).

227 *See* William J. Duiker and Jackson J. Spielvogel, World History: Volume I: To 1800 xxii (6th ed. 2010).

228 *See* William C. Donnino, Practice Commentary, Contract Killing, N.Y. PENAL LAW § 125.27 (McKinney 2009).

229 Ralph Waldo Emerson, Fate, in The Conduct of Life: Nine Essays on Fate, Power, Wealth, Culture, Worship, etc. 1, 5 (1903).

230 消費者が状況次第では動物へのあからさまな暴力にさえ慣れてしまうこと、その感情麻痺がものによっては心的外傷後ストレス障害の徴候であることを教えてくれたデビッド・カッスート氏にお礼申し上げたい。

231 Skinned Alive—Cruel Catfish Slaughter Exposed, YouTube (Jan. 14, 2011), 2:10, posted by "mercyforanimals," http://www.youtube.com/watch?v=sD9M8cjXsL0.

232 *See, e.g.,* Overlooked: The Lives of Animals Raised for Food, YouTube, (Jan. 10, 2008), 5:29, posted by "hsus," http:www.youtube.com/watch?v=Z-cor1uZ2AM; Meet Your Meat PETA Part I, YOUTUBE, (Oct. 23, 2009), 7:45, posted by "OptimisticPessimist," http://www.youtube.com/watch?v=UFNFvOyTJd8.

201 *See also* Joy, *supra* note 39, at 11-12.

202 Yoshino, *supra* note 195, at 61, 68.

203 動物たちの感情に満ちた生をつづった文献としては、以下を参照。Jeffrey Moussaieff Masson & Susan McCarthy, When Elephants Weep (1995).

204 *See* Sherry F. Colb, *Probabilities in Probable Cause and Beyond: Statistical Versus Concrete Harms*, 73 Law & Contemp. Probs. 69, 71–73 n.12 (2010); Karen E. Jenni & George Loewenstein, *Explaining the "Identifiable Victim Effect,"* 14 J. Risk & Uncertainty 235–37 (1997).

205 *See e.g.*, Marlone D. Henderson et al., *Transcending the "Here": The Effect of Spatial Distance on Social Judgment*, 91 J. Personality & Soc. Psychol. 845 (2006).

206 *See e.g.*, Frederick Taylor, Dresden: Tuesday, February 13, 1945 416 (2004).

207 *See* Joy, supra note 39, at 40, 48; John Ezard, *Getting Meat's Image Off the Hook: Butchers Seek to Play Down the Gruesome Image of Their Trade*, Guardian, Nov. 30, 1984; *Labeling Debate: Engaging the Public*, MeatInfo: Online Meat Trades J. (Oct. 15, 2010), http://www.meatinfo.co.uk/news/fullstory.php/aid/11623/Labelling_Debate:_Engaging_the_public.html.

208 William Neuman, *Gassing Chickens Before Killing Them to Ease Stress*, N.Y. Times, Oct. 22, 2010, at A1, *available at* http://www.nytimes.com/2010/10/22/business/22chicken.html under the title *New Way to Help Chickens Cross to Other Side*.

209 *See, e.g.*, Milton Mills, Physicians Committee for Responsible Medicine, Address at the Annual Conference of the North American Vegetarian Society: Meat Eating and the Biology of Disgust (July 8, 2010); Harold Kudler, *The Limiting Effects of Paradigms on the Concept of Traumatic Stress, in* International HandbookOf Human Response To Trauma 5 (Arieh Y. Shalev et al. eds., 2000).

210 *See* American Psychiatric Association, Diagnostic and Statistical Manual of Mental Disorders 467–68 (4th ed., text revision 2000) (shell shock); Rachel M. MacNair, Perpetration-induced Traumatic Stress: The Psychological Consequences Of Killing 32– 34 (2002) (executioners); Gail A. Eisnitz, Slaughterhouse: The Shocking Story of Greed, Neglect, and Inhumane Treatment Inside the U.S. Meat Industry 62 (1997) (slaughterhouse workers); Joy, *supra* note 39, at 82–84.

211 *See* Pachirat, *supra* note 52, at 257–70, 159–61.

212 *See* B.F. Skinner, About Behaviorism 51 (1976).

213 *See* Adam Smith, The Wealth of Nations 57 (1937); John Maynard Keynes, The General Theory of Employment, Interest and Money 292 (1935).

214 Act of Dec. 9, 1999, Pub. L. No. 106-152, 113 Stat. 1732 (codified as amended at 18 U.S.C. § 48 (2006) (amended 2010)), invalidated by United States v. Stevens, 130 S.Ct. 1577 (2010); Animal Crush Video Prohibition Act of 2010, Pub. L. No. 111-294, 124 Stat. 3177.

215 United States v. Stevens, 130 S.Ct. 1577, 1592, 559 U.S. ____ (2010).

216 Brief for the United States at 17–18, United States v. Stevens, 130 S.Ct. 1577 (2010) (No. 08-769) (quoting Punishing Depictions of Animal Cruelty and the Federal Prisoner Health Care Co-Payment Act of 1999: Hearing on H.R. 1887 and H.R. 1349 Before

VeganLife.org (Sept. 2011), http://www.thisveganlife.org/i-say-vegan-you-say-vegetarian-lets-call-the.

186 *See* James Oliver Horton, *Safe Harbor: John Brown*, WQLN.ORG, http://www.wqln.org/main/television/original%20productions/Safe%20Harbor/Film/InterviewTranscripts/Horton/JohnBrown.htm.

187 Bowers v. Hardwick, 478 U.S. 186, 188 n.2 (1986).

188 Lawrence v. Texas, 539 U.S. 558, 578–79 (2003).

189 *See* Human Rights Campaign, *Civil Unions*, HRC.ORG, http://www.hrc.org/issues/pages/civil-unions (last visited Dec. 18, 2012); Human Rights Campaign, *Domestic Partners*, HRC.ORG, http://www.hrc.org/issues/pages/domestic-partnerships (last visited Oct. 17, 2012).

190 *See, e.g.*, NORAH VINCENT, SELF-MADE MAN: ONE WOMAN'S JOURNEY INTO MANHOOD AND BACK AGAIN (2006); THOMAS EGELSTON, THE LIFE OF JOHN PATERSON: MAJOR-GENERAL IN THE REVOLUTIONARY ARMY 236–40 (2d ed. 1898), *reprinted in Deborah Sampson: How She Served as a Soldier in the Revolution—Her Sex Unknown to the Army*, N.Y. TIMES, Oct. 8, 1898, *available at* http://query.nytimes.com/gst/abstract.html?res=9402E3D71139E433A2575BC0A9669D94699ED7CF.

191 *See, e.g.*, HENRY LOUIS GATES, JR., *The Passing of Anatole Broyard*, *in* THIRTEEN WAYS OF LOOKING AT A BLACK MAN, 180–214 (1997).

192 *See, e.g.*, *Statement on Philosophy*, HOMOSEXUALS-ANONYMOUS.COM, http://www.homosexuals-anonymous.com/statement-on-philosophy (last visited Oct. 17, 2012).

193 *See, e.g.*, OUTRAGE (Magnolia Pictures 2009); Eve Conant, *Left Wing: When Gay Bashers Are Gay, Why Do People Just Mock and Turn Away?*, Newsweek.com (May 6, 2010, 2:07 PM), http://www.newsweek.com/blogs/the-gaggle/2010/05/06/left-wing-when-gay-bashers-are-gay-why-do-people-just-mock-and-turn-away.html.

194 *See* Jesse Bering, *Single, Angry, Straight Male . . . Seeks Same?*, SCIENTIFIC AMERICAN, January 2009, *available at* http://www.scientificamerican.com/article.cfm?id=single-angry-straight-male.

195 *See* KENJI YOSHINO, COVERING: THE HIDDEN ASSAULT ON OUR CIVIL RIGHTS 18, 19 (2007).

196 *See, e.g.*, MICHELANGELO SIGNORILE, QUEER IN AMERICA: SEX, THE MEDIA, AND THE CLOSETS OF POWER (2003).

197 *See* Michael Warner, *Introduction*, *in* FEAR OF A QUEER PLANET: QUEER POLITICS AND SOCIAL THEORY xxi (Michael Warner ed., 1993); The Kinsey Institute, *Kinsey's Heterosexual-Homosexual Rating Scale*, IUB.EDU (last updated Mar. 2009), http://www.iub.edu/~kinsey/research/ak-hhscale.html.

198 *See* JOY, *supra* note 39, at 96–97, 109.

199 *See generally* NICK FIDDES, MEAT: A NATURAL SYMBOL (1991); MICHAEL POLLAN, THE OMNIVORE'S DILEMMA (2006).

200 *See, e.g.*, Heather Timmons & Nikhila Gill, *India's Health Minister Calls Homosexuality 'Unnatural,'* N.Y. TIMES (July 5, 2011), http://www.nytimes.com/2011/07/06/world/asia/06india.html.

174 *See* ABUL FADL MOHSIN EBRAHIM, ABORTION, BIRTH CONTROL & SURROGATE PARENTING: AN ISLAMIC PERSPECTIVE 19 (1989) (Islam); Sandhya Jain, *The Right to Family Planning, Contraception, and Abortion, in* SACRED RIGHTS: THE CASE FOR CONTRACEPTION AND ABORTION IN WORLD RELIGIONS 129, 130 (Daniel C. Maguire ed., 2003) (Hinduism); Amirrtha Srikanthan & Robert L. Reid, *Religious and Cultural Influences on Contraception*, 30 J. Obstet. Gynaecol. Can. 129, 134 (2008), *available at* http://www.jogc.com/abstracts/full/200802_WomensHealth_1.pdf (citing B. Gnanawimala, *The Buddhist View: Free to Choose*, ASIAWEEK, Oct. 27, 1993, 54.) (Buddhism).

175 *See Egg Yolk Peritonitis*, AVIANWEB.COM, http://www.avianweb.com/eggyolk-peritonitis.html (last visited Nov. 27, 2011); *Egg Binding*, BIRDVET.COM.AU, http://www.birdvet.com.au/birdcare/EGG%20BINDING.htm (last visited Nov 27, 2011); Merck Veterinary Manual, *Egg-Bound or Impacted Oviducts*, MERCKVETMANUAL.COM, http://www.merckvetmanual.com/mvm/index.jsp?cfile=htm/bc/205803.htm (last visited Nov. 27, 2011); *Prolapsed Cloaca*, AvianWeb.com, http://www.avianweb.com/Prolapse.htm (last visited Nov. 27, 2011).

176 *See Cow*, ANIMAL PLANET (Apr. 22, 2008), http://animals.howstuffworks.com/mammals/cow-info.htm; Jan Sargeant et al., *Clinical Mastitis in Dairy Cattle in Ontario: Frequency of Occurrence and Biological Isolates*, 39 CAN. VET. J. 33, 35 (1998).

177 *See* Ruth C. Newberry et al., *Management of Spent Hens*, 2 J. APPLIED ANIMAL WELFARE SCI. 13, 14 (1999).

178 *See, e.g.*, Blake Morrison, Peter Eisler and Anthony DeBarros, *Old-hen Meat Fed to Pets and Schoolkids*, USA TODAY, Dec. 9, 2009, http://usatoday30.usatoday.com/news/education/2009-12-08-hen-meat-school-lunch_N.htm.

179 *The Dairy Industry*, PETA, http://www.peta.org/issues/animals-used-for-food/dairy-industry.aspx (last visited May 1, 2012); HSUS REPORT (COWS IN THE DAIRY INDUSTRY), *supra* note 134, at 8.

180 *See* Barbara McDonald, *Once You Know Something, You Can't Not Know It: An Empirical Look at Becoming Vegan*, 8 SOC'Y & ANIMALS 1, 4, tbl.1 (2000), *available at* http://www.animalsandsociety.org/assets/library/404_s811.pdf.

181 フランシオンは菜食人になる「段階的」方法について、ブログ Animal Rights: The Abolitionist Approach で語っている。*Vegan Mondays?*, ABOLITIONIST APPROACH.COM, http://www.abolitionistapproach.com/vegan-mondays/ (Apr. 4, 2010).

182 *See* HSUS REPORT (ANIMALS IN THE CHICKEN INDUSTRY), *supra* note 159, at 7.

183 牛が屠殺を間近に控え、恐怖を示し、来た方へ逃げようとする様子を映した動画は以下を参照。*Dan le Couloir de la Mort (Death Row)*, YOUTUBE.COM (Dec. 8, 2008), https://www.youtube.com/watch?v=VizpLk263iM.

184 Farm Sanctuary, *The Dish on Vegetarianism*, VegForLife.org, http://www.vegforlife.org/eats_dish.htm (last visited Dec. 4, 2011); PETA, *Three Reasons to Go Vegetarian*, PETA.org, http://www.peta.org/tv/videos/psas-vegetarianism/1617808251001.aspx (last visited October 29, 2012).

185 Jo Tyler, *I Say Vegan, You Say Vegetarian, Let's Call the Whole Thing Off*, This-

note 140, at 96; HUMANE SOC'Y OF THE U.S., AN HSUS REPORT: THE WELFARE OF ANIMALS IN THE CHICKEN INDUSTRY, HUMANE SOC'Y OF THE U.S., 4 (2008), available at http://www.humanesociety.org/assets/pdfs/farm/welfare_broiler.pdf (citing C.G. SCANES ET AL., POULTRY SCIENCE 260 (4th ed., 2004)).

160 *See* Vancouver Humane Society, *Farm Animals: Animal Rescue*, VANCOUVERHUMANESOCIETY.BC.CA, http://vancouverhumanesociety.bc.ca/farmanimals_rescue.html (last visited Nov. 2, 2011).

161 M. N. Romanov & S. Weigend, *Analysis of Genetic Relationships Between Various Populations of Domestic and Jungle Fowl Using Microsatellite Markers*, 80 POULTRY SCI. 1057 (2001), *available at* http://ps.fass.org/content/80/8/1057.full.pdf.

162 United Poultry Concerns, *Chickens: The Egg-Laying Hen*, UPC-ONLINE.ORG, http://www.upc-online.org/chickens/chickensbro.html (last visited Nov. 6, 2011).

163 *See* HUMANE SOCIETY OF THE U.S., AN HSUS REPORT: WELFARE ISSUES WITH SELECTIVE BREEDING OF EGG-LAYING HENS FOR PRODUCTIVITY 1 (2010), *available at* http://www.humanesociety.org/assets/pdfs/farm/welfiss_breeding_egg.pdf (citing A.B. Webster, *Welfare Implications of Avian Osteoporosis*, 83 POULTRY SCI. 184, 188 (2004)); S.C. Bishop et al., *Inheritance of Bone Characteristics Affecting Osteoporosis in Laying Hens*, 41 BRITISH POULTRY SCI. 33 (2000), *available at* http://www.tandfonline.com/doi/abs/10.1080/00071660086376.

164 ニューヨーク州イサカで農業啓蒙組織 FarmKind.org を立ち上げた元畜産農家ハロルド・ブラウン氏との対話より（2010年10月31日）。

165 *See* HSUS REPORT (ANIMALS IN THE EGG INDUSTRY), *supra* note 14, at 7.

166 *See id.* at 1.

167 *See* DAVID EAGLEMAN, INCOGNITO: THE SECRET LIVES OF THE BRAIN 57 (2011).

168 *See* HSUS REPORT (ANIMALS IN THE EGG INDUSTRY), *supra* note 14, at 1. For footage of sorting and disposal of males, see Compassion for Animals, *"Farm to Fridge" by Mercy for Animals: Condensed Version*, YOUTUBE.COM (June 10, 2011), http://www.youtube.com/watch?v=hP3y3OwSHyk.

169 *See* 7 C.F.R. §§ 205.236–205.239 (2010); HUMANE FARM ANIMAL CARE, ANIMAL CARE STANDARDS: EGG LAYING HENS (2009), *available at* http://www.certifiedhumane.org/uploads/pdf/Standards/English/Std09.Layers.2J.pdf.

170 *See* JONATHAN SAFRAN FOER, EATING ANIMALS 109 (2009); *Food Choices*, FARMFORWARD.COM, http://www.farmforward.com/farming-forward/food-choices (last visited Nov. 25, 2011).

171 *See* Institute for Reproductive Health, *Natural Family Planning*, irh.org, http://archive.irh.org/nfp.htm (last visited Nov. 25, 2011).

172 *See* Laurie Zoloth, *"Each One an Entire World": A Jewish Perspective on Family Planning*, *in* SACRED RIGHTS: THE CASE FOR CONTRACEPTION AND ABORTION IN WORLD RELIGIONS 21, 31 (Daniel C. Maguire ed., 2003); DAVID MICHAEL FELDMAN, BIRTH CONTROL IN JEWISH LAW: MARITAL RELATIONS, CONTRACEPTION, AND ABORTION 48 (1968).

173 創世記 3:16 (King James).

is-wired-into-the-brain.

146 *See* HSUS Report (Cows in the Dairy Industry), *supra* note 134; *The Welfare of Cattle in Dairy Production*, Farm Sanctuary, http://thehill.com/images/stories/white-papers/pdf/DairyCattleWelfareReport.pdf.

147 *See* J.R. Perkins et al., A Study of 1,000 Bovine Genitalia, 37 J. Dairy Sci. 1158, 1159 (1954); D.E.B. Lawton et al., *Farmer Record of Pregnancy Status Pre-Slaughter Compared with Actual Pregnancy Status Post-Slaughter*, 48 N.Z. Vet. J. 160, 162, tbl.I (2000).

148 *See* Ronald M. Nowak, Walker's Mammals of the World 1157 (1999); Baahaus Animal Rescue Group, *Farm Animal FAQs*, Baahaus.org, http://www.baahaus.org/faqs.html.

149 *See* Nicholas D. Kristof, Where Cows Are Happy and Food Is Healthy, N.Y. Times, Sept. 8, 2012, at SR1, *available at* http://www.nytimes.com/2012/09/09/opinion/sunday/kristof-where-cows-are-happy-and-food-is-healthy.html?_r=0

150 *See* H.F. Troutt & B.I. Osburn, *Meat From Dairy Cows: Possible Microbiological Hazards and Risks*, 16 Revue Scientifique et Technique 405 (1997); Jim Bodor & Jacqueline Reis, *How Safe is Our Beef?: Inspectors, Farmers, Brokers Part of Mad Cow Defense*, Worcester Telegram & Gazette, Jan. 18, 2004, at A1.

151 A.W. Nordskog, *Breeding for Eggs and Poultry Meats*, *in* Animal Agriculture: The Biology of Domestic Animals and Their Use By Man 321 (H.H. Cole & Magnar Ronning eds., 1974); Sidney L. Spahr & George E. Opperman, The Dairy Cow Today: U.S. Trends, Breeding, and Progress Since 1980 8 (1995); *Broiler Chicken Fact Sheet*, Animals Australia, http://www.animalsaustralia.org/factsheets/broiler_chickens.php.

152 The Encyclopedia of Applied Animal Behaviour and Welfare, *supra* note 140, at 95.

153 *See* John Webster, Understanding the Dairy Cow 261 (2d ed., 1993).

154 USDA National Agriculture Library, Entry for "veal calves" in Agricultural Thesaurus and Glossary, NAL Services, http://agclass.nal.usda.gov/mtwdk.exe?k=glossary&l=60&w=7551&n=1&s=5&t=2 (last visited Nov. 2, 2011).

155 Joanna Lucas, *Letter From a Vegan World*, Peaceful Prairie Sanctuary, http://www.peacefulprairie.org/letter.html; Amy, *My Trip to the Stockyard*, Animal Writes Blog (July 31, 2009, 10:26 PM), http://studentsforanimalrights.blogspot.com/2009/07/my-trip-to-stockyard.html; *The Cow Ribbon Campaign*, Liberation BC, http://liberationbc.org/projects/cow-ribbon.

156 *See* HSUS Report (Animals in the Veal Industry), *supra* note 8.

157 The Humane Farming Association, *HFA's National Veal Boycott—Campaign Decimating Sales*, HFA.org, http://www.hfa.org/vealBoycott.html (last visited Dec. 3, 2011).

158 ブロイラー種と卵用種の同年齢（生後6週）のひよこを並べた写真は以下を参照。Powered By Produce, *Movie Review: Food, Inc.*, Powered-by-produce.com (Jan. 28, 2010), http://www.powered-by-produce.com/2010/01/28/movie-review-food-inc.

159 *See* The Encyclopedia of Applied Animal Behaviour and Welfare, *supra*

BETES: THE SCIENTIFICALLY PROVEN SYSTEM FOR REVERSING DIABETES WITHOUT DRUGS (2007); JOHN A. MCDOUGALL, THE MCDOUGALL PROGRAM FOR A HEALTHY HEART: A LIFE-SAVING APPROACH TO PREVENTING AND TREATING HEART DISEASE (1998).

133 *See* USDA NATIONAL AGRICULTURAL STATISTICAL SERVICE, HATCHERY PRODUCTION 2010 SUMMARY 1 (2011), *available at* http://usda.mannlib.cornell.edu/usda/nass/HatcProdSu//2010s/2011/HatcProdSu-04-15-2011.pdf; MICHAEL C. APPLEBY ET AL., POULTRY BEHAVIOR AND WELFARE 184 (2004); *Farming in Season*, FARMFORWARD.COM, http://www.farmforward.com/features/spring (last visited Oct. 26, 2011); David Fraser et al., *Farm Animals and Their Welfare in 2000 in* THE STATE OF THE ANIMALS 2001 87, 90 (Deborah J. Salem & Andrew N. Rowan eds., 2001) (citing USDA NATIONAL AGRICULTURAL STATISTICAL SERVICE, HATCHERY PRODUCTION SUMMARY (1999)).

134 *See* HUMANE SOCIETY OF THE U.S., AN HSUS REPORT: THE WELFARE OF COWS IN THE DAIRY INDUSTRY (2009), *available at* http://www.humanesociety.org/assets/pdfs/farm/hsus-the-welfare-of-cows-in-the-dairy-industry.pdf.

135 *See id.*; HSUS REPORT (ANIMALS IN THE VEAL INDUSTRY), *supra* note 8.

136 *See* HSUS REPORT (COWS IN THE DAIRY INDUSTRY), *supra* note 134; U.S. DEPARTMENT OF AGRICULTURE, FOOD SAFETY & INSPECTION SERVICE, VEAL FROM FARM TO TABLE, *available at* http://www.fsis.usda.gov/Fact_Sheets/Veal_from_Farm_to_Table/index.asp.

137 *See generally*, J. LINDSAY FALVEY, AN INTRODUCTION TO WORKING ANIMALS 108–12 (1985).

138 American Academy of Pediatrics, *Breastfeeding and the Use of Human Milk*, 115 PEDIATRICS 496, 498 (2005), *available at* http://pediatrics.aappublications.org/content/115/2/496.full; World Health Organization, *Breastfeeding*, Who.int, http://www.who.int/topics/breastfeeding/en (last visited October 26, 2011).

139 *See* Frances C. Flower & Daniel M. Weary, *Effects of Early Separation on the Dairy Cow and Calf: 2. Separation at 1 Day and 2 Weeks After Birth*, 70 APP. ANIM. BEHAV. SCI. 275, 275 (2001); Susan J. Hudson & M.M. Mullord, *Investigations of Maternal Bonding in Dairy Cattle*, 3 APP. ANIM. ETHOL. 275 (1977).

140 THE ENCYCLOPEDIA OF APPLIED ANIMAL BEHAVIOUR AND WELFARE 636 (Daniel S. Mills et al., eds., 2010).

141 *See* KAREN DAWN, THANKING THE MONKEY: RETHINKING THE WAY WE TREAT ANIMALS 162 (2008).

142 THE ENCYCLOPEDIA OF APPLIED ANIMAL BEHAVIOUR AND WELFARE, *supra* note 140, at 639; JOANNE STEPANIAK, THE VEGAN SOURCEBOOK 39 (2d ed. 2000); JOHN WEBSTER, UNDERSTANDING THE DAIRY COW 114 (2d ed., 1993).

143 *See Pennsylvania Cruelty Case—26 Cows and Calves Rescued*, FARM SANCTUARY, http://www.nofoiegras.org/rescue/rescues/past/butler.html.

144 *See Cruelty to Cows*, DAIRYCRUELTY.COM.AU, http://www.dairycruelty.com.au/cows.php.

145 *See* Tara Parker-Pope, *Maternal Instinct Is Wired Into the Brain*, N.Y. Times Blog (Mar. 7, 2008, 2:00 PM), http://well.blogs.nytimes.com/2008/03/07/maternal-instinct-

112 *Id.*

113 *See id.* app. B at 353–57.

114 *See id.* at 73–74, 80.

115 *See id.* at 80, 88–89.

116 *Id.* at 71.

117 *Id.*

118 *See* Donna L. Hoyert & Jiaquan Xu, U.S. Dep't of Health and Human Services & Centers for Disease Control and Prevention, *Deaths: Preliminary Data for 2011*, 61 CDC Nat'l Vital Stat. Rep., Oct. 10, 2012, at 1, tbl.B at 28, *available at* http://www.cdc.gov/nchs/data/nvsr/nvsr61/nvsr61_06.pdf.

119 *See* Norman Jolliffe & Morton Archer, *Statistical Associations Between International Coronary Heart Disease Death Rates and Certain Environmental Factors*, 9 J. Chronic Diseases 636, 639, tbl.I, 650 (1959).

120 Caldwell B. Esselstyn, Jr., *Is the Present Therapy for Coronary Artery Disease the Radical Mastectomy of the Twenty-First Century?*, 106 Am. J. Cardiology 902 (2010).

121 *Id.* at 902.

122 *See* Esselstyn, *supra* note 88, at 11–12, 67. *Compare Cholesterol Levels: What Numbers Should You Aim For?*, MayoClinic.com (last updated Sept. 21, 2012), http://www.mayoclinic.com/health/cholesterol-levels/CL00001.

123 *See* Esselstyn, *supra* note 120, at 902.

124 Axel Strom & R. Adelsten Jensen, *Mortality From Circulatory Diseases in Norway 1940-1945*, 257 Lancet 126 (1951).

125 *See* Esselstyn, *supra* note 120, at 902.

126 *See* Strom & Jensen, *supra* note 124, at 129; Esselstyn, *supra* note 120, at 902.

127 *See* Strom & Jensen, *supra* note 124, at 129.

128 *See, e.g.*, Yingfen Hsia et al., *An Increase in the Prevalence of Type 1 and 2 Diabetes in Children and Adolescents: Results From Prescription Data from a UK General Practice Database*, 67 Brit. J. Clinical Pharmacology 242 (2009); Anne Fagot-Campagna et al., *Type 2 Diabetes Among North American Children and Adolescents: An Epidemiologic Review and a Public Health Perspective*, 136 J. Pediatrics 664 (2000).

129 *See, e.g.*, U.S. Dep't of Health and Human Services & Centers for Disease Control and Prevention, National Diabetes Fact Sheet: National Estimates and General Information on Diabetes and Prediabetes in the United States 8 (2011), *available at* www.cdc.gov/diabetes/pubs/pdf/ndfs_2011.pdf; Elizabeth H.B. Lin et al., *Depression and Advanced Complications of Diabetes: A Prospective Cohort Study*, 33 Diabetes Care 264 (2010).

130 Campbell & Campbell, *supra* note 2, at 149 (citing Kelly M. West & John M. Kalbfleisch, *Glucose Tolerance, Nutrition, and Diabetes in Uruguay, Venezuela, Malaya, and East Pakistan*, 15 Diabetes 9 (1966)).

131 Campbell & Campbell, *supra* note 2, at 152 (citing R. James Barnard et al., *Response of Non-Insulin-Dependent Diabetic Patients to an Intensive Program of Diet and Exercise*, 5 Diabetes Care 370 (1982)).

132 *See, e.g.*, Neal Barnard, Dr. Neal Barnard's Program for Reversing Dia-

com/fat-pets-getting-fatter-according-to-latest-survey/.

95 Lisle & Goldhamer, *supra* note 92, at 74; *see also* Mark Bittman, *Hooked on Meat*, N.Y. Times: Opinionator (May 31, 2011, 8:30 PM), http://opinionator.blogs.nytimes.com/2011/05/31/meat-why-bother/.

96 Lisle & Goldhamer, *supra* note 92, at 90; Corby K. Martin et al., *The Association Between Food Cravings and Consumption of Specific Foods in a Laboratory Taste Test*, 51 Appetite 324 (2008).

97 *See, e.g.*, Julie Shertzer & Jamie Foster, Ohio State University Extension, Fact Sheet: Family and Consumer Sciences: Nutritional Needs of Pregnancy and Breastfeeding 2 (updated 2008), *available at* ohioline.osu.edu/hyg-fact/5000/pdf/5573.pdf; Joint Statement by the World Health Organization, the World Food Programme and the United Nations Children's Fund: Preventing and Controlling Micronutrient Deficiencies in Populations Affected by an Emergency 1 (2007), *available at* http://www.who.int/entity/nutrition/publications/micronutrients/WHO_WFP_UNICEFstatement.pdf.

98 *See* Michela Dai Zovi, *Western Diet Culture*, LiveStrong.com (Sept. 26, 2010), http://www.livestrong.com/article/260131-western-diet-culture/; Carrie R. Daniel et al., *Trends in Meat Consumption in the United States*, 14 Public Health Nutrition 575, 579 (2011).

99 *See Docs Want Pregnancy Guidelines Lowered*, MSNBC.MSN.com, (Aug. 14, 2007, 3:34 PM), http://www.msnbc.msn.com/id/20265998/.

100 *See* Committee to Reexamine IOM Pregnancy Weight Guidelines, Institute of Medicine, Weight Gain During Pregnancy: Reexamining the Guidelines 15 (Kathleen Rasmussen & Ann L. Yaktine eds., 2009).

101 *See* Roni Caryn Rabin, *New Goal for the Obese: Zero Gain in Pregnancy*, N.Y. Times, Dec. 15, 2009, at D1, online version *available at* http://www.nytimes.com/2009/12/15/health/15obese.html.

102 Reed Mangels, *Iron in the Vegan Diet*, VRg.org, http://www.vrg.org/nutrition/iron.htm (last visited Oct. 13, 2012); *see also* Fuhrman, *supra* note 64, at 60.

103 *See, e.g.*, Dan McKenna *Myopathy, Hypokalaemia and Pica (Geophagia) in Pregnancy*, 75 Ulster Med.l J. 159 (2006); Ernest B. Hook, *Dietary Cravings and Aversions During Pregnancy*, 31 Am. J. Clinical Nutrition 1355, 1359, tbl.5 (1978).

104 Campbell & Campbell, *supra* note 2, at 232.

105 *Id.*

106 *Id.* at 233.

107 *See id.* at 31; Frances Moore Lappé, Diet for a Small Planet: Twentieth Anniversary Edition 162 (1991); John Robbins, Diet for a New America 170–202 (1998).

108 Campbell & Campbell, *supra* note 2, at 105, 119, 190.

109 *Id.* at 77.

110 *Id.* at 78–79.

111 *Id.* at 79.

84 *Id.* at 1267.

85 *See* Academy of Nutrition and Dietetics formerly the American Dietetic Association, *Who Are the Academy's Corporate Sponsors?*, EatRight.org, http://www.eatright.org/corporatesponsors/ (last visited Oct. 11, 2012); Marion Nestle, Food Politics: How the Food Industry Influences Nutrition and Health 126–29 (2002).

86 *See* Benjamin Spock & Robert Needlman, Dr. Spock's Baby and Child Care 381 (9th ed. 2012); Jane E. Brody, *Final Advice from Dr. Spock: Eat Only All Your Vegetables*, N.Y. Times, June 20, 1998, at A1, *available at* http://www.nytimes.com/1998/06/20/us/final-advice-from-dr-spock-eat-only-all-your-vegetables.html?pagewanted=all&src=pm.

87 *See, e.g.*, Kim Willsher, *French Vegans Face Trial After Death of Baby Fed Only on Breast Milk*, Guardian, Mar. 30, 2011, at 23, *available at* http://www.guardian.co.uk/world/2011/mar/29/vegans-trial-death-baby-breast-milk.

88 *See* Campbell & Campbell, *supra* note 2, at 250, 327, 328–29; Caldwell B. Esselstyn, Jr., Prevent and Reverse Heart Disease 3 (2008); Pauline W. Chen, *Teaching Doctors About Nutrition and Diet*, N. Y. Times (Sept. 16, 2010), http://www.nytimes.com/2010/09/16/health/16chen.html; Kelly M. Adams et al., *Nutrition Education in U.S. Medical Schools: Latest Update of a National Survey*, 85 Acad. Med. 1537, 1538 (2010).

89 *See* Nina Plank, Op-Ed., *Death By Veganism*, N.Y. Times, May 21, 2007, at A19, *available at* http://www.nytimes.com/2007/05/21/opinion/21planck.html; *see also* Sherry F. Colb, *Death By Ignorance*, Dorf On Law (May 22, 2007, 7:02 AM), http://www.dorfonlaw.org/2007/05/death-by-ignorance.html; John McDougall, *McDougall Reply to New York Times*, DrMcDougall.com (May 21, 2007), http://www.drmcdougall.com/misc/2007other/nytimes.html.

90 *See Friends: The One With the Fake Party* (NBC television broadcast Mar. 19, 1998); Jessica Carlson, *Natalie Portman Won't Stay Vegan During Pregnancy*, ImperfectParent.com (Apr. 11, 2011), http://www.imperfectparent.com/topics/2011/04/11/natalie-portman-wont-stay-vegan-during-pregnancy/.

91 *See* Trust for America's Health & Robert Wood Johnson Foundation, Issue Report: F as in Fat: How Obesity Threatens America's Future 9, 101–02 (2010), *available at* http://healthyamericans.org/reports/obesity2010/Obesity2010Report.pdf; Katherine M. Flegal et al., Prevalence and Trends in Obesity Among US Adults, 1999-2008, 303 J. Am. Med. Ass'n 235, 240 (2010).

92 Douglas J. Lisle & Alan Goldhamer, The Pleasure Trap: Mastering the Hidden Force That Undermines Health and Happiness 88–89 (2003).

93 *See id.* at 65, 67; Jonathan Wright, *Wild Animals: Overweight Wild Animals*, AllExperts.com (Sept. 14, 2006), http://en.allexperts.com/q/Wild-Animals-705/Overweight-Wild-Animals.htm; Alla Katsnelson, *Lab Animals and Pets Face Obesity Epidemic*, ScientificAmerican.com (Nov. 24, 2010), http://www.scientificamerican.com/article.cfm?id=lab-animals-and-pets-face-obesity.

94 *See* Ass'n for Pet Obesity Prevention, *Fat Pets Getting Fatter According to Latest Survey*, PetObesityPrevention.com (Feb. 23, 2011), http://www.petobesityprevention.

tions/MyPyramid/OriginalFoodGuidePyramids/FGP/FGPPamphlet.pdf.

64 JOEL FUHRMAN, EAT TO LIVE: THE REVOLUTIONARY FORMULA FOR FAST AND SUSTAINED WEIGHT LOSS 138 (2005).

65 *Id.*

66 *Id.* at 137–39.

67 *See id.* at 166, 118-119.

68 *Id.* at 166.

69 *Id.*

70 Mary Pilon, *Sculpted by Weights and a Strict Vegan Diet*, N.Y. TIMES, Jan. 4, 2012, at B10, *available at* http://www.nytimes.com/2012/01/05/sports/vegans-muscle-their-way-into-bodybuilding.html.

71 *Id.*

72 *Id.*; *see also* www.veganbodybuilding.com/forum.

73 *See* Pilon, *supra* note 70; *see also One Man, One Day, 4,300 Vegan Calories*, N.Y. TIMES, Jan. 5, 2012, *available at* http://www.nytimes.com/imagepages/2012/01/05/sports/05vegan-graphic.html?ref=sports.

74 *See* Pilon, *supra* note 70.

75 *See* Stephen Honig, *Osteoporosis: New Treatments and Updates*, BULLETIN OF THE NYU HOSP. FOR JOINT DISEASES 68, 166, (2010); National Osteoporosis Foundation, *Prevalence Report*, NOF.org, http://www.nof.org/advocacy/resources/prevalencereport (last visited Oct. 11, 2012).

76 *See* Paul Lips, *Epidemiology and Predictors of Fractures Associated With Osteoporosis*, AM. J. MED., Aug. 18, 1997, at 3S, 3S–4S.

77 *See, e.g.*, California Milk Processor Board, *About the Brand*, GOT MILK?, gotmilk.com (follow "About" hyperlink) (last visited Oct. 11, 2012).

78 FUHRMAN, *supra* note 64, at 88.

79 *See* CAMPBELL & CAMPBELL, *supra* note 7, at 204–05; Anteneh Roba, Letter to the Editor, *Dairy: A Re-Evaluation*, 97 J. NAT'L MED. ASS'N 843 (2005). *See generally* S. Maggi et al., *Incidence of Hip Fractures in the Elderly: A Cross-National Analysis*, 1 OSTEOPOROSIS INT'L 232, 238 (1991).

80 *Id.* at 86; Ji-Fan Hu et al., *Dietary Intakes and Urinary Excretion of Calcium and Acids: A Cross-Sectional Study of Women in China*, 58 AM. J. CLIN. NUTR. 398, 401 (1993); Linda K. Massey, *Does Excess Dietary Protein Adversely Affect Bone? Symposium Overview*, 128 J. NUTR. 1048 (June 1998).

81 FUHRMAN, *supra* note 64, at 86; Hu et al., *supra* note 80, at 402.

82 Benjamin J. Abelow et al., *Cross-Cultural Association Between Dietary Animal Protein and Hip Fracture: A Hypothesis*, 50 CALCIFIED TISSUE INT'L 14, 16 (1992); *accord.* FUHRMAN, *supra* note 64, at 86.

83 *See* Academy of Nutrition and Dietetics, formerly the American Dietetic Association, *Position of the American Dietetic Association: Vegetarian Diets*, 109 J. AMER. DIETETIC ASS'N 1266 (2009), *available at* http://www.eatright.org/Media/content.aspx?id=1233&terms=vegetarian#.UPhofB00V8F.

Persp. 445 (2002).

50 *See* Hertwich et al., United Nations Environment Programme, Assessing the Environment Impacts of Consumption and Production: Priority Products and Materials 82 (2010), *available at* http://www.unep.org/resourcepanel/Portals/24102/PDFs/PriorityProductsAndMaterials_Report.pdf.

51 *See* Jonathan Balcombe, Second Nature: The Inner Lives of Animals 16 (2010).

52 *See* Balcombe, *supra* note 51, at 137; Bekoff, *supra* note 19, at 13; Braithwaite, *supra* note 22, at 11; Lesley J. Rogers, Minds of Their Own: Thinking and Awareness in Animals 20–21 (1997); *Can You Ask a Pig if His Glass is Half Full?*, ScienceDaily.com, July 28, 2010, *available at* http://www.sciencedaily.com/releases/2010/07/100727201515.htm.

53 *See* Charles Stahler, *How Often Do Americans Eat Vegetarian Meals? And How Many Adults in the U.S. Are Vegan?*, 30 Vegetarian J., no. 4, 2011 at 10, *available at* http://www.vrg.org/journal/vj2011issue4/VJIssue42011.pdf; Charles Stahler, *How Many Vegetarians Are There?*, 28 Vegetarian J., no. 4, 2009 at 12, *available at* www.vrg.org/journal/vj2009issue4/Issue%204%202009.pdf.

54 *See, e.g.*, Vegan-TV, *Interview: A Lifelong Vegan*, YouTube (July 29, 2007), http://www.youtube.com/watch?v=teJSFIYczhQ.

55 *See* Daniel Gilbert, Stumbling On Happiness 92, 232 (2006).

56 *See id.* at 99.

57 Colleen Patrick-Goudreau, *Life After Cheese, Vegetarian Food for Thought: Inspiring a Joyful, Sustainable, Compassionate Diet* (Feb. 26, 2007) (downloaded using iTunes), *available at* http://feeds.feedburner.com/VegetarianFoodForThought.

58 *Cf.* Milton R. Mills, *The Comparative Anatomy of Eating*, VegSource (Nov. 21, 2009), http://www.vegsource.com/news/2009/11/the-comparative-anatomy-of-eating.html.

59 *See* Tara Parker-Pope, *Tasty Vegan Food? Cupcakes Show It Can Be Done*, N.Y. Times: Well (Sept. 6, 2010, 5:10 PM), http://well.blogs.nytimes.com/2010/09/06/tasty-vegan-food-cupcakes-show-it-can-be-done/.

60 John Pomfret, *Diplomacy in the Operating Room: U.S., Chinese Scientists Cooperate to Unravel Esophageal Cancer*, Wash. Post, June 7, 1998, at A17, *available at* http://www.cicams.ac.cn/epi/woshingtonpost.htm.http://www.cicams.ac.cn/epi/woshingtonpost.htm.

61 *See* Campbell & Campbell, *supra* note 2, at 102, 139-40; Caroline Wilbert, *Vegan Diet Good for Type 2 Diabetes: Vegan Diet Beats ADA-Recommended Diet in Lowering Heart Disease Risk*, WebMD, (Oct. 1, 2008), http://diabetes.webmd.com/news/20081001/vegan-diet-good-type-2-diabetes.

62 *See, e.g.*, Alexander Stephens, Vice President of the Confederacy, Cornerstone Address at Savannah, Ga., (Mar. 21, 1861); William John Grayson, The Hireling and the Slave viii (2d ed. 1855).

63 Ctr. for Nutrition Pol'y & Promotion, U.S. Dep't of Agric., The Food Guide Pyramid 1–2 (1992, rev. 1996), *available at* http://www.cnpp.usda.gov/Publica-

32 Jonathan Leake, *The Secret Life of Moody Cows*, SUNDAY TIMES, Feb. 27, 2005, at 13.

33 JOHN WEBSTER, ANIMAL WELFARE: LIMPING TOWARDS EDEN: A PRACTICAL APPROACH TO REDRESSING THE PROBLEM OF OUR DOMINION OVER THE ANIMALS 50 (2005).

34 PETER SINGER, PRACTICAL ETHICS 133 (1993); BENTHAM, *supra* note 28, at 311.

35 Epicurus, *Letter to Menoeceus*, *in* GREEK AND ROMAN PHILOSOPHY AFTER ARISTOTLE: READINGS IN THE HISTORY OF PHILOSOPHY 50 (Jason L. Saunders ed., 1994).

36 *See* Kennedy v. Louisiana, 554 U.S. 407 (2008); Coker v. Georgia, 433 U.S. 584 (1977).

37 *See* JULIAN FRANKLIN, ANIMAL RIGHTS AND MORAL PHILOSOPHY 10 (2005).

38 *See, e.g.*, Jaime Solano et al., *A Note on Behavioral Responses to Brief Cow-calf Separation and Reunion in Cattle (Bos indicus)*, 2 J. VET. BEHAV.: CLINICAL APPLICATIONS & RES. 10, 11 (2007).

39 MELANIE JOY, WHY WE LOVE DOGS, EAT PIGS, AND WEAR COWS: AN INTRODUCTION TO CARNISM 61 (2010); Frances C. Flower & Daniel M. Weary, *Effects of Early Separation on the Dairy Cow and Calf: 2. Separation at 1 Day and 2 Weeks After Birth*, 70 APPLIED ANIMAL BEHAV. SCI. 275 (2001).

40 *See* Anne L. Engh et al., *Behavioural and hormonal responses to predation in female chacma baboons (Papio hamadryas ursinus)*, 273 PROC. ROYAL SOC'Y B:BIOL. SCI. 707, 710–11 (2006).

41 Humane Methods of Livestock Slaughter Act, 7 U.S.C. §§ 1901–1907 (2006); *see also* Treatment of Live Poultry Before Slaughter, 70 Fed. Reg. 56624 (Sept. 28, 2005).

42 *See, e.g.*, TIMOTHY PACHIRAT, EVERY TWELVE SECONDS: INDUSTRIALIZED SLAUGHTER AND THE POLITICS OF SIGHT 144–45 (2011); FRANCIONE, *supra* note 21, at 12.

43 *See, e.g.*, *The Girl Who Can't Feel Pain*, ABCNEWS.COM (Dec. 9, 2005), http://abcnews.go.com/GMA/OnCall/story?id=1386322.

44 *See e.g.*, *Exodus* 20:13 (King James); QURAN 17:33 (Saheeh International Translation); WILLIAM BLACKSTONE, *Of Homicide*, *in* COMMENTARIES ON THE LAWS OF ENGLAND: BOOK THE FOURTH 177 (12th ed. 1795).

45 Dec. 21, 2009, at D2, *available at* http://www.nytimes.com/2009/12/22/science/22angi.html.

46 *See* ROD PREECE, SINS OF THE FLESH: A HISTORY OF ETHICAL VEGETARIAN THOUGHT 293 (2008).

47 *See* NATIONAL INSTITUTES OF HEALTH, UNDERSTANDING THE IMMUNE SYSTEM: HOW IT WORKS 2 (2007), *available at* http://www.niaid.nih.gov/topics/immuneSystem/Documents/theimmunesystem.pdf.

48 *Id.* at 2–3, 42.

49 *See* Mark Bittman, *A Food Manifesto for the Future*, N.Y. TIMES: OPINIONATOR, (Feb. 1, 2011, 10:28 PM), http://opinionator.blogs.nytimes.com/2011/02/01/a-food-manifesto-for-the-future/; Leo Horrigan et al., *How Sustainable Agriculture Can Address the Environmental and Human Health Harms of Industrial Agriculture*, 110 ENV'T HEALTH

able at http://www.peaceablekingdomfilm.org/pk_videos_english.htm.

13 *See* Marion Rumpf & Barbara Tzschentke, *Perinatal Acoustic Communication in Birds: Why Do Birds Vocalize in the Egg?*, 3 Open Ornithology J. 141 (2010), http://www.benthamscience.com/open/tooenij/articles/V003/SI0124TOOENIJ/141TOOENIJ.pdf.

14 *See* Humane Society of the U.S., An HSUS Report: The Welfare of Animals in the Egg Industry 1 (2009), *available at* http://www.humanesociety.org/assets/pdfs/farm/welfare_egg.pdf.

15 *See, e.g.*, *Hens from the Egg Industry*, AnimalPlace.org, http://animalplace.org/animal-care.html (last visited Oct. 9, 2012).

16 *See* Erik Marcus, Vegan: The New Ethics of Eating 102–03 (2d ed.. 2000).

17 *See* HSUS Report (Animals in the Egg Industry), *supra* note 14, at 1; Vegetarian Society, *Fact Sheets: Cattle*, VegSoc.org, http://www.vegsoc.org/page.aspx?pid=556 (last updated Feb. 2010).

18 *See, e.g.*, *The Emotional World of Farm Animals* (EarthViews Productions, KQED-TV, San Francisco television broadcast Oct. 2004), *available at* http://video.google.com/videoplay?docid=-8312987796490958256#.

19 *See* Marc Bekoff, The Emotional Lives of Animals: A Leading Scientist Explores Animal Joy, Sorrow, and Empathy—and Why They Matter 1 (2007).

20 *See* Elizabeth Marshall Thomas, The Hidden Life of Dogs xvii (1996).

21 *See* Gary Francione, Introduction to Animal Rights: Your Child or the Dog? 2 (2000).

22 *See* Marc Bekoff, *Animal Passions and Beastly Virtues: Cognitive Ethology as the Unifying Science for Understanding the Subjective, Emotional, Empathic, and Moral Lives of Animals*, 41 Zygon 71, 75 (2006); Victoria Braithwaite, Do Fish Feel Pain? (2010).

23 Clare Palmer, Animal Ethics in Context 9 (2010).

24 *See* Michael J. Murray & Glenn Ross, *Neo-cartesianism and the Problem of Animal Suffering* 23 Faith & Phil. 169, 178 (2006); R.G. Frey, *Rights, Interests, Desires and Beliefs*, 16 Am. Phil. Q. 233, 237 (1979).

25 *See* Immanuel Kant, The Metaphysics of Morals 33 (Mary Gregor ed., 1996).

26 *See* Andrew Linzey, Why Animal Suffering Matters: Philosophy, Theology, and Practical Ethics 30 (2009).

27 *See, e.g.*, Eric Moskowitz, *YouTube Dog Clip Sparks Outrage*, Boston Globe, Mar. 1, 2009, at B.3, *available at* http://www.boston.com/news/local/massachusetts/articles/2009/03/01/youtube_dog_clip_sparks_outrage/.

28 Jeremy Bentham, Introduction to the Principles of Morals and Legislation 311 (2d ed. 1823).

29 *See, e.g.*, Martha C. Nussbaum, Frontiers of Justice: Disability, Nationality, Species Membership 387 (2006).

30 Humphrey Primatt, A Dissertation on the Duty of Mercy and Sin of Cruelty to Brute Animals 7–8 (1776).

31 *Id.* at 13–14.

原　注

＊ *See* は「以下を参照」、*See, e.g.* は「例えば以下を参照」、*available at* は「以下で閲覧可」の意。

1 Tiffany Hsu, *More Vegans, Vegetarians Fuel Meatless Market. Soy Burger Anyone?*, L.A. Times (Mar. 20, 2012, 9:53 AM), http://www.latimes.com/business/money/la-fi-mo-meatless-vegans-vegetarians-20120320,0,3945988.story.

2 *See* T. Colin Campbell & Thomas M. Campbell II, The China Study 119 (2006).

3 Food and Agriculture Organization of the United Nations, Livestock's Long Shadow: Environmental Issues and Options 267 (2006).

4 Robert Goodland & Jeff Anhang, *Livestock and Climate Change: What if the Key Actors in Climate Change are Cows, Pigs, and Chickens?*, World Watch, Nov./Dec. 2009, at 10, 15-19.

5 Edgar G. Hertwich et al., United Nations Environment Programme, Assessing the Environmental Impacts of Consumption and Production: Priority Products and Materials: A Report of the Working Group on the Environmental Impacts of Products and Materials to the International Panel for Sustainable Resource Management (2010) 12, 72, 78-82, *available at* http://www.unep.org/resourcepanel/Publications/PriorityProducts/tabid/56053/Default.aspx.

6 人間以外の動物は習慣的に「それ」「あれ」などと呼ばれるが、本書は一貫してこれらの代名詞を避け、「かれ」「彼」「彼女」を用いることで、人間以外の動物が生命なきモノや外部作用を受けるだけの物質ではなく、意識を有し世界を経験する存在である事実をより明確に示したい。

7 *See e.g.*, The Encyclopedia of Applied Animal Behaviour and Welfare 639 (Daniel S. Mills et al., eds., 2010); John Webster, Understanding the Dairy Cow 114 (2d ed., 1993).

8 *See* Humane Society of the U.S., An HSUS Report: The Welfare of Animals in the Veal Industry (2012), *available at* http://www.humanesociety.org/assets/pdfs/farm/hsus-the-welfare-of-animals-in-the-veal-industry.pdf.

9 *See id.* at 3; *Dairy Cows Fact Sheet*, Animals Australia, http://www.animalsaustralia.org/documents/factsheets/DairyCowsFactSheet.pdf (last visited Oct. 3, 2012).

10 *See The Dairy Industry*, Peta.org, http://www.peta.org/issues/animals-used-for-food/dairy-industry.aspx (last visited Oct. 9, 2012).

11 *See* Jennifer Welsh, *Hens Feel for Their Chicks' Discomfort*, Live Sci. (Mar. 9, 2011), http://www.livescience.com/13135-hens-show-empathy-chicks.html.

12 *See* Peaceable Kingdom: The Journey Home (Tribe of Heart 2009), *clip avail-*

訳者あとがき

　命を大切にしたい、という気持ちは誰の心にもあると思う——それが人の命であれ、人以外の命であれ。けれどもその気持ちに素直にしたがおうとすると、私たちは幼少の頃から身になじんだある習慣に直面し、自分の矛盾を感じざるをえなくなる。すなわち、「私は（人間以外の）動物を殺して、食べているじゃないか」と。この矛盾は、人が「理想の自分」でいるためにはあってはならないものだから、普段は意識の底に抑え込んで考えないようにしておいたり、あるいは開き直って「でもこれは人が生きていくのに必要な定めなんだからしょうがないんだ、生きていくとは誰かを犠牲にすることなんだ」と自分に言い聞かせたりする。ところが、ある人々の存在が、そう簡単に逃げることを許してくれない。菜食人である。菜食人は、人が動物消費をせずとも立派に生きていけること、自分の良心に矛盾せず生きていけることを、その存在でもって証明する。そんな人物を前にすると、動物消費をする人々は改めて自分の中にあった後ろめたさを意識させられ、なかば自己弁護の心から、なかば相手と自分とどちらが正当かを確かめたい心から、菜食人に質問の矢を放つ。

　本書は菜食に好意的なまなざしを向ける人、菜食に疑念もしくは反感を抱く人、どちらにも読んでいただきたい。菜食人の議論というと、一部の動物擁護者が辛辣《しんらつ》な物言いをしていることから、なにか動物消費をする人に対し頭ごなしに説き伏せにかかるような、ヒステリックな印象を抱く方も多いかと思うが、本書にはそんな説教臭さがなく、どんな立場の人にとっても読みやすい。巧みに組み立てられた議論にはアメリカ式ディベート術の模範ともいうべきしたたかさがあり、かの国の法学教授[1]である著者の強みが存分に活かされた内容となっている。その主張を一言にして要約すると、菜食は普通の人間感覚を延長した先にある、ということになるだろう。極端な新思想を打ち出すのではなく、動物の命を大切にしたいという、人として当然の気持ちをそのまま形にすれば菜食へと行き着く。ただ、そうと分かってもらうには、動物搾取を当然とする社会の中で人々に吹き込まれた先入観・誤解・偏見を解きほぐしていかなければならない。その作業を、非菜食の側から放たれた質問を契機に一つ一つ進めていくのが本書の狙いであるといえよう。

他の論点

本書は典型的な質問をほぼ押さえているものの、まだ納得できない点があるかもしれない。ここでは本文で取り上げられなかった疑問を三つだけ挙げ、一菜食人として訳者なりの回答を述べたい。

1　菜食は畜産業に携わる人々から職を奪うのでは？

まず、端的にいってこの想定は正しくない。現実にはある日を境にパッと畜産業が消え去るということはなく、人々が徐々に菜食へと向かっていく中で、業者も事業規模を縮小したり他分野に触手を伸ばしたりして、結果、畜産業がなくなるという流れになる。法律によって畜産業を廃止するとしても、法案可決から施行までに猶予がないということはありえない。それに、動物食の習慣がなくなっても元畜産農家にはその技能を活かして動物保護施設で働いてもらい、元漁師には海洋保護に携わってもらうなどの選択肢がある。

次に、質問の論理にのっとれば、奴隷制を廃止するのは奴隷商人から職を奪うから許されないということになる。遺伝子組み換え食品を避ければバイオ企業から職を奪い、原発に反対すれば原発業者から職を奪うというように、これはどんな仕事に対しても当てはまるので、職を奪うのが無条件に悪というのなら、人々は今ある経済活動を全肯定しなくてはいけなくなる（たとえどれほど悪質な事業が存在しても）。元来、消費者には選択の自由があり、自由選択の結果として特定事業を下火にしても、通常、それは職を奪う行為とはみなされない。

2　貧しい人はどうするの？

菜食は時に裕福な人間の贅沢だと思われるが、そんなことはない。例えば（ここからは訳者の個人的な生活談になるが）、なけなしの三〇〇円を出して一束の小松菜と一袋の油揚げを買いさえすれば、小松菜を半分、油揚げを一枚、軽く切り刻んでプライパンで炒め、適当に昆布だしと醤油を加えてかき混ぜれば、ものの五分で立派に一品ができあがる上、冷蔵庫にはあと一食分の小松菜と油揚げが残る。家計が苦しければ菜食をするに越したことはない。[2]なお、スーパーではなく近所の農家や豆腐屋まで足を運ぶようにすれば、購入費はさらに安く、食材はさらに良質になり、包装パックのゴミも減るのでゴミ袋代まで抑えられる（そうした店は探さなければ決して見つからないが、探せば案外身近なところにある）。

菜食は健康にも良いので医療費も浮く。カップ麺やハンバーガーは安いけれども、そうした不健康な動物製品を食べて体を壊せば、結局、医療費や薬代でとんでもない出費になる。忙しい人でも、何とか五分の時間を捻出して小松菜と油揚げの炒め物をつくった方が財布と体によい。それすら難しい人でも、せめて惣菜屋で野菜の天ぷらやサラダを買うようにすれば、少なくとも化学合成着色料入りの鮭弁当を食べるよりは健康になれるに違いない。

こういう話をしだすと、大抵「できる範囲でやろう」という結論になるが、訳者はこの言葉を使うのにためらいがある。というのも、これは往々にして「逃げ」の言い訳に使われるからで、例えば、工夫次第で一切の動物製品を断てるはずの人が、罪悪感を覚えない程度に肉の消費量を減らし、これが自分の「できる範囲」だと思ってしまうようなことが考えられる。大切なのは自分にできることを考え探し出す積極性であって、私たちは貧しさや忙しさを理由にみずから「できる範囲」を狭めてしまわないよう注意しなければならない。[3]

その上で、個人努力では本当に無理な部分については、社会に改善を求めていく必要がある。コンビニやレストランには動物製品ばかりがあって、菜食人の食べられるものはほとんどない。菜食人にとって、この社会はまことに不便かつ不自由にできている。生活にゆとりのある人々は、ゆとりのない人でも自由に菜食の選択ができるよう、率先して店や企業に菜食部門設置の要望を出していくべきだろう。

3　価値観の押し付けでは？

人に菜食を勧めると、価値観を押し付けるなという反応が返ってくることがある。訳者の経験でいうと、ある野菜販売業者が豚肉を扱うと言いだしたので、御社は野菜の販売に徹しているのだからそれはやめてほしい、畜産にはこれこれの害があるからと、一消費者として反対の意を示した時、菜食の価値観を押し付けるのはいかがなものかと返された（チラシには「ご意見お寄せください」と書いてあったにもかかわらず）。

今日の社会では、一般に個人の自由が最大限尊重されなければならないといわれる。しかしそうすると、人を殺すのも自由、殺さないのも自由となるから、ここで何らかの限定が必要となる。鍵となるのは被害者の存在だろう。本書でも論じられているように、人を殺せば、大抵の場合は殺された者が害を被ることになる。「俺は殺されたってかまわないから誰かを殺したい」などと言ってもそれはその人だけのことで、ほか多くの人は殺されたくないのだから、殺人衝動を持つ人には少し自由を妥協してもらって、「人を殺すべからず」との規則を設けなければならない。これも殺しはいけないという価値観の押し付けではあるが、苦しむ者を出さないためには、時にそういうことも必要になる。

食事という行為が被害者を伴わないのであれば、とやかく言うことはない。しかし動物は明らかに畜産・屠殺の過程で苦しめられる。かれらは消費者の食事行為による被害者といってよい。そこで菜食人は、菜食を勧めながら暗に「動物を苦しめる自由を放棄しませんか」と訴える。この程度の（命令ではなく）勧誘をそもそも「押し付け」といえるのかどうかはさておき、仮に押し付けであったとしても、現に被害者が存在する以上、それを無視していいことにはならない。

また著者も言うように、動物を虐待しない、命を粗末にしないといった価値観は多くの人がすでに共有している考え方であって、菜食人はそれを実践に移そうと呼びかけるに過ぎないのだから、その提言は異質な価値観の押し付けではないともいえる。

翻訳について

巻頭で述べたように、本訳書ではビーガンを「菜食」、ベジタリアンを「菜食主義」と訳してある。[4] 世間一般（ないしベジ一般）の慣行では、ビーガンは「完全菜食主義」や「純菜食」などと訳されるが、訳者の考えでは、そもそも菜食という言葉は特に断りがないかぎり完全菜食を指してしかるべきだと思うので、「完全」や「純」などの接頭辞は不要と判断した。本当ならばビーガンを「菜食（主義）」、ベジタリアンを「準菜食（主義）」とする方が自然に思えたものの、このたびは本文の都合上それができなかったので、「主義」の有無により両者を区別することとした。それに対応して、ベジタリアンを実践する人は「菜食主義者」、ビーガンを実践する人は「菜食人」とした。倫理的菜食というのは大抵、強い信念がこもった生き方で、人格の大切な一要素をなす。菜食に生きる人、という含みがあって、なるべくすんなり入る言い回しはないかと考えた結果、「菜食人」という言葉に行き着いた。いずれは「菜食」と言ったら真っ先に（ベジタリアンではなく）ビーガンが連想される社会になってほしいと願う。

　本書の翻訳を思い立った動機は、第一に、菜食をめぐり多くの人が抱く疑問を解消して日本の動物擁護論を前へ進めること、第二に、それを通して倫理的な暮らしとはどういうものかを改めて世に問うことにあった。第一の点から説明すると、菜食への疑問というのは人と他の動物の付き合い方を考える上で必ず俎上《そじょう》にのぼる。例えば捕鯨や動物園やペット販売の是非を論じていると、「そんなことを言うなら肉食はどうなんだ」といった疑問が発せられ、自分は菜食人だと論者が答えると、「じゃあ植物はどうなんだ」など、本書で挙げられた質問群が飛び出す。一流の学者や評論家でさえ、菜食は植物を食べるから倫理的基盤がおかしい云々と、同じことを口にする。[5] 菜食人や動物擁護者はそれを訊かれるたびに同じ回答を繰り返さねばならず、いつまでも話が進展しない（怒りっぽい菜食人がいるのは、そのせいもあると思う）。これでは動物が幸せに暮らせる社会の創出はおろか、動物擁護という理念の普及すらも望めない。動物について考える際、少なくとも本書に書かれた程度の論点は踏まえ、それでも解決されない部分を語り合うようにすれば、菜食人にとっても非菜食の人にとっても、ずっと建設的な議論ができるようになるだろう。

　そして第二の、動物擁護論を通して倫理的な暮らしを再考するという点であるが、菜食に根差す動物擁護論とは詰まるところ、命を大切にする生のあり方を問うているのだと思う。私たちはつねづね命の大切さを説き、人道や正義といった言葉を口にするにもかかわらず、こと

「食用動物」の烙印《らくいん》をおされた者たちに関しては、畜産場という強制収容所に閉じ込め、生殖奴隷の労働を課し、大量虐殺することを黙認する。本当にそのような態度が正しいのか、首尾一貫しているのか、自分に嘘をついていないといえるのか。動物擁護論は人間以外の生きものという視点から命の意味を問い直し、人々の倫理の根幹を揺さぶる。その大前提に菜食の思考があるとなれば、菜食をめぐる問答は倫理の本質に迫る対話となるだろう。本書に語られた菜食人の考え方をしっかりと受け止めてくれた人は、たとえすぐには菜食を実践できずとも、以後、動物製品を消費する時に、何か今までとは違う感覚を覚えるに違いない。それはこの対話を通して倫理観に変化が訪れたことを告げている。もっといえば、生き方である。すなわちそれは生き方が変わった証であり、その経験はきっと、いずれみずから生き方を変える力になる。

＊　＊　＊

最後になりましたが、本書の訳出にあたり語学上の質問に懇切にお答えくださった上智大学のマイク・ミルワード先生、本書のカバーに掲載する写真をご提供くださった著者シェリー・コーブ氏、さまざまな御提案と御助言により本企画の魅力を最大限に引き出してくださった新評論の山田洋氏に、心からお礼申し上げます。また、料理下手な息子に小松菜と油揚げの炒め物をはじめ極上の菜食レシピを伝授してくれる母にも多謝。

二〇一六年一一月七日

井上太一

［注］

1　著者の略歴（本書奥付参照）に雑種犬と同居しているとの記述があるが、念のため付言しておけば、一般に雑種犬は他人の家で生まれ、そうした動物を引き取ることと、面倒が見切れなくなった犬のことなので、そうした動物を引き取ることと、ペット産業に搾取される動物を買うこととを一緒にしてはいけない。動物産業に金を支払えば動物利用を後押しすることになるが、他人が飼えなくなった犬を無料で引き取ってもそうはならない。

2　安い食材を使った魅力的な菜食料理の作り方を紹介したレシピ本として、天野朋子『玄米、豆、野菜、海草を食べる』（日貿出版社、二〇〇七年）および庄司いずみ『とうふと野菜だけレシピ』(主婦の友社、二〇一四年)を紹介しておきたい。もちろん、菜食レシピ本は他にも沢山ある。

3　また、日本で低所得生活を送っているからといって、ハンバーガーを食べながら他国の貧困や森林伐採等を促していいことにはならないと訳者は考える。

4　厳密にいうと、ビーガンとは菜食の実践者(菜食人)のことで、菜食自体はビーガニズムという(同様に、菜食主義自体はベジタリアニズムといい、菜食主義者をベジタリアンという)。なお、中国語ではビーガニズムに対応する語彙として「純素」「全素」「蔬食」などがある。

5　例えば、大学のテキストとして定評のある垂水雄二『生命倫理と環境倫理―生物学からのアプローチ』(八坂書房、二〇一〇年)も、動物の権利の解説部分で同趣旨のことを述べている。

著者紹介

シェリー・F・コーブ（Sherry F. Colb）
コーネル大学法学院の法学教授。コロンビア大学、ハーバード大学法学院を卒業し、最高裁判事ハリー・A・ブラックマンの助手を務める。米・ラトガース大学、ペンシルベニア大学、コロンビア大学の各法学院で講師・客員教授を務めた後、現職。動物の権利、男女の平等、証拠法、刑事訴訟法を担当する。スタンフォード大学、ニューヨーク大学、コロンビア大学、ミシガン大学その他の各法学院紀要に論文を寄稿。著書に『性が問題になる時―子供をつくる、法律をつくる』がある。夫、２人の娘、２頭の雑種犬とともにニューヨーク州イサカに在住。

訳者紹介

井上　太一（いのうえ・たいち）
翻訳家。上智大学外国語学部英語学科卒業。国内の動植物倫理、環境倫理を前進させるべく翻訳に従事。既訳書にアントニー・J・ノチェッラ二世ほか編『動物と戦争』（新評論、2015年）、ダニエル・インホフ編『動物工場』（緑風出版、2016年）、デビッド・A・ナイバート『動物・人間・暴虐史』（新評論、2016年）、テッド・ジェノウェイズ『屠殺』（緑風出版、2016年）があるほか、寄稿論文に“Oceans Filled with Agony: Fish Oppression Driven by Capitalist Commodification” in David A. Nibert ed., *Animal Oppression and Capitalism*（Praeger Press, 2017年刊行予定）がある。

菜食への疑問に答える13章

生き方が変わる、生き方を変える　（検印廃止）

2017年4月20日　初版第1刷発行

訳　者　井上太一
発行者　武市一幸

発行所　株式会社 新評論

〒169-0051 東京都新宿区西早稲田3-16-28
http://www.shinhyoron.co.jp

TEL 03（3202）7391
FAX 03（3202）5832
振 替 00160-1-113487

定価はカバーに表示してあります
落丁・乱丁本はお取り替えします

装　幀　山田英春
印　刷　フォレスト
製　本　中永製本

ISBN978-4-7948-1058-8
Printed in Japan